Das Laborwerte ABC

Dr. Achim Roemer

Das Laborwerte ABC

Leicht verständliches Grundwissen
Über 150 Blut- und Laborwerte

Weltbild

Impressum
Es ist nicht gestattet, Abbildungen und Texte dieses Buches
zu digitalisieren, auf digitale Medien zu speichern oder ein-
zeln oder zusammen mit anderen Bildvorlagen/Texten zu
manipulieren, es sei denn mit schriftlicher Genehmigung
des Verlages.

Copyright der Originalausgabe © 2015
Weltbild Retail GmbH & Co. KG,
Steinerne Furt, 86167 Augsburg
Projektleitung: Dr. Eva Keppel
Umschlaggestaltung: Maria Seidel, atelier-seidel.de
Umschlagmotiv: © Thinkstockphoto/istock
Produktion: primaforma, München
Gesamtherstellung: CPI – Clausen & Bosse, Leck
Printed in the EU
978-3-8289-4376-6
Alle Rechte vorbehalten.

Einkaufen im Internet:
www.weltbild.de

Inhalt

Vorwort

Es ist fast so, wie in einem Krimi. Der »Tatort« ist Ihr Körper.
Ihr Wohlbefinden ist abhanden gekommen und Sie leiden
unter rätselhaften Beschwerden oder Gesundheitsstörungen?
Was tun? Wenn Sie mit den Antworten auf Ihre Fragen nicht
mehr weiterkommen, beauftragen Sie am besten die »Spurensicherung« mit der Fahndung nach dem »Täter«. Diese Aufgabe übernimmt die Labormedizin.

Die Spurensuche nach Ursachen von Symptomen und Erkrankungen stützt sich zum wesentlichen Teil auf Laboruntersuchungen. Und der Laborbefund liefert nicht selten wertvolle,
wenn nicht gar entscheidende diagnostische Hinweise. Mit
Hilfe von Laboranalysen kann man zudem Krankheitsverläufe
und den Erfolg von Behandlungsstrategien kontrollieren.

Auch gesunde Menschen profitieren davon, da sie wertvolle
Hinweise zur Gesundheitsvorsorge, zur Vorbeugung von Erkrankungen und Vermeidung von Risiken bekommen. Der gesunde Lebensstil spiegelt sich auch in den Laborwerten wi-
der.

Alles was nötig ist, ist ein wenig Blut, eine Urin- oder Stuhlprobe. Wer sich einen aktuellen Überblick über nur zehn bis
zwanzig Laborwerte verschafft, gewinnt einen guten Eindruck
über den Funktionszustand der wichtigsten Organsysteme.
Ursachen für Gesundheitsstörungen lassen sich rasch ermitteln oder ausschließen – ohne großen Aufwand oder Belastung. In jedem Fall liegt die angemessene Beurteilung von
Laborwerten in den Händen Ihres Arztes. Er sollte unter Berücksichtigung weiterer Befunde zur begründeten Bewertung
einer medizinischen Fragestellung kommen. Der einzelne
Laborwert selbst hat selten Beweiskraft für die Diagnose und
die Prognose.

Die Laboratoriumsmedizin hat in den letzten Jahrzehnten
enorme Fortschritte gemacht. Es gibt kaum eine medizinische
Fragestellung, die nicht mit einem Laborwert überprüft werden kann. Die Anzahl der Laborwerte ist unüberschaubar.

Wandel und Fortschritt prägen auch die Labormedizin: neue verbesserte Analysemethoden werden entwickelt und etablierte Normalwertbereiche bestätigt oder angepasst.

Dies hat auch dazu geführt, dass mittlerweile zahlreiche Laboranalysen als Selbsttest für den Hausgebrauch zur Verfügung stehen. Frauen können rasch herausfinden, wann ihre fruchtbaren Tage sind, oder ob sie ein Kind bekommen. Gesundheitsbewusste Menschen testen ihren Cholesterinwert oder ihren Vitamin D-Status in Eigenregie. Das spart viel Zeit und Geld. Sie können dadurch beunruhigende Vorgänge in Ihrem Körper deuten und Ihren Lebensstil anpassen – nicht selten verschwinden dann vormals unerklärliche Beschwerden. Es lohnt sich, über die Grundzüge der Labormedizin und die häufigsten Laborwerte Bescheid zu wissen.

Das vorliegende Buch vermittelt verständliches Grundwissen über Laboranalysen. Sie finden hier mehr als 150 Laborwerte, die die wichtigsten Körperfunktionen nachvollziehbar machen. Darüber hinaus finden Sie auch Informationen über etwa 15 empfehlenswerte Labortests für zu Hause. Sie können sich mit Hilfe des Verweissystems über Organfunktionen schlau machen oder die Abkürzungen der Laborwerte im Befund zur »Spurensuche« benutzen. Es ist eine spannende Detektivarbeit, die Puzzleteile Ihrer Laborwerte zu einem Gesamtbild zusammenzusetzen. Man versteht dann besser, was mit dieser Erkenntnis gemeint ist: Alles hängt mit allem zusammen.

Labormedizin ist keine Geheimwissenschaft! Oft gelangen Sie schon mit dem Wissen über einige wenige Laborwerte zu befriedigenden Antworten. Nutzen Sie dieses Wissen zum Vorteil der eigenen Gesundheit!

Dr. med. Achim Roemer

Medizin im Labor

Die Laboratoriumsmedizin ist ein Fachgebiet der Medizin, das sich mit diagnostischen Fragestellungen befasst. Es geht um den Ausschluss oder Nachweis von Erkrankungen durch die Analyse von Körperflüssigkeiten oder Gewebeproben. Laborärzte arbeiten fächerübergreifend für fast alle medizinischen Disziplinen, vor allem für die Allgemeinmedizin und die Innere Medizin. Laborärzte müssen auch Kompetenz auf naturwissenschaftlichen Gebieten wie Chemie und Biologie aufweisen. Schwerpunkte der Labormedizin sind unter anderem die klinische Chemie, Immunchemie, Mikro- und Molekularbiologie sowie das Blut (Hämatologie, Transfusionsmedizin) und die Infektionsdiagnostik. In Deutschland gibt es mehr als 1200 Fachärzte für Laboratoriumsmedizin.

Der Auftrag für Blut- und Urinuntersuchungen im Labor ist die erste und beste Möglichkeit, aktuelle Informationen über den Funktionszustand des Körpers zu bekommen. Die Analyse von Blut- und Urinproben kann nützliche Hinweise auf die Ursache einer Krankheit und über den Verlauf einer Therapie geben. Laborwerte können auch zur Kontrolle der Wirksamkeit einer Behandlung und zur Beurteilung eines Krankheitsverlaufs benutzt werden.

Das Ergebnis der Laboruntersuchung sind die Laborwerte bzw. der Laborbefund: eine Liste mit Zahlen, deren Bedeutung sich nicht auf den ersten Blick erschließt. Was verbirgt sich hinter all diesen Zahlen? Bei der Fülle messbarer Laborwerte und möglicher Interpretationen fällt oftmals die Antwort auf diese Frage selbst Experten nicht leicht.

Das Ergebnis der Laboranalyse ist somit ein wichtiger – und häufig entscheidender – Beitrag der »Spurensicherung« (Laborbefund) auf der Suche nach dem »Täter« (Erkrankung, Diagnose).

Laborwerte allein reichen in der Regel nicht aus, um eine Diagnose zu bestätigen, eine Erkrankung zu identifizieren oder sicher zutreffende Gründe für Störungen zu ermitteln.

Laborwerte müssen immer zusammen mit anderen medizinischen Befunden betrachtet werden, etwa der Krankheitsvorgeschichte (Anamnese) oder den Ergebnissen der körperlichen Untersuchung und der bildgebenden Diagnostik (Ultraschall, Röntgen, Kernspin). Ob ein Mensch krank oder gesund ist, hängt nicht von seinen Laborwerten ab!
Leben bedeutet ständige Veränderung und Bewegung. Dies trifft auch auf alle biologischen Funktionen des Menschen zu. Deshalb ist der Laborbefund bestenfalls eine Bestandsaufnahme des aktuellen Funktionszustands. Vom »Normalwert« abweichende Messwerte bedeuten somit nicht automatisch, dass der Betroffene erkrankt ist. Andererseits können trotz normaler Laborwerte dennoch Gesundheitsstörungen vorliegen.

Labordiagnostik

Laborbefunde liefern nützliche Hinweise auf den Funktionszustand des Körpers. Sie können einen Krankheitsverdacht erhärten, eine Diagnose bestätigen oder ausschließen. Um zur richtigen Diagnose zu gelangen, sind aber noch weitere Untersuchungen nötig.
Der Arzt sollte sich im Gespräch mit seinem Patienten zunächst über dessen akute Beschwerden, die Vorgeschichte einer Krankheit und über andere Gründe für den Arztbesuch informieren. Dies wird als Anamnese bezeichnet. Das Gespräch mit dem Patienten wird leider von vielen Ärzten gering geschätzt und häufig vernachlässigt. Dabei weiß der Patient doch am besten über seine Befindlichkeit oder Erkrankung Bescheid – man muss ihn nur fragen! Wenn Sie den Eindruck haben, dass Ihnen Ihr Arzt nicht zuhört oder zu wenig Zeit für ein Gespräch aufbringt, suchen Sie sich einen anderen Arzt.
Basisuntersuchungen in der ärztlichen Praxis sind die Puls- und Blutdruckmessung sowie eine einfache körperliche Untersuchung. Dann kann Ihr Arzt eine Laboruntersuchung in Auftrag geben. Er wird Sie zur Blutabnahme bestellen und kann

Einleitung

Sie auch um eine Urinprobe bitten. Die Laboruntersuchung bezieht sich auf die Kontrolle des allgemeinen Körperzustandes oder Fragestellungen zu Organstörungen oder Beschwerden bzw. den Verdacht auf bestimmte Krankheiten.

Der Laborbefund ist zusammen mit den Ergebnissen anderer Untersuchungen für den Arzt ein der wertvolles Hilfsmittel, um zu einer Diagnose zu gelangen. Vom Ergebnis der Laboruntersuchung kann die Entscheidung für zusätzliche diagnostische Maßnahmen wie Röntgen-, Ultraschall-, Endoskopie- oder Kernspin-Untersuchungen abhängig sein. Auch die Operationsfähigkeit eines Patienten wird mit Hilfe des Laborbefundes beurteilt.
Je nach Fragestellung oder Zielsetzung wird der Arzt geeignete Untersuchungen auswählen und die Befunde zusammen mit den Ergebnissen der Anamnese, der körperlichen und apparativen Diagnostik beurteilen. Laborwerte geben Auskunft über die normale oder veränderte Beschaffenheit von Körperflüssigkeiten oder -geweben, sie sind Parameter für den Gesundheitszustand des gesamten Organismus. Sie geben aber auch Aufschluss über den Zustand und die Funktion einzelner Organe oder Organsysteme.

Was leisten Laboruntersuchungen?
- *Diagnosen sichern oder ausschließen*
- *Verlauf von Krankheiten kontrollieren*
- *Verlauf von Behandlungen kontrollieren*
- *Risikofaktoren und Lebensstil beurteilen*

Laboranalysen

Der Arzt wird meist dann Laboruntersuchungen veranlassen, wenn ein Patient das erste Mal seine Praxis aufsucht, unklare Beschwerden oder der Verdacht auf eine körperliche Erkrankung vorliegen sowie der Therapie- oder Krankheitsverlauf kontrolliert werden soll. Auch im Rahmen der jährlichen bzw. zweijährlichen Vorsorgeuntersuchung werden Laboruntersuchungen durchgeführt.

Vorsorgeuntersuchungen

Jeder Krankenversicherte kann einmal jährlich bzw. ab dem 35. Lebensjahr alle zwei Jahre beim Arzt einen Gesundheits-Checkup durchführen lassen. Er umfasst die Anamnese, eine kurze körperliche Untersuchung sowie Untersuchungen von Blutserumwerten (Cholesterin, Glukose, Harnsäure, Kreatinin) und des Urins (Eiweiß, Zucker, Erythrozyten, Leukozyten, Hämoglobin, Nitrit). Dieses Basis-Laborprogramm gibt einen guten Überblick über den aktuellen Zustand der wichtigsten Körperfunktionen.

Kontrolluntersuchungen

Wenn bekannt ist, dass ein Patient an einer Erkrankung leidet oder bestimmte Arzneimittel einnehmen muss, kann durch Bestimmung von Laborwerten der Krankheitsverlauf beurteilt werden. Blutuntersuchungen zeigen auch, ob ein Arzneimittel richtig dosiert und wirksam ist – oder überhaupt eingenommen wurde.

Notfall und Operation

In Notfallsituationen geben bestimmte Laborwerte wie Elektrolyte (Natrium, Kalium, Kalzium, Magnesium, Chlorid, Phosphat, Hydrogencarbonat), Blutgase und das kleine Blutbild wichtige Hinweise auf den Zustand des Patienten und weitere nötige Maßnahmen. Vor jeder Operation werden Laboruntersuchungen durchgeführt, um mögliche Risikofaktoren oder Vorerkrankungen zu erkennen. Das Blutgerinnungssystem des Patienten ist von besonderer Bedeutung, um Blutungsrisiken vor dem Eingriff zu identifizieren.

Recht auf Information
- *Patienten haben ein grundsätzliches Recht, vom Arzt über geplante Maßnahmen und Eingriffe sowie deren Vorteile und Risiken ausreichend informiert zu werden. Dies gilt auch für die meist harmlose Blutentnahme!*
- *Für jeden ärztlichen Eingriff ist eine mündliche oder schriftliche Einwilligung des Patienten erforderlich.*

Die Laborproben

Probenmaterial, das für eine Laboranalyse geeignet ist, kann auf unterschiedliche Weise gewonnen werden. Die Verfahren zur Gewinnung solcher Proben erfordern darüber hinaus unterschiedliche Vorbereitung und Begleitmaßnahmen. In neun von zehn Fällen werden Blut und Urin als Untersuchungsmaterial für Laboranalysen benutzt. Außer Blut-, Urin- und Stuhlproben wird gelegentlich noch anderes oder zusätzliches Untersuchungsmaterial benötigt, etwa Speichel, Magensaft oder Gewebeproben.

- **Blutprobe:** Am häufigsten wird venöses, dunkelrotes (sauerstoffarmes) Blut aus einem Blutgefäß im Bereich der Ellenbeuge mit Hilfe einer dünnen Kanüle entnommen. Bei anderen Gelegenheiten, etwa zur Blutzuckerkontrolle, nimmt man Kapillarblut ab. In der Regel wird das Ohrläppchen oder die Fingerkuppe mit einer kleinen Lanzette punktiert. Arterielles, hellrotes (sauerstoffreiches) Blut wird überwiegend in der Klinik für spezielle Fragestellungen gebraucht.
- **Urinprobe:** Urin wird meist mit einem Teststreifen untersucht. Für manche Untersuchungen muss die gesamte Urin-

menge während 24 Stunden (24h-Urin: 8 Uhr morgens bis 8 Uhr abends) in einem sauberen Zweilitergefäß gesammelt werden.

• **Stuhlprobe:** Am häufigsten wird die Stuhlprobe zum Nachweis von (für das Auge unsichtbarem) verborgenem (okkultem) Blut im Stuhl benutzt. Auf spezielle Briefchen mit Testfeldern wird die Stuhlprobe aufgetragen. Größere Stuhlproben für Untersuchungen anderer Art werden in spezielle Gefäße gefüllt.

• **Abstrich:** Zur Gewinnung von Proben wird über Haut- und Schleimhautoberflächen, etwa die Mundschleimhaut oder die Muttermundoberfläche, mit einem Wattestäbchen gestrichen. Dabei lösen sich Bakterien, Pilze, Körperzellen und anderes Material ab. Die Abstrichprobe wird anschließend analysiert.

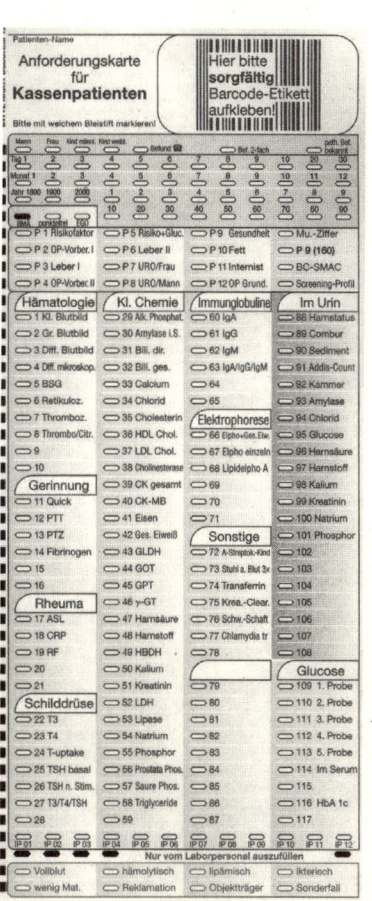

• **Auswurf:** Verdicktes zähes Sekret, das aus den Lungen heraus nach oben befördert wird, bezeichnet man als Auswurf (Sputum). Beim Abhusten wird der Auswurf in einem Gefäß aufgefangen.

• **Knochenmark:** Knochenmarkproben werden in der Regel nur in einer Klinik entnommen. Eine Hohlnadel wird beispielsweise am hinteren Becken-

Auf einem solchen Anforderungsschein markiert der Arzt, welche Laborwerte im Blut und/oder Urin untersucht werden sollen.

kamm eingestochen. Dann können Knochenmarkzellen abgesaugt werden.

- **Körperflüssigkeiten:** Gelegentlich ist die Entnahme anderer Körperflüssigkeiten wie Rückenmarksflüssigkeit (Liquor cerebrospinalis), Gelenkflüssigkeit (Synovia) oder Fruchtwasser für eine Laboranalyse erforderlich.
- **Körpergewebe:** Gewebeproben (Biopsie) mit Hilfe von Hohlnadeln, Stanzen, Schläuchen oder kleinen Zangen sowie endoskopisch an unterschiedlichen Körperstellen entnommen und anschließend im Labor begutachtet.
- **Magensaft:** Zur Gewinnung von Magen- und Zwölffingerdarmsaft (Duodenalsaft) wird ein dünner Plastikschlauch (Sonde) über die Nase oder den Mund bis zum Magen bzw. Zwölffingerdarm vorgeschoben.
- **Samenflüssigkeit:** Bei Sexualfunktionsstörungen und fraglicher Fruchtbarkeit kann man Samenflüssigkeit (Sperma) im Labor genauer untersuchen.
- **Speichel:** Um eine Speichelprobe zu gewinnen, muss der Patient auf einer speziellen Watterolle kauen.

Probenmaterial im Labor
- **Häufig:** *Blut, Urin, Stuhl*
- **Selten:** *arterielles Blut, Auswurf (Sputum), Fruchtwasser, Gallenflüssigkeit, Rückenmarksflüssigkeit (Liquor), Gelenkflüssigkeit (Synovia), Knochenmark, Körpergewebe (Biopsate), Magensaft, Samenflüssigkeit, Speichel, Zwölffingerdarmsaft*

Die Blutanalyse

Blut ist nicht nur ein roter Körpersaft sondern eine lebenswichtige, nährende und schützende Flüssigkeit, die ununterbrochen in einem komplexen Gefäßsystem zirkuliert. Alle Organe müssen mit Blut versorgt werden und optimal durchblutet sein, damit sie ohne Störung funktionieren. Deshalb bietet die Analyse einer Blutprobe eine gute Möglichkeit, sich umfassend über biologische Körperfunktionen zu informieren.

Der »besondere Saft«

Erwachsene besitzen im Durchschnitt fünf Liter Blut, das sich im Kreislauf bewegt. In jeder Minute pumpt das Herz diese Menge Blut durch den Körper. Vom Herz fließt das Blut mit hohem Druck durch das arterielle Gefäßsystem im gesamten Körper, erreicht mit niedrigerem Druck über die Venen wieder das Herz und die Lungengefäße. Dort wird es mit Sauerstoff angereichert und fließt dann erneut vom Herzen angetrieben durch den Körper. Wenn wir uns körperlich anstrengen, kann die Pumpleistung des Herzens auf bis zu 30 Liter pro Minute oder mehr ansteigen.

Blut befördert auch bestimmte Signalstoffe (Hormone) und Abwehrstoffe. Der wichtigste Stoff ist der Sauerstoff. Er wird als Energiequelle im ganzen Körper gebraucht. Im Blut befinden sich darüber hinaus noch Stoffe für die Blutgerinnung. Eine der wichtigsten Aufgaben ist der Austausch der Atemgase Sauerstoff und Kohlendioxid in den Lungen. Sauerstoff wird von den Lungen aufgenommen und vom Blut zu den Geweben transportiert. Sauerstoff ist lebenswichtig für alle Körpergewebe. Im Zellstoffwechsel geben rote Blutkörperchen (Erythrozyten) im arteriellen Blut den Sauerstoff ab und nehmen Kohlendioxid auf, das dann über venöse Blutgefäße, zum Herzen und zu den Lungen befördert wird. Das Kohlendioxid wird ausgeatmet. Der Transport von Nährstoffen vom Darm zu den Geweben und der Abtransport von Abfallstoffen, die anschließend über die Nieren ausgeschieden werden, ist Aufgabe des flüssigen Teils des Blutes, des Blutplasmas.

Die Verteidigung des Organismus gegen Angreifer ist Sache der weißen Blutkörperchen (Leukozyten). Die »schweren Geschütze« des Immunsystems sind Granulozyten und Monozyten, die Eindringlinge identifizieren und sie »auffressen«.

Lymphozyten produzieren Antikörper, die verhindern, dass Keime oder Fremdkörper im Körper bleiben und sich dort ausbreiten können.

Fest und flüssig

Die festen Bestandteile der Blutflüssigkeit sind rote (Erythrozyten) und und weiße Blutkörperchen (Leukozyten) sowie Blutplättchen (Thrombozyten), der Rest besteht aus Wasser und Salzen. In einem Kubikmillimeter Blut befinden sich etwa fünf Millionen rote Blutkörperchen und nur etwa 6000 weiße Blutkörperchen.

- **Erythrozyten:** *Die kernlosen roten Blutzellen verdanken ihre Farbe dem Blutfarbstoff (Hämoglobin) – ein Eiweißmolekül, das Eisen enthält und für den Transport von Sauerstoff und Kohlendioxid unerlässlich ist. Ein Liter Blut enthält etwa 150 Gramm Hämoglobin.*
- **Leukozyten:** *Weiße Blutkörperchen werden im Knochenmark gebildet sowie im Lymphsystem. Man unterscheidet Leukozyten mit und ohne Granula (Körnchen) im Zellkörper, Granulozyten und Agranulozyten. Die weißen Blutkörperchen spielen bei der Abwehr von Infektionen und Immunreaktionen eine wichtige Rolle.*
- **Thrombozyten:** *Blutplättchen sind Zellbruchstücke, 0,5 bis 2,5 Mikrometer groß, und werden von den Riesenzellen (Megakaryozyten) des Knochenmarks gebildet. Ein Kubikmillimeter Blut enthält 200 000 bis 300 000 Blutplättchen. Blutplättchen sind Bestandteil des Blutgerinnungssystems.*
- **Plasmaproteine:** *In der Blutflüssigkeit befinden sich etwa sieben Prozent Eiweißstoffe: Albumin, Globulin und Fibrinogen. Eiweißstoffe in der Blutflüssigkeit sind Nahrungsproteine für die Zellen, Transportmittel für alle Arten von Substanzen (Fettsäuren, Cholesterin, Hormone u. a.) sowie für den Stoffwechsel zwischen Kapillaren und Geweben erforderlich.*

Blut im Labor

Da Blut fast jeden Winkel und alle Organe unseres Körpers erreicht, ist es für laborchemische Untersuchungen besonders gut geeignet. Mit mikroskopischen und klinisch-chemischen Verfahren können die Zellen des Blutes beobachtet und beurteilt werden, Aussagen über Organfunktionen sind möglich. Aus Sicht des Labormediziners ist Blut eine »Datenbank«, die lebenswichtige Informationen enthält.

Ein einziger Tropfen Blut, der im Labor untersucht wird, kann wertvolle Hinweise auf mögliche Gesundheitsstörungen oder Erkrankungen geben. Aus diesem Grund wird bei der ersten ärztlichen Untersuchung meist eine Blutprobe entnommen und im Labor analysiert. Die Basisuntersuchungen des Blutes umfassen das Blutbild, das Differentialblutbild, die Blutkörperchensenkungsgeschwindigkeit und die Blutgerinnung. Vollblut kann auch mikrobiologisch im Rahmen einer Blutkultur zur Anzüchtung und Bestimmung von Krankheitserregern bei Infektionsverdacht verwendet werden.

Die Blutentnahme

Zur Blutentnahme sind alle oberflächlichen Venen der Ellenbeuge, des Unterarms oder des Handrückens geeignet. In der Regel werden die gut zugänglichen Venen in der Ellenbeuge benutzt. In vielen Arztpraxen wird das Blut am sitzenden Patienten entnommen. Folgende Voraussetzungen für die korrekte Entnahme von venösem Blut sollten beachtet werden:

• Blutentnahme zwischen 7 Uhr und 9 Uhr morgens.
• Der Patient sollte in der Regel nüchtern sein. Er darf 12 bis 14 Stunden nichts gegessen haben.
• Der Patient sollte während der letzten 24 Stunden keine alkoholischen Getränke konsumiert haben.
• Der Patient sollte drei Tage vor der Blutentnahme keine anstrengenden körperlichen Aktivitäten ausgeführt haben.
• Der Patient sollte vor der Blutnahme mindestens fünf Minuten ruhen.

Einleitung

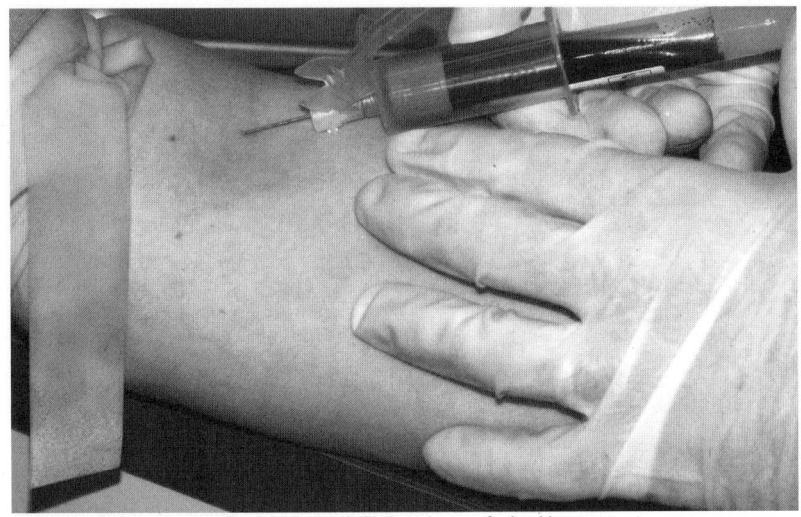

Blutentnahme – in der Regel ein praktisch schmerzfreier Vorgang

Vor der Blutentnahme wird zunächst die Ellenbeuge mit einem Alkoholtupfer kurz desinfiziert. Am Oberarm wird ein Stauschlauch oder -riemen angelegt, wodurch sich die Venen mit Blut füllen und getastet werden können. Anschließend wird mit einer Nadel (Kanüle), auf die eine Spritze aufgesetzt ist, in die Vene eingestochen (Venenpunktion).

Wenn die Vene getroffen wurde, wird der Stauschlauch am Oberarm gelöst und das Blut langsam die Spritze aufgezogen. Häufig werden mehrere Spritzen nacheinander auf die Kanüle gesetzt und füllen sich mit Blut. Mit den jeweiligen Blutproben werden dann später verschiedene Laboruntersuchungen durchgeführt.

Nach vollzogener Blutentnahme wird die Nadel aus der Armvene zurückgezogen. Unmittelbar danach drückt man am besten mit einem Tupfer auf die Einstichstelle. Wenn man nach der Blutentnahme einige Minuten Geduld aufbringt, auf die Einstichstelle drückt und den Arm dabei leicht anhebt, kann man blaue Flecken vermeiden. Dann ist oft nicht einmal ein Pflaster nötig. Der Arm sollte nicht gebeugt oder abgewinkelt werden!

In den meisten Arztpraxen nimmt nicht der Arzt, sondern die Arzthelferin Blut ab. Das Geschick der Blut abnehmenden Person kann sehr unterschiedlich sein. Wer Pech hat, bekommt einen Bluterguss.

Blutentnahme nach den Regeln der Kunst

- *Blut darf nicht durch Öffnen und Schließen der Faust in die Vene gepumpt werden. Pumpbewegung der Faust führt zum Anstieg der Kaliumwerte!*
- *Das Blut sollte nicht länger als 30 Sekunden am Oberarm gestaut werden – zu lange Blutstauung führt bei zahlreichen Laborwerten zu falsch-hohen Ergebnissen!*
- *Es sollten nur scharfe Kanülen verwendet werden.*
- *Die Spritze sollte bei der Blutentnahme nicht zu stark und ohne Unterbrechung gleichmäßig und sanft aufgezogen werden.*
- *Die Blutprobe darf nicht stark geschüttelt werden.*
- *Blutproben enthalten auch lichtempfindliche Stoffe. Die Probenröhrchen müssen entweder sofort gekennzeichnet und verschickt oder dunkel und gekühlt aufbewahrt werden.*

Die Blutprobe

Damit entnommenes Blut im Labor untersucht werden kann, werden der Blutprobe bestimmte Stoffe zugesetzt, die die Gerinnung des Bluts verhindern. Folgende Zusatzstoffe werden sehr häufig benutzt:

- EDTA (Ethylendiamintetraessigsäure) wirkt gerinnungshemmend. EDTA-Blut wird meist zur Erstellung des Blutbildes benötigt.
- Heparin ist ein natürlicher Stoff zur Hemmung der Blutgerinnung.
- Citrat verhindert die Blutgerinnung. Citrat-Blut wird in der Regel zur Bestimmung der Blutgerinnung benötigt.

Probenröhrchen, in die das entnommene Blut abgefüllt wird, bevor es an das Labor geschickt wird, sind mit solchen Zusatzstoffen bereits standardmäßig vorbehandelt. Um zu verhindern, dass Blutproben verwechselt werden, müssen sie korrekt gekennzeichnet und beschriftet werden. Der Name des betreffenden Patienten oder der Verwendungszweck müssen angegeben sein.

Darüber hinaus trägt der Arzt auf einem Laboranforderungsschein die gewünschten Blutuntersuchungen ein. Anschließend werden die Probenröhrchen in ein Labor zur Analyse gebracht. Sind die Blutproben analysiert, bekommt der Arzt vom Labor den Laborbefund zurück. Im Laborbefundbogen sind die aktuellen Laborwerte eingetragen.

Am häufigsten wird Blut aus Venen (Venenblut) oder Haargefäßen (venöses Kapillarblut) als Untersuchungsmaterial verwendet. Sauerstoffreiches arterielles Blut zur Bestimmung des Sauerstoff- und Kohlendioxidgehaltes sowie des pH-Wertes wird in der Regel nur in der Klinik entnommen.

Blutproben im Labor

- **Vollblut:** *Blut mit allen darin enthaltenen Bestandteilen*
- **Blutplasma:** *Blutflüssigkeit ohne Blutzellen, aber mit Gerinnungsfaktoren und allen anderen wichtigen Substanzen, die im Blut vorkommen.*
- **Blutserum:** *Blutflüssigkeit ohne Blutzellen und ohne Gerinnungsstoffe*
- **Venenblut:** *venöses Blut, meist aus Oberarmvenen*
- **Kapillarblut:** *venöses Blut nach Einstich in die Fingerbeere oder das Ohrläppchen*
- **Arterielles Blut:** *Blutentnahme meist nur in einer Klinik*

Die Urinanalyse

Bereits die antike Medizin benutzte die Begutachtung von Farbe, Geruch und Geschmack des Urins zur Diagnose von Beschwerden und Krankheiten. Man glaubt damals, im Urin die Verteilung beziehungsweise das Gleichgewicht der »Körpersäfte« erkennen zu können. Im Mittelalter galt die »Harnschau« als diagnostische Maßnahme. Genauere Erkenntnisse über das Wesen des Urins und seine wichtigsten Bestandteile waren erst seit dem 18. Jahrhundert möglich. Die Entwicklung chemischer Analyseverfahren und Fortschritte auf dem Gebiet der Mikroskopie verbesserten die Urinanalytik entscheidend.

Heute ist die Urinanalyse eine grundlegende diagnostische Laboruntersuchung. Die Methodik konnte stark vereinfacht werden. Meist genügt es, einen Teststreifen mit Urin zu benetzen. Wenn die Menge oder Beschaffenheit des Urins verändert ist, kommen folgende Ursachen in Frage: Entweder liegen Erkrankungen der ableitenden Harnwege, der Nieren, der Harnblase, auch der Sexualorgane vor oder der Körper versucht, giftige bzw. belastende Stoffe oder Stoffwechselprodukte aus Organsystemen oder dem Blut zu entfernen.

Was ist Urin?

Urin (Harn) ist ein Endprodukt verschiedener Filtervorgänge in den Nieren, wobei Abfallstoffe oder Gifte ausgeschieden und wieder verwertbare Substanzen in den Körper zurückgeführt werden. Wir scheiden täglich im Durchschnitt etwa einen bis eineinhalb Liter Urin innerhalb von

Die »Harnschau« wurde jahrhundertelang als urindiagnostisches Verfahren benutzt, um Krankheiten zu erkennen.

24 Stunden aus. Wenn mehr Flüssigkeit aufgenommen wird, wird auch mehr Urin ausgeschieden. Urin besteht zu 95 Prozent aus Wasser. Darüber hinaus befinden sich noch weitere Stoffe im normalen Urin:

- **Harnstoff** ist der wichtigste in Wasser gelöste Bestandteil, wobei täglich etwa 25 Gramm dieser Substanz ausgeschieden werden.
- **Harnsäure** ist schwer wasserlöslich. Etwa ein Gramm Harnsäure werden pro Tag mit dem Urin ausgeschieden.
- **Kreatinin**, von dem etwa 1,5 Gramm täglich ausgeschieden werden, ist ein Produkt des Muskelstoffwechsels und stammt aus dem Fleisch der Nahrung.
- **Salze** sind wesentlicher Bestandteil des Urins. Neben Kalksalzen befindet sich vor allem Kochsalz im Urin. Etwa 10 Gramm Kochsalz werden täglich ausgeschieden.
- **Phosphate** sind in einer Menge von etwa 3 Gramm im täglich ausgeschiedenen Urin enthalten.
- **Organische Säuren** (Oxalsäure, Zitronensäure) finden sich in unterschiedlichen Mengen.
- **Feste anorganische und organische Stoffe** sind Bestandteile des Harnsediments (Zylinder, Kristalle, Epithelzellen).

Die Urinprobe

Bei der Gewinnung von Urinproben für Laboruntersuchungen, der Entnahme und Aufbewahrung müssen bestimmte Voraussetzungen erfüllt und Bedingungen beachtet werden, damit die Analyse nicht verfälscht wird. Man unterscheidet verschiedene Arten von Urinproben.

- **Spontanurin** wird vom Patienten ohne besondere Vorgaben direkt in ein sauberes Gefäß gegeben und häufig für Routineuntersuchungen benutzt.
- **Mittelstrahlurin** wird nach gründlicher Reinigung des Genitalbereichs nach Verwerfen der ersten Urinportion in einem sterilen Gefäß aufgefangen. Der Harnstrahl sollte bei der Blasenentleerung nicht unterbrochen werden.

- Morgenurin ist der erste, morgens nach der Bettruhe ausge-
schiedene Urin.
- 24-h-Sammelurin ist die Menge, die nach Verwerfen der
ersten Portion während 24 Stunden gesammelt wird. 24-Stun-
den-Sammelurin eignet sich vor allem zur Bestimmung der
Menge sowie zur Beurteilung der Eiweißausscheidung und zur
Diagnose von Nierenerkrankungen.

Nachdem die Urinprobe gewonnen ist, sollte sie so schnell
wie möglich untersucht werden. Schon nach etwa zwei Stunden beginnen sich die Inhaltsstoffe der Urinprobe zu verändern. Für die Aufbewahrung von Proben sollten nur keimfreie
(sterile) Einmalgefäße verwendet werden. Für Kleinkinder oder
Säuglinge gibt es spezielle Beutel oder man benutzt Windel-
proben des Urins. Bei normaler Flüssigkeitszufuhr hat frischer
Urin eine helle bis goldgelbe Färbung.

Urin im Augenschein

Zahlreiche, bereits mit bloßem Auge erkennbare Veränderungen des Urins wie Trübung, Schaumentwicklung, Geruch und
Farbe können auf bestimmte Gesundheitsstörungen hinweisen.
Normaler Urin ist in der Regel hell und klar. Kleinere Flöck-
chen im unteren Teil des stehenden Sammelgefäßes sind
unbedenklich. Auch Trübungen, die sich nach längerem
Stehen der Urinprobe bilden, haben keinen Krankheitswert.
Ist der Urin unmittelbar nach dem Wasserlassen trübe, kann
eine Erkrankung (Nieren- oder Harnwegsentzündung) vorliegen. Trübung entsteht meist durch Eiterbeimischung, in
seltenen Fällen auch durch Lymphflüssigkeit.
Wird frischer Urin stark geschüttelt, bildet sich eine Schaumkrone. Wenn bereits nach kurzem Schütteln eine stabile
Schaumkrone entsteht, kann eine Erkrankung vorliegen.
Der Urin sollte in diesem Fall genauer im Labor untersucht
werden.

Normaler frischer Urin ist geruchlos oder nur gering aromatisch (säuerlich). Durch Nahrungsmittel, Arzneimittel, Vergiftung oder bei Infektionen – oder wenn der Urin länger steht – kann es zu Geruchsveränderungen kommen.

Farbveränderungen des Harns können sofort nach dem Wasserlassen auftreten – aber auch erst dann, wenn der Urin einige Zeit abgestanden ist.

- Eine helle goldgelbe Farbe hat normaler Urin bei normaler Flüssigkeitszufuhr.
- Heller wässriger Urin tritt nach der Aufnahme großer Flüssigkeitsmengen, Diuretika oder nach Alkoholexzessen auf.
- Dunkler stark konzentrierter Urin ist typisch für geringe Flüssigkeitsaufnahme.
- Brauner (bier-, gelbbraun) Urin wird häufig bei Gallenerkrankungen (Bilirubin-Ausscheidung) oder Stoffwechselerkrankungen beobachtet (Alkaptonurie, Melanurie).
- Roter Urin weist auf eine Blutbeimischung bei Nieren- und Harnwegserkrankungen hin. Er kann auch bei menstruierenden Frauen, bei Einnahme bestimmter Arzneimittel oder nach dem Verzehr bestimmter Nahrungsmittel vorkommen.
- Weißlich trüber Urin weist auf eitrige Entzündungsprozesse der Nieren und Harnwege hin.
- Arzneimittel können den Urin sehr unterschiedlich verfärben. Fast alle Farbschattierungen von gelb, rot, braun, blau oder grün sind möglich. Bestimmte Vitamine verursachen sogar eine gelb-grünliche Fluoreszenz des Harns.

Urin unter dem Mikroskop

Die mikroskopische Untersuchung des Urins im so genannten »Harnsediment« ist vor allem dann sinnvoll, wenn aktuelle Beschwerden, chronische Erkrankungen der Nieren und der Harnwege vorliegen oder bei positivem Urin-Teststreifenergebnis für Blut. Harnsediment besteht aus festen organischen und anorganischen Bestandteile des Urins, die sich nach dem Zentrifugieren (oder wenn der Harn länger steht) am Boden des Sammelgefäßes absetzen. Harnsediment kann Epithelzellen, Blutkörperchen, winzige zylindrische Teilchen und Kleinstlebewesen (Mikroorganismen) enthalten sowie Kristalle anorganischer Salze.

• Epithelzellen können aus dem äußeren Genitalbereich oder der Harnröhre stammen und sind diagnostisch ohne Bedeutung. Übergangsepithelzellen stammen meist aus den ableitenden Harnwegen. Bei gleichzeitig erhöhter Leukozytenzahl kann ein entzündlicher Prozess vorliegen. Nieren- oder Nierentubulusepithelzellen weisen auf eine Schädigung der Nieren hin.

• Erythrozyten und Leukozyten sind im Harnsediment nur selten zu finden. Sind vermehrt Blutkörperchen im Urin nachweisbar, liegt meist ein krankhaftes Geschehen vor.

• Zylinder sind walzenförmige Ausgüsse der Nierentubuli im Harnsediment. Sie weisen häufig auf eine Nierenerkrankung hin. Man unterscheidet verschiedene Arten von Zylindern. Hyaline Zylinder sind vor allem bei Harnstauung und Nierenschäden, aber auch bei Gesunden nach körperlicher Belastung, fieberhaften Infektionen und bei Einnahme von Diuretika zu beobachten. Plasmaproteinzylinder treten häufig bei akuten oder chronischen fortgeschrittenen Nierenerkrankungen auf. Zellzylinder weisen auf entzündliche Nierenerkrankungen hin.

• Bakterien und Pilze – mit Ausnahme von Soor (Candida albicans) – im Harnsediment sind nicht unbedingt ein Krankheitszeichen. Mikroskopisch nachweisbare Trichomonaden zeigen eine vaginale Infektion an, die behandelt werden sollte.

• Kristalline Urinbestandteile (Urat, Harnsäure, Kalziumoxalat, Ammonium-Magnesium-Phosphat, Kalziumkarbonat) haben in der Regel keine besondere diagnostische Bedeutung. Bei Nierensteinleiden können bestimmte Salze (etwa Kalziumoxalat) in größerer Menge vorkommen. Kristalle der Amino-

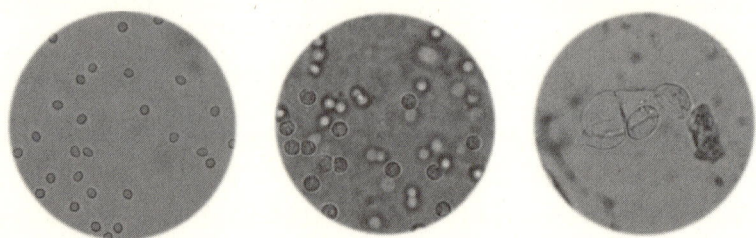

Urin unter dem Mikroskop: Rote Blutkörperchen (Erythrozyten), weiße Blutkörperchen (Leukozyten) und Epithelzellen (von links nach rechts)

säuren Tyrosin und Leucin sind typisch für schwere Lebererkrankungen. Bestimmte Arzneistoffe werden kristallisiert im Urin ausgeschieden.

Urin-Mikrobiologie

Wenn die Untersuchungsergebnisse darauf hinweisen, dass eine infektiöse Erkrankung vorliegt, kann eine mikrobiologische Untersuchung des Urins sinnvoll sein. Krankmachende Keime können identifiziert und Infektionsherde lokalisiert werden. Auch die Wirksamkeit bestimmter Antibiotika lässt sich mikrobiologisch nachweisen, wenn Urin auf Nährböden aufgebracht wird. Nach einiger Zeit wird die Keimzahl bestimmt und beurteilt, ob eine bakterielle Einfach- oder Mehrfachkultur vorliegt. Man kann herausfinden, welcher Keim die Harnwegsinfektion verursacht hat.

Die Stuhlanalyse

Die Untersuchung des Stuhls ergibt wertvolle Hinweise auf Darmfunktionsstörungen oder den Ursprung einer Vielzahl von Erkrankungen. Deutlich sichtbare Veränderungen des Stuhls sowie plötzliche Veränderungen der Stuhlgewohnheiten sollten Anlass für einen Arztbesuch sein, damit ernsthafte Erkrankungen frühzeitig erkannt und behandelt werden. Der menschliche Organismus scheidet verbrauchte und unverdauliche Nahrungsbestandteile sowie Giftstoffe mit dem Stuhl aus. Die mit dem Mund aufgenommene Nahrung durchläuft den gesamten Verdauungstrakt – Speiseröhre, Magen, Dünn-, Dick- und Enddarm – und wird als Stuhl über den After ausgeschieden. Der Verdauungsvorgang dauert insgesamt etwa 24 Stunden. Die wichtigste Stuhluntersuchung ist der Test auf verborgenes (okkultes) Blut im Stuhl.

Stuhl im Augenschein

Die normale Farbe des Stuhls ist bräunlich und wird durch den Gallenfarbstoff Bilirubin hervorgerufen. Farb- und Konsistenzveränderungen des Stuhls wirken oft sehr beunruhigend.

- Hellrote Blutauflagerung können von Hämorrhoiden oder einer Blutung im Enddarm stammen.
- Blutrote Färbung des Stuhls verweist auf eine mögliche Blutung im Dickdarm.
- Schwarze Färbung (»Teerstuhl«) könnte auf eine Blutung im oberen Darmbereich oder im Magen sowie eine Behandlung mit eisen- oder kohlehaltigen Arzneimitteln zurückgehen.
- Helle lehmige Beschaffenheit des Stuhls ist typisch für eine Funktionsstörung der Fettverdauung oder einen behinderten Galleabfluss.
- Graue salbenartige Beschaffenheit könnte mit einer Erkrankung der Bauchspeicheldrüse zu tun haben.
- Vermehrt unverdaute Nahrungsbestandteile wie Muskelfasern, Stärke oder Fett im Stuhl weisen auf Fehlfunktionen der Bauchspeicheldrüse, der Gallenblase oder des Dünndarms hin.

Stuhlflora

Die normale Verdauung ist nur mit Hilfe verschiedener Arten von Bakterien (Darmflora) im Darmtrakt möglich. Dies sind unter anderem Laktobazillen, E-coli-Bakterien und Pilze. Ein ausgewogenes Verhältnis der Anzahl der Bakterien zueinander ermöglicht einen ungestörten Verdauungsprozess. Durch ungesunde Ernährung, Krankheiten oder auch Arzneimittel kann es zur Zerstörung bestimmter Bakterien und zu einer Verschiebung des Darmflora-Gleichgewichts kommen. Solche Veränderungen beeinflussen auch die Stuhlausscheidung. Wenn man sich über den Zustand der Darmfunktion oder der Darmschleimhaut noch genauer informieren will, können Untersuchungen der Stuhlflora im Labor sinnvoll sein.

Erweiterte Stuhlanalyse

Es gibt zahlreiche Zusatzuntersuchungen, die wertvolle Hinweise auf die Ursache von Störungen oder Erkrankungen liefern.

• Chymotrypsin und Pankreas-Elastase werden zur Beurteilung der Bauchspeicheldrüsenfunktion benutzt.

• Gesamtfett: Eine vermehrte Fettausscheidung kann auf eine gestörte Fettverdauung (Bauchspeicheldrüsenstörung, Gallensäuremangel) oder Fettaufnahme (Dünndarmstörung) hinweisen.

• Gesamtgallensäuren: Vermehrt Gallensäuren im Stuhl lassen auf entzündliche Darmerkrankungen oder eine bakterielle Überwucherung des Dünndarms schließen.

• Milchsäure: Ist vermehrt Milchsäure im Stuhl nachweisbar, könnte eine bakterielle Überwucherung des Dünndarms und Nahrungsmittelunverträglichkeiten vorliegen.

• Stickstoff: Ein erhöhter Stickstoffanteil im Stuhl ist bei zahlreichen Darmerkrankungen nachweisbar.

• Entzündungsmarker: Erhöhte Werte von PMN-Elastase oder Lysozym im Stuhl sind Kennzeichen entzündlicher Darmerkrankungen.

• Fäkales Immunglobulin A: Verminderte Werte sind bei zahlreichen Störungen der Abwehrfunktion der Darmschleimhaut nachweisbar, etwa bei Allergien, Neurodermitis oder Infektanfälligkeit.

• Bakterielle Enteropathogene: Zahlreiche Bakterien können die Verdauungsfunktion stören. Es kommt dann meist zu Durchfällen. Bekannte enteropathogene Keime sind Salmonellen, Shigellen, Campylobacter, Yersinien, Clostridien, Escherichia-coli-Arten (EHEC) und Helicobacter pylori.

- **Virale Enteropathogene:** Rota- und Adenoviren verursachen vor allem bei Säuglingen und Kleinkindern wässrige Durchfallerkrankungen.
- **Parasitäre Enteropathogene:** Am häufigsten verursachen Mikroorganismen wie Amöben und Lamblien Darmfunktionsstörungen.

Laboranalysen

Wenn geeignete Proben zur Verfügung stehen, werden sie an ein Labor geschickt. Die Proben werden dort je nach Material und Fragestellung mit unterschiedlichen Methoden exakt analysiert.

- **Augenscheinprüfung:** Oftmals weisen bereits Farbe oder Trübungen einer Probe (etwa bei Blut oder Urin) auf krankhafte Prozesse hin.
- **Laborchemische Analyse:** Zur Analyse von Körperflüssigkeiten wie Blut (Hämatologie) werden meist chemische Verfahren benutzt. Häufig müssen flüssige Laborproben zentrifugiert und mit Zusatzstoffen (etwa Citrat zur Hemmung der Gerinnung) versetzt werden. Auch bei Teststreifen werden chemische Reaktionen (Farbreaktionen) zur Abgrenzung normaler oder krankhafter Messwerte ausgenutzt.
- **Elektrophorese:** Die Serum-Elektrophorese wird vor allem zur Beurteilung von Eiweißkörpern im Blut benutzt. Eiweißstoffe wandern größenabhängig und unterschiedlich schnell in einem flüssigen Medium, das einem elektrischen Feld ausgesetzt ist. Das Untersuchungsergebnis erlaubt Rückschlüsse auf die Beschaffenheit und Mengenverhältnisse der einzelnen Eiweißkörper.
- **Mikroskopische Analyse:** Unter dem Mikroskop können Formkriterien (Morphologie) von Zellen, Zellbestandteile, Mikroorganismen und Gewebeproben begutachtet werden.
- **Mikrobiologische Analyse:** Um infektiöse Erreger wie Bakterien oder Pilze nachzuweisen, werden mikrobiologische Untersuchungen durchgeführt. Laborprobenmaterial wird auf Nähr-

böden aufgebracht und das Ergebnis (Keimvermehrung) nach Tagen oder Wochen bewertet.

• Genanalyse: Insbesondere bei Fragestellungen zu Erbkrankheiten, fraglicher Vaterschaft oder zur Klärung von Identitäten werden Genanalysen (z. B. DNA-Analyse) durchgeführt.

• Immunologische Analyse: Zur besseren Beurteilung der Funktionen des Immunsystems stehen spezielle immunologische Analyseverfahren zur Verfügung (z. B. Serologie).

Es gibt darüber hinaus noch eine Vielzahl anderer laboranalytischer Verfahren bei speziellen Fragestellungen, die hier nicht berücksichtigt sind. Die wiederholte Bestimmung von Laborwerten kann dann sinnvoll sein, wenn Messfehler ausgeschlossen werden sollen, ein krankhafter Befund bestätigt werden muss oder Therapie- bzw. Krankheitsverlaufskontrollen nötig sind.

Laborwerte

Laborwerte können als normal, krankhaft verändert (pathologisch) oder nicht beurteilbar (unbestimmt) im Vergleich zu

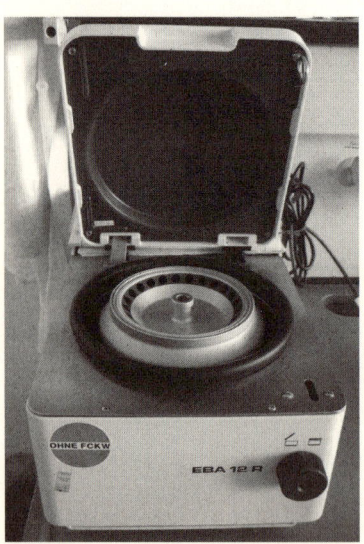

Normalwerten (Referenzwerten) bewertet werden. Laborwerte werden aber erst dann zur nützlichen Information, wenn geklärt ist, was unter einem »normalen« (Normal-/Referenzwert) bzw. »pathologisch veränderten« Messwert zu verstehen ist. Um zu einem Normal-/Referenzwert zu gelangen, müssen die Messwerte bei einem repräsentativen Querschnitt der gesun-

Die Zentrifuge gehört zur Grundausstattung eines medizinischen Labors.

den Bevölkerung bekannt sein. Aus diesen Messwerten wird dann ein Durchschnittswert festgelegt, der als Norm- oder Normalwert (Referenzwert) gilt. Individuelle Laborwertveränderungen werden mit den normalen Laborwerten einer gesunden Bevölkerung (Referenzbereich) verglichen und beurteilt.

• Referenz-/»Normalwerte«: Da eine gültige Definition von »Normalität« nicht existiert, spricht man besser vom Normalwert- oder Referenzwertbereich. Dabei wird vorausgesetzt, dass bei 95 Prozent der gesunden Menschen das Analyseergebnis in diesem Bereich liegt und dass bei 5 Prozent aller Menschen das Ergebnis nicht in diesem Bereich liegt, ohne dass eine Krankheit vorliegt. Fortschritte und neue Erkenntnisse der medizinischen und wissenschaftlichen Forschung führen gelegentlich dazu, dass gültige Normal-/Referenzwertbereiche korrigiert bzw. verändert werden oder neue Parameter hinzukommen. Beispiele sind die an das individuelle Risikoprofil angepassten Normalwerte von Blutzucker und Cholesterin.

• Grenzwerte: Bei den meisten Laborwerten gibt es obere und untere Grenzwerte, die noch im Normalwertbereich liegen.

• Positiv-/Negativ-Werte: Bei manchen Laborwerten ist nur die Frage von Bedeutung, ob ein gesuchter Stoff vorhanden ist oder nicht. Ist dieser Stoff nachweisbar, gilt das Ergebnis als »positiv«, ist er nicht vorhanden, spricht man von einem »negativen« Ergebnis. Häufig ist ein »positives« Testergebnis für den Betroffenen ungünstig, da es auf eine krankhafte Veränderung hinweist.

• Fehlwerte: Laborwerte können durch unterschiedliche Umstände falsch oder fehlerhaft sein. Es gibt falsch-positive und falsch-negative Messwerte. Dies kann auf Fehlern bei der Vorbereitung des Patienten, bei der Probenentnahme oder bei der Laboranalyse beruhen. In der Regel unterliegen medizinische Labors strengen und umfangreichen Qualitätskontrollen. Häufig werden Laborwerte mehrfach kontrolliert, um Analysen zu verifizieren.

Einleitung

Normalwert-/Referenzwertbereich und Testergebnis
Referenzwertbereich
- *Normalwert = Referenzwert*
- *Normalwertbereich = Referenzwertbereich*

Testergebnis
- *Testergebnis »positiv« = der gesuchte Stoff ist vorhanden.*
- *Testergebnis »negativ« = der gesuchte Stoff ist nicht vorhanden.*

Maßeinheiten

Laborwerte werden in den unterschiedlichen Maßeinheiten angegeben. Eine Maßeinheit entspricht am häufigsten einer Gewichts-, Flüssigkeits- oder Zeitmaßeinheit (Gramm oder Liter oder Sekunde). Die Maßeinheit gibt an, wie hoch die gesuchte Stoffmenge ist, die im Vergleich zu einer bestimmten Stoffmenge gemessen wurde.

Maßeinheiten werden meist mit Buchstabenkombinationen, zum Beispiel »mg/l« (Milligramm pro Liter) abgekürzt, die hinter den gemessenen Zahlenwert gestellt werden. Beispielsweise bedeutet 50 g/l, dass 50 Gramm des gesuchten Stoffs in einem Liter Flüssigkeit gemessen wurden.

Es gibt aber auch Maßeinheiten, die die Aktivität von bestimmten Stoffen kennzeichnen, etwa wie schnell ein Enzym eine bestimmte Substanz verändern kann — Beispiel: »Einheiten pro Liter« (U/l; U = engl. unit). Auch die Maßeinheiten »internationale Einheit« gleich »IE« oder engl. »IU« sind gebräuchlich.

Die Stoffmengen-Maßeinheit »mol« entspricht dem Molekulargewicht in Gramm und gibt die Zahl der Teilchen an, die in einem Liter einer Flüssigkeit enthalten sind. Vor der Maßzahl mit nachfolgender Einheitsangabe können auch Größer-Kleiner-Zeichen stehen:

- »>« bedeutet »größer als« der nachfolgende Wert.
- »<« bedeutet »kleiner als« der nachfolgende Wert.

- »≥« bedeutet »größer als oder gleich« der nachfolgende Wert.
- »≤« bedeutet »kleiner als oder gleich« der nachfolgende Wert.

Zwischen Maßeinheitsangaben steht häufig das Zeichen »/« (etwa bei »g/l«), was »pro« bedeutet: In diesem Sinne wird »g/l« als »Gramm pro Liter Flüssigkeit« gelesen.

Einflussgrößen

Der Laborbefund kann durch zahlreiche individuelle Faktoren beeinflusst oder verändert sein (Individualfaktoren). Um verlässliche Laborbefunde zu erhalten, müssen diese Einflussgrößen bekannt sein.

- Lebensalter: Entsprechend den veränderten oder nachlassenden Organfunktionen sowie körperlichen Alterungsprozessen sind auch die Referenzwerte verändert. Etwa ab dem 50. Lebensjahr steigen zahlreiche Laborwerte, die für Organfunktionen (Niere, Bauchspeicheldrüse) oder Stoffwechselvorgänge (Zucker, Cholesterin) kennzeichnend sind, an. Für Kinder gelten häufig spezielle Laborwerte, die auf die jeweilige Altersstufe bis zum Abschluss der Wachstumsphase zugeschnitten sind.
- Geschlecht: Zahlreiche Laborwerte sind bei Männern und Frauen grundsätzlich unterschiedlich. Dies betrifft etwa bestimmte Blut- und Hormonwerte oder den Cholesterinspiegel. Der unterschiedliche Körperbau der Geschlechter (Körpergewicht und Körpergröße) wird manchmal auch in unterschiedlichen Normalwertbereichen berücksichtigt.
- Ernährung: Die Menge und Zusammensetzung der aufgenommenen Nahrungsmittel sowie der zeitliche Abstand nach einer Mahlzeit können Laborwerte deutlich verändern. Die Blutabnahme erfolgt deshalb meist standardisiert nach zwölfstündiger Nahrungskarenz (nüchtern).
- Arzneimittel: Bestimmte Wirkstoffe können Laborwerte beeinflussen bzw. verfälschen. Der Arzt sollte dies bei der

Befundbewertung berücksichtigen oder vom Patienten über die aktuelle Arzneimitteleinnahme informiert werden.

• **Alkohol und Drogen:** Durch Alkoholgenuss können vor allem die Leberwerte im Blut sowie die Harnsäure-, Blutzucker- und Triglyzeridwerte abnorm erhöht sein. Auch Drogenkonsum lässt häufig die Leberwerte ansteigen.

• **Körperposition:** Einige Blutwerte können bei unterschiedlicher Körperposition (Liegen, Sitzen, Stehen) unterschiedlich ausfallen. Blut sollte deshalb beim Arzt immer in derselben Körperhaltung des Patienten entnommen werden, im Sitzen oder im Liegen.

• **Körperliche Belastung:** Körperliche Belastungen oder sportliche Aktivitäten, die weniger als drei Stunden zurückliegen, können das Ergebnis von Laboranalysen verfälschen. Dies betrifft insbesondere die Enzymaktivität und den Blutzuckerspiegel.

• **Tageszeit:** Viele Körpervorgänge und Organfunktionen unterliegen rhythmischen Veränderungen. Der Organismus ist zu unterschiedlichen Tageszeiten unterschiedlich aktiviert (zirkadiane Biorhythmen). Laboruntersuchungen sollten deshalb zu festgelegten Tageszeiten vorgenommen werden. Manche Blutwerte und Hormone sind solchen Veränderungen besonders unterworfen.

• **Probenentnahme:** Eine fehlerhafte oder unsachgemäße Probenentnahme kann Laborwerte gleichfalls verfälschen oder die Proben ganz unbrauchbar machen. Wenn beispielsweise bei der Blutabnahme vergessen wurde, der Laborprobe gerinnungshemmende Mittel hinzuzufügen, die Armvenen zu lange gestaut wurden oder mit zu starkem Druck beim Aufziehen der Spritze gearbeitet wurde.

• **Probentransport:** Bestimmte Laborproben müssen speziell gelagert oder in bestimmten Gefäßen oder Verpackungen transportiert werden. Manche Laborproben müssen gekühlt oder möglichst erschütterungsfrei transportiert werden. Laborproben sollten so rasch wie möglich verarbeitet werden.

• **Laborbedingungen:** Die Messwerte können bei verschiedenen Labors geringfügig von den Normalwerten abweichen. Gelegentlich verursacht auch ein defektes Messgerät falsche Laborwerte.

Qualitätskontrolle

Um die Richtigkeit und Zuverlässigkeit von Laboranalysen zu gewährleisten, müssen medizinische Laboratorien eine fortlaufende Qualitätskontrolle durchführen und die Genauigkeit von Analysegeräten regelmäßig überprüfen. Die Genauigkeit von Laborwerten wird meist mit Hilfe genormter Kontrollproben geprüft. Darüber hinaus unterziehen sich Labors einer ständigen Selbstprüfung (interne Qualitätskontrolle) und nehmen an Ringversuchen mit anderen Labors teil (externe Qualitätskontrolle). Hierbei wird die Richtigkeit der Analysen überprüft sowie die Qualität und Funktion der Reagenzien bewertet.

Wenn die Mindestanforderungen an die sachgemäße Gewinnung und den Transport von Laborproben sowie die Analyse im Labor beachtet werden, wird man in der Regel davon ausgehen können, dass die Laborwerte zutreffend sind und diagnostisch zuverlässige Hinweise geben.

Die meisten Fehler bei Laboruntersuchungen entstehen in der Phase vor der eigentlichen Analyse von Laborproben (Präanalytik). Dies hat damit zu tun, dass mehrere, teilweise als »berufsfremd« geltende Personen (Arzt, Schwestern, MPA, Boten) in den Verarbeitungsablauf der Laborprobe eingebunden sind. Im am wenigsten automatisierten präanalytischen Bereich werden die meisten Fehler gemacht: Oft wird zwar ein Test verlangt, aber nicht durchgeführt, oder es wird ein anderer als der verlangte Test durchgeführt oder Lieferfristen werden nicht eingehalten. Seltener kommt es zur Hämolyse der Blutprobe.

Alle Beteiligten sollten ein Qualitätsbewusstsein für ihren Bereich entwickeln, gültige Ablaufregeln vereinbaren, Verantwortlichkeiten festlegen, Hygieneregeln beachten, Kontamination und Verwechslungen vermeiden, eine korrekte Terminologie benutzen und den Datenschutz einhalten.

Beurteilung

In jedem Fall sollte Ihr Arzt diejenige Person sein, die am besten beurteilen kann, ob ein Laborbefund zu Ihrer Symptomatik passt oder nicht. Liegen ein oder mehrere stark von der Norm abweichende Laborergebnisse vor, sollte man diese Laborwerte erneut überprüfen oder weitergehende Untersuchungen veranlassen. Trotz moderner Analysetechniken besteht bei Laborbefunden keine absolute Sicherheit, dass die ermittelten Werte auch richtig sind. Bei bis zu zehn Prozent der Laboranalysen muss mit falschen Ergebnissen gerechnet werden. Aus diesem Grund lassen Laborwerte immer nur zusammen mit anderen Untersuchungsbefunden eine angemessene Beurteilung bestimmter Fragestellungen im Hinblick auf ein Krankheitsbild zu.

Laborwerte sind Momentaufnahmen der Körperfunktionen zum Zeitpunkt der Probenentnahme. Laborwerte sagen deshalb nur etwas über den aktuellen Zustand der Körperfunktionen aus.

Der Laborbefund

Laborbefunde sind wichtige Patientenunterlagen, die der Arzt zusammen mit anderen Dokumenten sorgfältig aufbewahren muss, etwa um den Verlauf einer Krankheit oder einer Behandlung zu kontrollieren und nachzuweisen. Lassen Sie sich Ihren Laborbefund von Ihrem Arzt erklären oder lassen Sie sich eine Kopie des Laborbefundes geben und versuchen Sie selbst Ihre Laborwerte zu deuten. Im Laborbefund sind die Analyseergebnisse dokumentiert, die Einheiten und Referenzbereiche sowie Abweichungen eingetragen.

Labortest zu Hause

Für einige wichtige Laborparameter stehen mittlerweile auch Testsysteme für den Hausgebrauch zur Verfügung. Solche Tests sind in der Apotheke erhältlich und werden auch im Internet angeboten. Es ist durchaus zu begrüßen, dass gesundheitsbewusste Menschen zunehmend die Möglichkeit haben, Laborwerte in Eigenregie zu kontrollieren.

Solche Tests sind in der Regel einfach anzuwenden und liefern verlässliche Ergebnisse, wenn man sich an die Vorgaben der Gebrauchsanweisungen hält. Ist ein Testergebnis auffällig, kann man sich ja für eine Beratung beim Arzt entscheiden, um Klarheit zu bekommen.

Der Labortest zu Hause hat zahlreiche Vorteile. Man kann den Test unabhängig von der Sprechstunde eines Arztes zu einem beliebigen Zeitpunkt durchführen. Man muss sich nicht kostenintensiv beraten lassen, wenn man gut informiert ist – und man spart Zeit. Oftmals ist ein Selbsttest deutlich kostengünstiger als das Angebot in der Arztpraxis. Man kann via Internet seine Laborwerte rasch online abrufen.

Eine Schwierigkeit von Selbsttests ist die Blutentnahme für Laborproben. Das ist nicht jedermanns Sache. Dennoch ist es auch für den Laien machbar. In der Regel benutzt man Kapillarblut nach einem Einstich in die Fingerbeere. Mit etwas Geduld werden Sie erfolgreich Blut abnehmen können. Die Blutentnahme gelingt am besten mit der Unterstützung durch

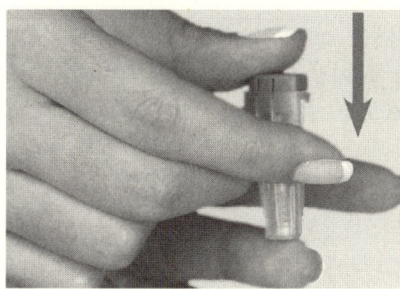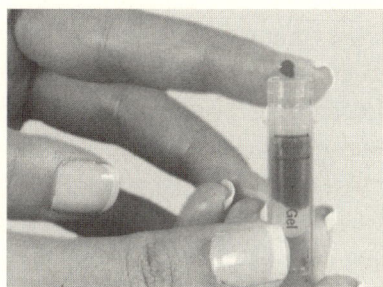

Mit einer Stechhilfe gelingt die Blutantnahme aus der Fingerbeere auch zu Hause.

eine zweite Person. Wer jemanden mit medizinischen Kenntnissen im Bekanntenkreis hat, kann sich auch Blut aus der Vene für den Selbsttest abnehmen lassen.

In diesem Buch finden Sie Informationen zu einigen nützlichen Selbsttests für bestimmte Laborwerte:

- ⇒ Albumin – Labortest zu Hause
- ⇒ Blut (im Stuhl) – Labortest zu Hause
- ⇒ Blutzucker – Labortest zu Hause
- ⇒ Cholesterin – Labortest zu Hause
- ⇒ Darmkrebs-Früherkennung – Labortest zu Hause
- ⇒ Glukose (Urin) – Labortest zu Hause
- ⇒ Helicobacter pylori – Labortest zu Hause
- ⇒ Laktat – Labortest zu Hause
- ⇒ LH (Ovulationstest) – Labortest zu Hause
- ⇒ PSA – Labortest zu Hause
- ⇒ Quick – Labortest zu Hause
- ⇒ Schwangerschaft – Labortest zu Hause
- ⇒ Urin-Teststreifen
- ⇒ Vitamin D – Labortest zu Hause

Laborkosten

Laboruntersuchungen kosten Geld. In Zeiten knapper Ressourcen im Gesundheitssystem und explodierender Kosten im medizinischen Bereich müssen alle Beteiligten auf den ökonomischen und sinnvollen Einsatz der zur Verfügung stehenden Mittel achten: Patienten, Ärzte und medizinische Dienstleister. Diese Situation erfordert, dass Laboruntersuchungen nur dann durchgeführt werden sollten, wenn sie die Ergebnisse der Behandlung beeinflussen: Ein Untersuchungsergebnis aus dem Labor kann für oder gegen eine Therapieentscheidung sprechen. Sprechen Sie mit Ihrem Arzt darüber, welche Laborleistungen im Einzelfall sinnvoll sind, um die aktuelle Fragestellung beurteilen zu können.

Tatsächlich hat man gelegentlich den Verdacht, dass Ärzte zu sehr auf das Geld schielen, das man mit Laboranalysen verdienen kann. Stichproben aus meinem Umfeld zeigen, dass Ärzte häufiger als erwartet Laboruntersuchungen anordnen, die nicht angemessen und empfohlen bzw. überflüssig und sinnlos sind. Wenn dann die Krankenkasse als Kostenträger solche Kosten nicht übernimmt, muss der Patient selbst tätig werden, um sein Geld vom Arzt erstattet zu bekommen. Beispielsweise veranlasst ein Arzt bei einem älteren Mann die Untersuchung von Tumormarkern des Prostatakarzinoms (z. B. PSA, Testosteron), obwohl dieser Mann nicht an Prostatakrebs erkrankt ist.

Besonders ärgerlich ist ärztliche Gewinnabsicht, wenn ein Patient sogenannte individuelle Gesundheitsleistungen (IgeL) nachfragt, die er in jedem Fall selbst bezahlen muss. Manche Ärzte versuchen dann, Ihren Patienten maximale Beratungsleistungen aufzunötigen – die oftmals ohne großen Nutzen sind. Ein eindrucksvolles Fallbeispiel ist Vitamin D: Der für die Gesundheit wichtige Vitamin D-Status wird ausschließlich mit dem Laborwert 25(OH)D bestimmt. Möchte ein Patient seinen Vitamin D-Status bestimmen lassen, wird ihm häufig die Bestimmung von 1,25(OH)D, das aktive D-Hormon, zusätzlich aufgedrängt. Das ist nutzlos und teuer. Hinzu kommt, dass die meisten Ärzte wenig bis nichts über Vitamin D wissen, aber Beratungen in Rechnung stellen. Auf diese Weise kommen schnell mehr als 100 € zusammen. Wer den Selbsttest nutzt, bekommt das gewünschte Ergebnis für 30 € – und man schont seine Nerven und den Geldbeutel.

• Besprechen Sie mit Ihrem Arzt, welche Laborwerte zur Klärung bestimmter Fragestellungen sinnvoll und nützlich sind.
• Besprechen Sie mit Ihrem Arzt Ihren Laborbefund. Lassen Sie sich vom Arzt über mögliche Konsequenzen, die sich aus den Laborwerten ergeben, beraten.
• Prüfen Sie die Abrechnung von Laborleistungen.
• Fordern Sie die Kosten unnötiger und überflüssiger Laborleistungen zurück, wenn dies offenkundig und nachweisbar ist.

Einleitung

• Fragen Sie bei individuellen Gesundheitsleistungen im Vorfeld nach, welche Kosten auf Sie zukommen.

Eine Arztpraxis ist auch ein auf dem Gesundheitsmarkt aktives Unternehmen, das wirtschaftlich arbeiten muss. Im Gegensatz zu Industrieprodukten geht es aber hier um die Gesundheit von Menschen!
Lassen Sie nicht zu, dass Ihre Gesundheit unter dem Zwang der Wirtschaftlichkeit einer Arztpraxis leidet. Nutzen Sie die Informationen von Arztbewertungsportalen wie www.sanego.de oder www.jameda.de, wenn Sie einen Arzt suchen. Ihre Gesundheit wird davon profitieren, wenn Sie gut informiert sind.

Laborkosten

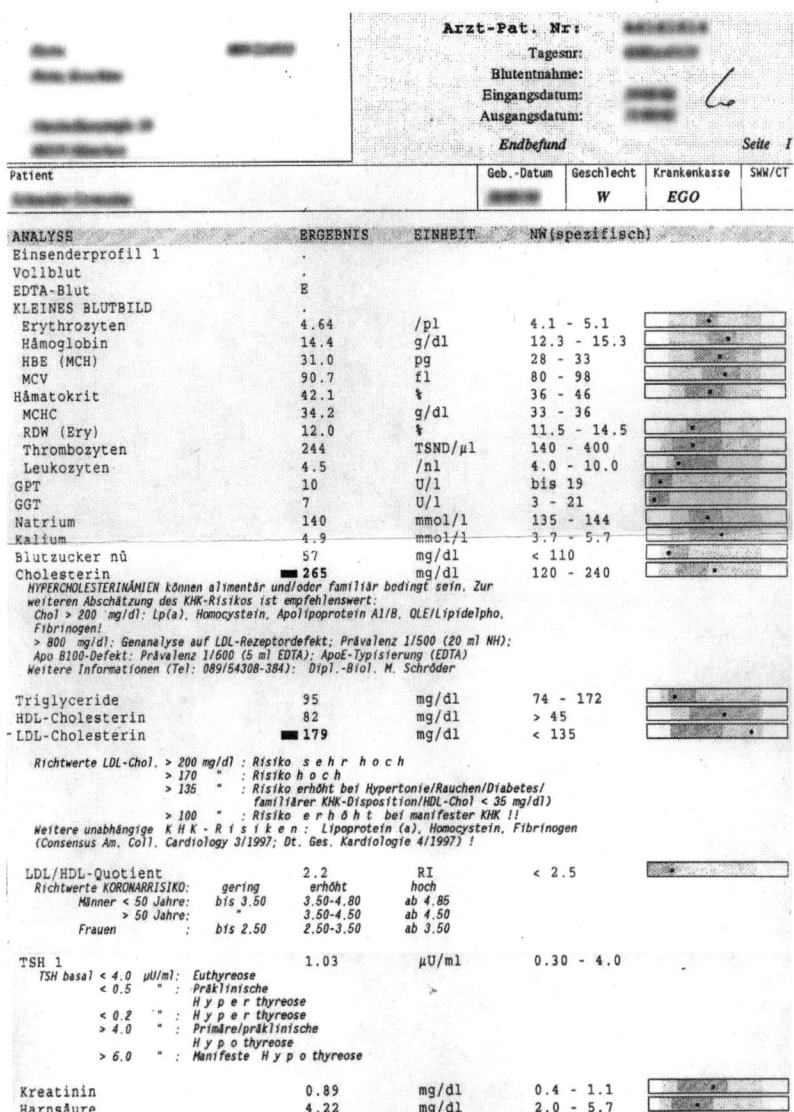

Arzt-Pat. Nr:
Tagesnr:
Blutentnahme:
Eingangsdatum:
Ausgangsdatum:

Endbefund   *Seite I*

Patient	Geb.-Datum	Geschlecht	Krankenkasse	SWW/CT
		W	EGO	

ANALYSE	ERGEBNIS	EINHEIT	NW(spezifisch)	
Einsenderprofil 1	.			
Vollblut	.			
EDTA-Blut	E			
KLEINES BLUTBILD	.			
Erythrozyten	4.64	/pl	4.1 - 5.1	
Hämoglobin	14.4	g/dl	12.3 - 15.3	
HBE (MCH)	31.0	pg	28 - 33	
MCV	90.7	fl	80 - 98	
Hämatokrit	42.1	%	36 - 46	
MCHC	34.2	g/dl	33 - 36	
RDW (Ery)	12.0	%	11.5 - 14.5	
Thrombozyten	244	TSND/µl	140 - 400	
Leukozyten	4.5	/nl	4.0 - 10.0	
GPT	10	U/l	bis 19	
GGT	7	U/l	3 - 21	
Natrium	140	mmol/l	135 - 144	
Kalium	4.9	mmol/l	3.7 - 5.7	
Blutzucker nü	57	mg/dl	< 110	
Cholesterin	■ 265	mg/dl	120 - 240	

HYPERCHOLESTERINÄMIEN können alimentär und/oder familiär bedingt sein. Zur
weiteren Abschätzung des KHK-Risikos ist empfehlenswert:
Chol > 200 mg/dl: Lp(a), Homocystein, Apolipoprotein AI/B, QLE/Lipidelpho,
Fibrinogen!
> 800 mg/dl: Genanalyse auf LDL-Rezeptordefekt; Prävalenz 1/500 (20 ml NH);
Apo B100-Defekt: Prävalenz 1/600 (5 ml EDTA); ApoE-Typisierung (EDTA)
Weitere Informationen (Tel: 089/54308-384): Dipl.-Biol. M. Schröder

Triglyceride	95	mg/dl	74 - 172	
HDL-Cholesterin	82	mg/dl	> 45	
LDL-Cholesterin	■ 179	mg/dl	< 135	

Richtwerte LDL-Chol. > 200 mg/dl : Risiko s e h r h o c h
            > 170   "   : Risiko h o c h
            > 135   "   : Risiko erhöht bei Hypertonie/Rauchen/Diabetes/
                          familiärer KHK-Disposition/HDL-Chol < 35 mg/dl)
            > 100   "   : Risiko e r h ö h t bei manifester KHK !!
Weitere unabhängige K H K - R i s i k e n : Lipoprotein (a), Homocystein, Fibrinogen
(Consensus Am. Coll. Cardiology 3/1997; Dt. Ges. Kardiologie 4/1997) !

LDL/HDL-Quotient	2.2	RI	< 2.5	

Richtwerte KORONARRISIKO: gering   erhöht   hoch
Männer < 50 Jahre: bis 3.50   3.50-4.80   ab 4.85
        > 50 Jahre: "   3.50-4.50   ab 4.50
    Frauen   :   bis 2.50   2.50-3.50   ab 3.50

TSH 1	1.03	µU/ml	0.30 - 4.0	

TSH basal < 4.0 µU/ml: Euthyreose
          < 0.5   " : Präklinische
                         H y p e r thyreose
          < 0.2   " : H y p e r thyreose
          > 4.0   " : Primäre/präklinische
                         H y p o thyreose
          > 6.0   " : Manifeste H y p o thyreose

Kreatinin	0.89	mg/dl	0.4 - 1.1	
Harnsäure	4.22	mg/dl	2.0 - 5.7	

*Der Laborbefund enthält die Ergebnisse aller Laboranalysen: Normalwertbereiche
und Abweichungen von Normalwerten sind gekennzeichnet. Lassen Sie sich Ihren
Laborbefund mitgeben und informieren Sie sich über die Bedeutung der Laborwerte.*

Laborprogramm

Welche Laborwerte sollten bestimmt werden, wenn der Verdacht auf eine Erkrankung oder Störung vorliegt? Nachfolgend finden Sie eine Auswahl von Laborwerten, die bei Verdachtsdiagnosen nützliche Informationen liefern können. Oftmals reicht die Bestimmung von Basiswerten wie Zucker, Eiweiß, Cholesterin und Elektrolyten (Natrium, Kalium u. a.) bereits aus, um vorliegende Beschwerden oder den Funktionsstatus von Organen besser beurteilen zu können. Es muss nicht immer das volle Laborprogramm durchgeführt werden!

Allergie
⇒ Blutkörperchensenkungsgeschwindigkeit (BKS, BSG)
⇒ Differentialblutbild
⇒ Immunglobulin E (IgE)
⇒ Immunglobuline (Ig)

Anämie
⇒ Blut (im Stuhl)
⇒ Blutbild
⇒ Differentialblutbild
⇒ Eisen (Fe)
⇒ Erythrozytenindizes
⇒ Ferritin
⇒ Folsäure
⇒ Hämoglobin (Hb)
⇒ Transferrin
⇒ Vitamin B12 (Cobalamin)

Bauchspeicheldrüsenfunktion
⇒ Amylase (α-Amylase)
⇒ Chymotrypsin
⇒ C-reaktives Protein (CRP)
⇒ Lipase
⇒ Pankreas-Elastase

Blutgerinnung
⇒ Blutgerinnung
⇒ Blutungszeit
⇒ Fibrinogen
⇒ PTT (Partielle Thromboplastinzeit)
⇒ Quick (Thromboplastinzeit, TPZ)
⇒ Thrombinzeit (TZ)
⇒ Thrombozytenzahl

Diabetes mellitus
⇒ Blutzucker (Glukose)
⇒ Cholesterin
⇒ Hämoglobin A1c (HbA1c)
⇒ Ketonkörper
⇒ Oraler Glukosetoleranztest (oGTT)
⇒ Triglyzeride
⇒ Urin-Teststreifen

Entzündung
⇒ C-reaktives Protein (CRP)
⇒ Blutkörperchensenkungsgeschwindigkeit (BKS, BSG)
⇒ Differentialblutbild
⇒ Leukozyten
⇒ Serumeiweiß-Elektrophorese

Fettstoffwechsel
⇒ Cholesterin
⇒ HDL-Cholesterin
⇒ LDL-Cholesterin
⇒ Lipoprotein (a)
⇒ Triglyzeride

Fieber
⇒ Blutkörperchensenkungsgeschwindigkeit (BKS, BSG)
⇒ C-reaktives Protein (CRP)
⇒ Differentialblutbild
⇒ GOT
⇒ GPT
⇒ Urin-Teststreifen

Gallenfunktion
⇒ Amylase (α-Amylase)
⇒ Bilirubin
⇒ C-reaktives Protein (CRP)
⇒ Leucin-Aminopeptidase (LAP)
⇒ Lipase

Gelenkerkrankungen
⇒ Alkalische Phosphatase (AP)
⇒ Blutkörperchensenkungsgeschwindigkeit (BKS, BSG)
⇒ C-reaktives Protein (CRP)
⇒ Differentialblutbild
⇒ Harnsäure
⇒ Kalium
⇒ Kalzium (Ca)
⇒ Natrium (Na)
⇒ Phosphat (P)
⇒ Rheumafaktoren (RF)

Herzinfarkt
⇒ C-reaktives Protein (CRP)
⇒ GOT
⇒ Kreatinkinase (CK
⇒ Laktat-Dehydrogenase (LDH)
⇒ Myoglobin

Knochenstoffwechsel
⇒ Alkalische Phosphatase (AP)
⇒ Kalzium (Ca)
⇒ Phosphat (P)
⇒ Vitamin D

Nierenfunktion
⇒ Gesamteiweiß (Totalprotein)
⇒ Harnsäure
⇒ Harnstoff
⇒ Kalium
⇒ Kreatinin
⇒ Kreatinin-Clearance (CrCl)

⇒ Natrium (Na)

⇒ pH-Wert (Urin)

⇒ Spezifisches Gewicht (Urin)

⇒ Urin-Teststreifen

Leberfunktion

⇒ Alkalische Phosphatase (AP)

⇒ Bilirubin

⇒ Cholinesterasen (ChE)

⇒ Gamma-GT

⇒ Gesamteiweiß (Totalprotein)

⇒ Glutamat-Dehydrogenase (GLDH)

⇒ GOT

⇒ GPT

⇒ Hepatitis-Antikörper

⇒ Kupfer (Cu)

⇒ Laktat-Dehydrogenase (LDH)

⇒ PTT (Partielle Thromboplastinzeit)

⇒ Quick (Thromboplastinzeit, TPZ)

⇒ Serumeiweiß-Elektrophorese

⇒ Urin-Teststreifen

Prostatafunktion

⇒ PSA (Prostata-spezifisches Antigen)

⇒ Saure Phosphatase

⇒ Tumormarker

⇒ Urin-Teststreifen

Schilddrüsendrüsenfunktion

⇒ Kalzium (Ca)

⇒ Thyreotropin (TSH)

⇒ Thyroxin (T4)

⇒ Thyroxin-bindendes Globulin (TBG)

⇒ Trijodthyronin (T3)

Einleitung

Abkürzungen

Abkürzung	Laborwert	Beschreibung/Bedeutung
AFP	⇒ Alpha-Fetoprotein	Tumormarker
ALB	⇒ Albumin	Eiweiß
ALT, ALAT	Alanin-Aminotransferase ⇒ GPT	Transaminase, Leberfunktion
AMY	⇒ Amylase (α-Amylase)	Verdauungsenzym
ANA	⇒ Antinukleäre Antikörper (ANA)	Rheumafaktor
AP	⇒ Alkalische Phosphatase	Leber, Gallenwege, Knochen
ASL, ASLO	⇒ Antistreptolysin O	Nachweis Strepto-kokkeninfektion
AST, ASAT	Aspartat-Aminotransferase ⇒ GOT	Transaminase, Leberfunktion
AT III	⇒ Antithrombin III	Blutgerinnungs-parameter
BAS	Basophile Granulozyten ⇒ Differentialblutbild	weiße Blutkörperchen
BSG, BKS	⇒ Blutkörperchensenkungs-geschwindigkeit	Parameter für Entzündung
BUN	Blood Urea Nitrogen ⇒ Harnstoff	Nierenfunktion
Ca	⇒ Kalzium	Elektrolytwert, Mineralstoff, Knochenstoffwechsel
⇒ CEA	Carcinoembryonales Antigen	Tumormarker
ChE	⇒ Cholinesterasen	Leberwert
Chol ges.	⇒ Cholesterin	Fettstoffwechsel
CK	⇒ Kreatinkinase	Herzinfarktdiagnostik
Cl	⇒ Chlorid	Elektrolytwert
Co	⇒ Cobalt	essentielles Spurenelement

Cr	⇒ Chrom	essentielles Spurenelement
CrCl	⇒ Kreatinin-Clearance	Parameter der Nierenfunktion
CRP	⇒ C-reaktives Protein	Entzündungsparameter
Cu	⇒ Kupfer	Mineralstoff
⇒ CYFRA 21-1	Cytokeratin-Fragmente	Tumormarker
DHEA	Dehydroepiandrosteron ⇒ DHEA/DHEAS	Nebennierenrindenhormon, Tumormarker
DHEAS	Dehydroepiandrosteron-Sulfat ⇒ DHEA/DHEAS	Nebennierenrindenhormon, Tumormarker
EOS	Eosinophile Granulozyten ⇒ Differentialblutbild	weiße Blutkörperchen
Ery, Erys	⇒ Erythrozyten	rote Blutkörperchen
Fe	⇒ Eisen	essentielles Spurenelement
FERR	⇒ Ferritin	Speichereisen
FSH	Follikelreifungshormon ⇒ FSH/LH	Sexualhormon
GGT	Gamma-Glutamyl-Transferase ⇒ Gamma-GT	Leber- und Gallenwegserkrankungen
GLDH	⇒ Glutamat-Dehydrogenase	Leberwert
⇒ GOT	Glutamat-Oxalacetat-Transaminase	Transaminase, Nachweis Leber-, Skelettmuskelerkrankungen, Herzinfarkt
⇒ GPT	Glutamat-Pyruvat-Transaminase	Transaminase, Nachweis Leber-, Skelettmuskelerkrankungen, Herzinfarkt
Hb	⇒ Hämoglobin	Roter Blutfarbstoff
HbA1c	⇒ Hämoglobin A1c	Zuckerstoffwechsel
⇒ hCG	Humanes Choriongonadotropin	Tumormarker

Einleitung

Abkürzungen

Abkürzung	Laborwert	Beschreibung/Bedeutung
hCT	Humanes ⟹ Calcitonin	Tumormarker
Hkt, Hk, Hct	⟹ Hämatokrit	Prozentanteil der roten Blutkörperchen in 1 l Gesamtblut
HDL	Transporteiweiß hoher Dichte ⟹ HDL-Cholesterin	»gutes« gefäßschützendes Cholesterin
hGH	⟹ Wachstumshormon	Hormon für Knochenentwicklung und Eiweißproduktion
Hs	⟹ Harnsäure	Abbauprodukt von Purinen
I	⟹ Jod	Spurenelement, Schilddrüsenstoffwechsel
Ig	⟹ Immunglobuline	Antikörper zur Abwehr von Fremdstoffen
K	⟹ Kalium	Elektrolytwert, Mineralstoff
Krea	⟹ Kreatinin	Nierenfunktions-Parameter
LAP	⟹ Leucin-Aminopeptidase	Nachweis von Gallenstauung
LDH	⟹ Laktat-Dehydrogenase	Herzinfarktdiagnostik
LDL	Transporteiweiß niedriger Dichte ⟹ LDL-Cholesterin	»schlechtes« Cholesterin, Arteriosklerose-Risikofaktor
LEUKO	⟹ Leukozyten	weiße Blutzellen
LH	Luteotropin ⟹ FSH/LH	Sexualhormon
LIP	⟹ Lipase	Verdauungsenzym

Lp(a)	⇒ Lipoprotein (a)	Fetteiweißstoff, Risikofaktor für Herzinfarkt und koronare Herzkrankheit
LYM	Lymphozyten ⇒ Differentialblutbild	weiße Blutkörperchen
MCH	Mittlerer zellulärer Hämoglobingehalt ⇒ Erythrozytenindizes	Erythrozytenindexwert, Formveränderungen roter Blutkörperchen
MCHC	Mittlere zelluläre Hämoglobinkonzentration ⇒ Erythrozytenindizes	Erythrozytenindexwert, Fließeigenschaften und Zähigkeit roter Blutkörperchen
MCV	Mittleres Zellvolumen ⇒ Erythrozytenindizes	Erythrozytenindexwert, Verhältnis der flüssigen Bestandteile im Erythrozyten
Mg	⇒ Magnesium	essentielles Spurenelement
Mn	⇒ Mangan	essentielles Spurenelement
Mo	⇒ Molybdän	essentielles Spurenelement
MON	Monozyten ⇒ Differentialblutbild	weiße Blutkörperchen
Na	⇒ Natrium	Elektrolytwert, Mineralstoff
NEU	Neutrophile Granulozyten ⇒ Differentialblutbild	weiße Blutkörperchen
NSE	⇒ Neuronen-spezifische Enolase	Tumormarker
oGTT	⇒ Oraler Glukosetoleranztest	Zuckerbelastungs-test

Einleitung

TP	Totalprotein ⇒ Gesamteiweiß	Eiweißstoffwechsel
⇒ TPA	Gewebe-Polypeptid-Antigen	Tumormarker
TPZ	Thromboplastinzeit ⇒ Quick	Blutgerinnungs-parameter
TRIG	⇒ Triglyzeride	Fettstoffwechsel-Parameter
TSH	⇒ Thyreotropin	Schilddrüsenfunktions-parameter
TZ	⇒ Thrombinzeit	Blutgerinnung
Zn	⇒ Zink	Mineralstoff

Einleitung

Maßeinheiten						
Aktivität	U	= Units (Maßzahl für Enzymaktivität)				
	mU	= Milliunits	$= 10^{-3}$	U		
	kU	= Kilounits	$= 10^{3}$	U		
Fläche	m²	= Quadratmeter				
	cm²	= Quadrat-zentimeter	= 0,01	Quadratmeter		
	mm²	= Quadrat-millimeter	= 0,001	Quadrat-meter	10^{-3}	Quadrat-meter
	µm²	= Quadrat-mikrometer	= 0,001	Quadrat-millimeter	10^{-6}	Quadrat-meter
Flüssigkeit	l	= Liter				
	dl	= Deziliter	= 0,1	Liter	10^{-1}	Liter
	ml	= Milliliter	= 0,001	Liter	10^{-3}	Liter
	µl	= Mikroliter	= 0,001	Milliliter	10^{-6}	Liter
	nl	= Nanoliter	= 0,001	Mikroliter	10^{-9}	Liter
	pl	= Pikoliter	= 0,001	Nanoliter	10^{-12}	Liter
	fl	= Femtoliter	= 0,001	Pikoliter	10^{-15}	Liter
Gewicht	g	= Gramm				
	mg	= Milligramm	= 0,001	Gramm	10^{-3}	Gramm
	µg	= Mikrogramm	= 0,001	Milli-gramm	10^{-6}	Gramm
	ng	= Nanogramm	= 0,001	Mikro-gramm	10^{-9}	Gramm
	pg	= Pikogramm	= 0,001	Nano-gramm	10^{-12}	Gramm
	fg	= Femto-gramm	= 0,001	Piko-gramm	10^{-15}	Gramm
Internationale Einheiten	IE	= Internationale Einheit				
	IU	= international unit				
Länge	m	= Meter				
	cm	= Zentimeter	= 0,01	Meter		
	mm	= Millimeter	= 0,001	Meter	10^{-3}	Meter
	µm	= Mikrometer	= 0,001	Millimeter	10^{-6}	Meter
Prozent	%	= Prozent (Anteil an der Gesamtmenge von 100 %)				

Raum	m³	= Kubikmeter				
	cm³	= Kubik-zentimeter	= 0,01	Kubikmeter		
	mm³	= Kubik-millimeter	= 0,001	Kubik-meter	10^{-3}	Kubikmeter
	µm³	= Kubik-mikrometer	= 0,001	Kubik-millimeter	10^{-6}	Kubikmeter
Stoffmenge	mol	= Mol (Maßzahl für Stoffmenge)				
	mmol	= Millimol	= 0,001	Mol		
	µmol	= Mikromol	= 0,001	Millimol	10^{-6}	Mol
	nmol	= Nanomol	= 0,001	Mikromol	10^{-9}	Mol
	pmol	= Pikomol	= 0,001	Nanomol	10^{-12}	Mol
	fmol	= Femtomol	= 0,001	Pikomol	10^{-15}	Mol
Zeit	s	= Sekunde				
	min	= Minute				
	h	= Stunde				

Einleitung

Laborwert (im Blut)	Normal-/Referenzwert	
	Männer	**Frauen**
Alkalische Phosphatase (AP)	40-130 U/l	55-105 U/l
Amylase | Pankreas-Amylase	< 107 U/l | < 53 U/l	
Bilirubin (gesamt)	0,1-1,2 mg/dl	
Blutkörperchen-senkungsgeschwin-digkeit (BKS, BSG)	≤ 15 mm (unter 50 Jahre) ≤ 20 mm (über 50 Jahre)	≤ 20 mm (unter 50 Jahre) ≤ 30 mm (über 50 Jahre)
Blutzucker (Glukose)	65-95 mg/dl	(3,5-5,3 mmol/l)
Chlorid	95-105 mmol/l	
Cholesterin (gesamt)	≤ 190 mg/dl (5,0 mmol/l)	
Eisen	35-168 µg/dl (6,3-30,1 µmol/l)	23-134 µg/dl (4,1-24,0 µmol/l)
Erythrozyten (rote Blutkörperchen)	4,4-5,9 Mill./µl	4,1-5,4 Mill./µl
Gesamteiweiß	66-83 g/l	
GGT (Gamma-GT)	< 60 U/l	< 40 U/l
GOT	< 50 U/l	< 35 U/l
GPT	< 50 U/l	< 35 U/l
Hämatokrit	40-53 %	36-48 %
Hämoglobin	135-178 g/l (8,38-11,05 mmol/l)	115-160 g/l (7,14-9,93 mmol/l)
Harnsäure	≤ 7,0 mg/dl (416 µmol/l)	≤ 6,0 mg/dl (357 µmol/l)
Harnstoff	17-43 mg/dl (2,8-7,2 mmol/l)	
HDL-Cholesterin	≥ 35 mg/dl	
Kalium	3,6-5,0 mmol/l	
Kalzium	8,6-10,3 mg/dl (2,15-2,58 mmol/l)	
Kreatinin	0,64-1,19 mg/dl (57-105 µmol/l)	0,40-1,00 mg/dl (35-88 µmol/l)
LDL-Cholesterin	≤ 115 mg/dl	(≤ 3,0 mmol/l)

Die wichtigsten Laborwerte

Leukozyten (weiße Blutzellen)	4000–10 000 Leukozyten/µl
Natrium	135–145 mmol/l
Phosphat	2,6–4,5 mg/dl
PTT (partielle Thromboplastinzeit)	26–36 Sekunden
Quick (Thromboplastinzeit)	70–130 %
Thrombozyten (Blutplättchen)	$150–400 \times 10^9$/l
Triglyzeride	≤ 150 mg/dl (1,7 mmol/l)

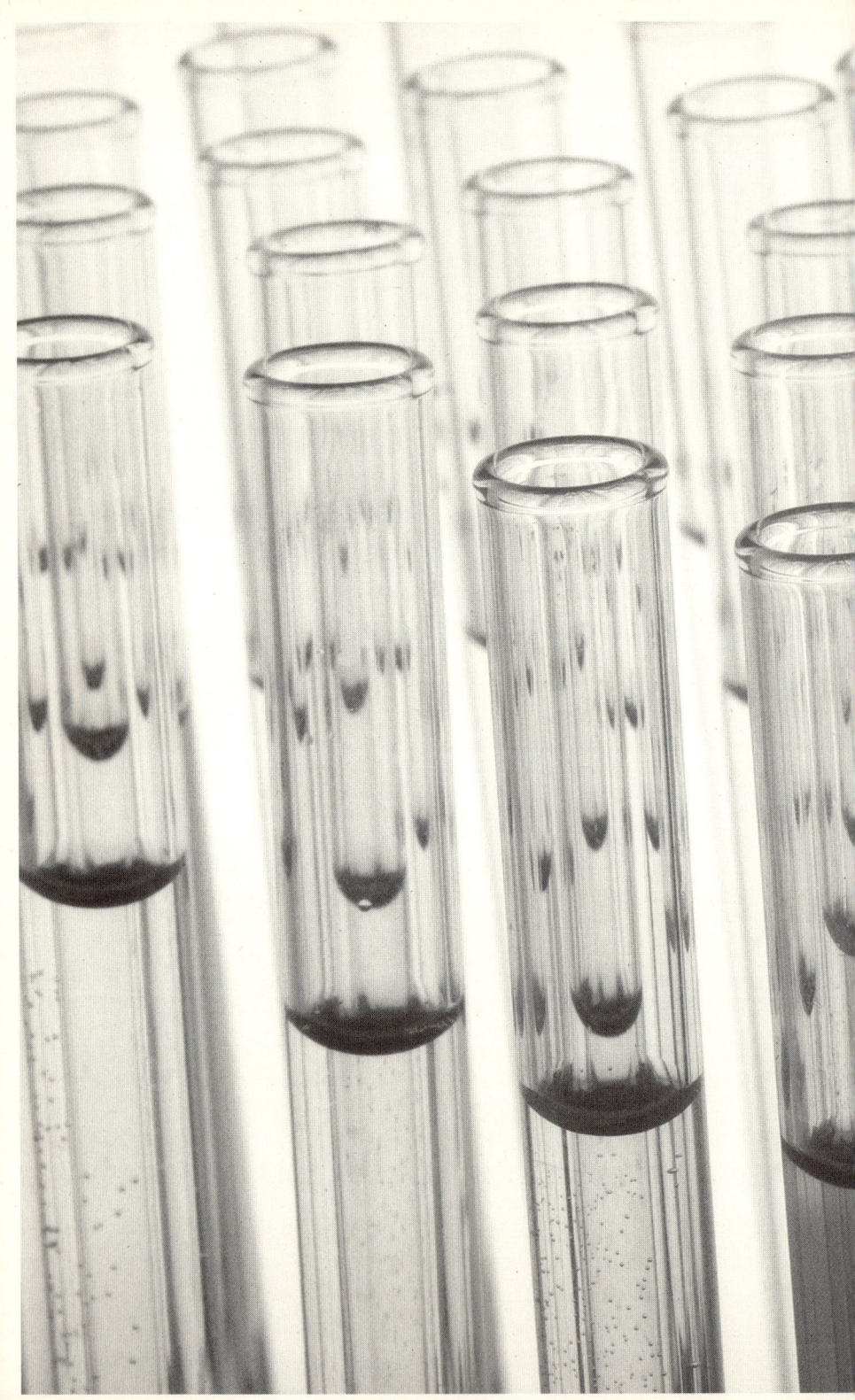

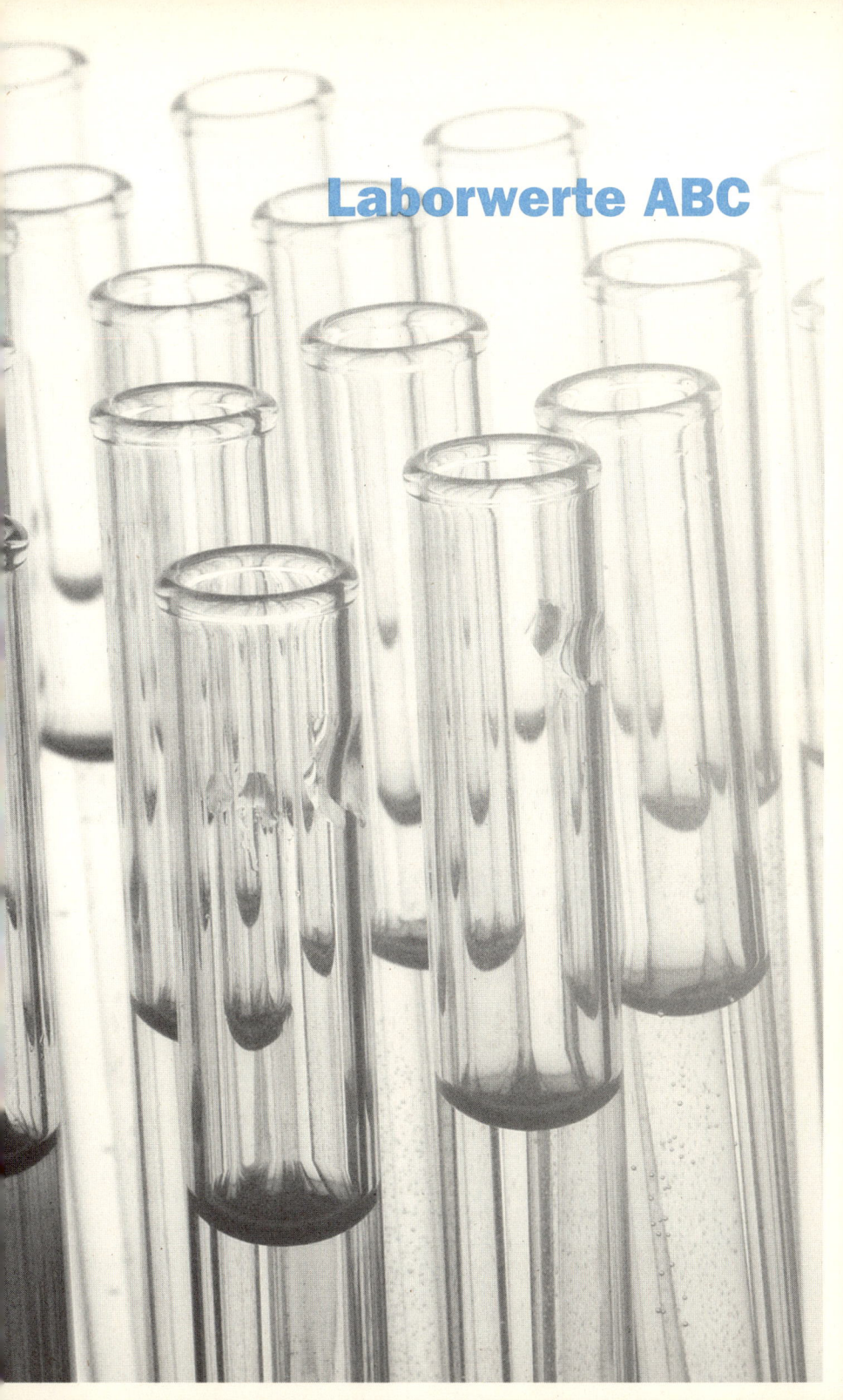

Laborwerte ABC

Adrenalin

Das Stresshormon Hormon Adrenalin (Epinephrin) wird im chromaffinen Gewebe der Nebennieren sowie im sympathischen Nervensystem produziert und wirkt vor allem auf Betarezeptoren, was zu einer Gefäßerweiterung (Vasodilatation) in der Skelettmuskulatur führt. Darüber hinaus steigen die Häufigkeit des Herzschlags, die Leistung der Herzens (Herzminutenvolumen) sowie der obere (systolische) Blutdruckwert an. Die Darmaktivität (Peristaltik) wird gehemmt, die Bronchialmuskulatur erschlafft, Bronchien und Pupillen erweitern sich, die Haare stellen sich auf, Sauerstoffverbrauch und Stoffwechselaktivität sowie der Blutzuckerspiegel steigen an. Die Ausschüttung von Adrenalin wird durch nervöse Impulse bei Einwirkung von starkem körperlichem und psychischem Stress ausgelöst. Der Adrenalin-Laborwert dient in erster Linie zur Klärung der Verdachtsdiagnose gutartiger Tumoren im Nebennierenmark (Phäochromozytom).

Laborprobe: Blutplasma, 24h-Sammelurin

• Arzneimittel eine Woche vor der Probenentnahme absetzen und auf Kaffee, Tee, Alkohol, Nikotin und sportliche Aktivität vor der Probenentnahme verzichten.

Adrenalin-Normalwerte	
Blutplasma	0,02–0,45 nmol/l
24h-Urin	bis 0,11 µmol/24h

↑ Erhöhte Adrenalin-Werte

Bei Störungen der Nebennierenmarkfunktion können zahlreiche Beschwerden auftreten: starke Unruhe, Schlafstörungen, Verstopfung, asthmatische Atembeschwerden, Herzbeschwerden und Hypertonie.

• Bei einer (meist gutartigen) Tumorbildung im Stresshormon-produzierenden Gewebe kommt es zum so genannten Phäochromozytom, bevorzugt bei Erwachsenen im Alter von 40 bis 50 Jahren.

• Neuroblastome, bösartige Wucherungen Adrenalin-produzierender Zellen treten bevorzugt bei Kindern während der ersten zweieinhalb

Lebensjahre auf. Häufige Symptome sind Durchfall, Fieber, erhöhte Schweißsekretion und Gewichtsabnahme.

⬇ Verminderte Adrenalin-Werte

Verminderte Adrenalin-Werte gelten als möglicher Hinweis auf einen Funktionsverlust der Nebennieren.

Albumin

Albumin ist der wichtigste Eiweiß-stoff des Körpers für Bindungs- und Transportaufgaben (freie Fettsäuren, Hormone, Bilirubin, Arzneistoffe) sowie die Haupteiweißkomponente des Blutplasmas. Albumin wird in der Leber aus Aminosäuren herge-stellt und erhält den kolloidosmoti-schen Druck, der die Flüssigkeitsver-teilung im Körper reguliert, aufrecht. Der Albumin-Blutwert eignet sich zur Beurteilung von Wasseransammlun-gen im Körpergewebe sowie von chronischen Leber- und Nierener-krankungen. Mit dem Urinwert kann

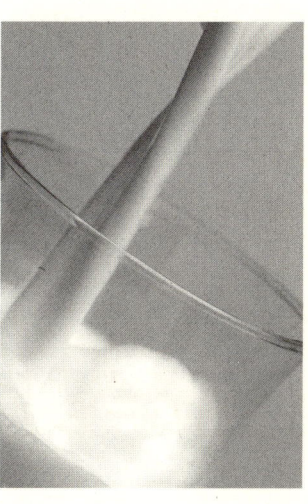

Milch enthält Albumin

unter anderem die Nierenfunktion bei Diabetikern kontrolliert werden. Mit Liquor-Albuminwerten können mögliche Hirnblu-tungen oder Störungen der Blut-Hirn-Schranke erfasst werden. Laborprobe: Blutserum, Urin (Teststreifen), 24h-Sammelurin, Liquor

Albumin-Normalwerte		
Blut	bis 60. Lebensjahr	35–53 g/l
	ab 60. Lebensjahr	30–48 g/l
24h-Urin	< 30 mg/l (3,0 mg/dl)	
Urin-Teststreifen	negativ	
Liquor	bis 35 mg/dl	

⬆ Erhöhte Albumin-Werte

Diagnosen mit erhöhten Albuminwerten im Blut
Echt erhöhte Albuminwerte im Blut kommen nicht vor.

Diagnosen mit erhöhten Albuminwerten im Urin
● Diabetische Nephropathie

Diagnosen mit erhöhten Albuminwerten im Liquor
● Hirnhautentzündung (akute Meningitis)
● Rückenmarktumoren

⬇ Verminderte Albumin-Werte

Diagnosen mit verminderten Albuminwerten im Blut
● Eiweißmangelernährung
● Entzündung
● Leberzirrhose
● Nierenerkrankungen (Nephrotisches Syndrom, Niereninsuffizienz, Glomerulonephritis)
● Ödeme, Aszites
● Plasmozytom
● Verbrennungen

Verminderte Albuminwerte im Urin oder Liquor
Verminderte Werte im Urin oder Liquor sind unbedenklich.

Albumin – Labortest zu Hause

Mit diesem Urin-Teststreifen wird Albumin im Urin nachgewiesen, das bei Diabetikern und Bluthochdruckpatienten auf Nierenfunktionsstörungen im Frühstadium hinweisen kann.

Laborprobe: Urin

Laborwert: ⇒ Albumin

Anwendung: Der Teststreifen wird in den Harnstrahl gehalten oder in eine Urinprobe getaucht. Nach wenigen Minuten kann das Ergebnis im Vergleich mit einer Farbskala abgelesen werden. Ist das Ergebnis positiv, sollte die Eiweißausscheidung im 24-Stunden-Sammelurin von einem Arzt kontrolliert werden. Dieser Nierenfunktionstest wird jedem Diabetiker und Hochdruckpatienten einmal jährlich empfohlen.

Kosten: Ein Set mit 15–50 Teststreifen kostet etwa 12–54 €.

* Albumin, Alkalische Phosphatase

Alkalische Phosphatase (AP)

Die alkalische Phosphatase (AP) umfasst eine Gruppe von Proteinen, die bei alkalischem pH-Wert des Blutes eine enzymatische Aufspaltung von Phosphatverbindungen unter Anwesenheit von Magnesiumionen bewirkt. In größerer Menge kommt die alkalische Phosphatase im Leber- und Gallengangsgewebe, in Knochen (Knochen-AP), im Dünndarm (Dünndarm-AP) sowie in der Plazenta (Plazenta-AP) vor.

Die AP wird bestimmt, wenn die Diagnose und der Verlauf von Leber- und Gallenwegserkrankungen beurteilt werden sollen.

Die AP ist in knochenaufbauenden Zellen (Osteoblasten) besonders aktiv. Aus diesem Grund sind erhöhte AP-Werte während der Wachstumsphase und der Schwangerschaft unbedenklich.

Faktoren, die den AP-Wert beeinflussen: Antibabypille, Arzneimittel (Antiepileptika, Allopurinol, Verapamil, Antibiotika), Knochenwachstum bei Kindern (Knochen-AP), Schwangerschaft

Laborprobe: Blutserum/-plasma

AP-Normalwerte	
Gesamt-AP	
Frauen	55–105 U/l
Männer	40–130 U/l
Knochen-AP	
Frauen	50 U/l
Männer	60 U/l

⬆ Erhöhte AP-Werte

Ein Anstieg der AP-Werte im Blutserum deutet meist auf eine Erkrankung der Leber und der Gallenwegse sowie des Knochenskeletts hin. Die Knochen-AP steigt vor allem bei erhöhter Aktivität der Knochen-aufbauenden Zellen (Osteoblasten) an.

Diagnosen mit erhöhten Gesamt-AP-Werten

Erkrankungen der Leber und der Gallenwege:

- Alkoholbedingte Leberentzündung (Hepatitis)
- Arzneimittel

- Fettleber
- Gallenwegserkrankung (Cholangitis)
- Gallenwegsverschluss mit Gelbsucht (Verschlussikterus)
- Kollagenerkrankung der Leber (Amyloidose)
- Leberabszess/-krebs/-tumoren/-metastasen/-zirrhose
- Schwangerschaftscholestase
- Virushepatitis

Andere Erkrankungen:

- Diabetes mellitus
- Hodgkin-Lymphom
- Morbus Crohn
- Rheumatische Erkrankungen
- Schilddrüsenüberfunktion (Hyperthyreose)

Diagnosen mit erhöhten Knochen-AP-Werten

- Arzneimittel (Barbiturate, Blutdrucksenker)
- Kleinwüchsige, die mit Wachstumshormon behandelt werden
- Knochenbruch
- Knochenkrebs (Osteosarkom, Ewing-Sarkom)/-metastasen
- Morbus Paget
- Nebenschilddrüsenstörung (Hyperparathyreoidismus)
- Nierenerkrankungen (renale Osteodystrophie)
- Osteomalazie/Rachitis
- Osteoporose
- Riesenwuchs (Akromegalie)
- Vitamin D-Mangel/-Stoffwechselstörung

⬇ Verminderte AP-Werte

Verminderte AP-Werte im Blutserum werden sehr selten beobachtet: bei Anämie, nach Bypass-Operation, bei Eiweißmangel-Ernährung, Hypophosphatasämie (Morbus Wilson), Hypophosphatasie (angeborener Phosphatasemangel), Schilddrüsenunterfunktion (Hypothyreose), Magnesiummangel, Osteoporose (kortisonbedingt).

AP als Tumormarker

Die AP ist – etwa in Verbindung mit der sauren Phosphatase und der Prostata-Phosphatase – auch als ⇒ Tumormarker für bestimmte Krebserkrankungen geeignet: Brust-, Knochenkrebs, Multiples Myelom, Prostatakrebs.

Alpha-Fetoprotein (AFP)

AFP kommt normalerweise beim ungeborenen Kind im Magen-Darm-Trakt und in der Leber vor, ist bei Erwachsenen nur in sehr geringer Menge nachweisbar. Bei Verdacht auf bösartige Tumoren der Leber (Leberzellkarzinom) und der Keimzellen (Hoden, Eierstöcke) kann die AFP-Bestimmung diagnostische Hinweise liefern. Die AFP-Bestimmung ist nicht für die allgemeine Suche nach Tumorerkrankungen geeignet (⇒ Tumormarker). Der AFP-Wert wird auch für die vorgeburtliche Diagnostik genutzt (Pränataldiagnostik).

Laborprobe: Blutserum, Fruchtwasser

AFP-Normalwerte	
(Nicht-schwangere) Erwachsene und Kinder (ab 1. Lebensjahr)	< 10 µg/l (ca. 7 IU/lml)

↑ Erhöhte AFP-Werte

• Stetig ansteigende AFP-Werte begründen einen Tumorverdacht. Als Zusatzlaborwert zur Kontrolle von Patientengruppen mit erhöhtem Risiko für Leberzellkrebs oder Krebserkrankungen der Keimdrüsen (Eierstöcke, Hoden) kann der AFP-Wert nützlich sein.
• Pränataldiagnostisch kann ein erhöhter Wert auf einen Neuralrohr- (Spina bifida), Bauchwanddefekt und andere Missbildungen hinweisen.
• Mehrlingsschwangerschaft

↓ Verminderte AFP-Werte

• Verminderte AFP-Werte sind bei Nichtschwangeren und Männern unbedenklich.
• Hinweis auf ein Down-Syndrom, eine irreversible Schwangerschaftsstörung (10. Woche), eine Plazentainsuffizienz (32. Woche)

Ammoniak

Ammoniak (NH_3 und NH_4^+) entsteht durch Abbau von Eiweiß (Aminosäuren, Proteine, Pyrimidine, Purine) im Verdauungstrakt. In der Leber wird Ammoniak zu ⇒ Harnstoff verstoffwechselt und dann mit dem Urin ausgeschieden. Die Bestim-

mung des Ammoniak-Werts wird zur Verlaufskontrolle bzw. zum Nachweis schwerer Lebererkrankungen genutzt.
Laborprobe: Blutplasma (heparinisiert)

Ammoniak-Normalwerte	
Erwachsene	27–90 µg/dl (16–53 µmol/l)

⬆ Erhöhte Ammoniak-Werte

Zu viel Ammoniak im Blut (Hyperammonämie) kann das zentrale Nervensystem schädigen (Enzephalopathie).
Diagnosen mit erhöhten Ammoniak-Werten
- Lebervergiftung (Knollenblätterpilz)
- Leberzirrhose (Endstadium, Leberkoma)
- Niereninsuffizienz (hochgradig)
- Virushepatitis (akut, fulminant)

⬇ Verminderte Ammoniak-Werte

Verminderte Werte sind unbedenklich.

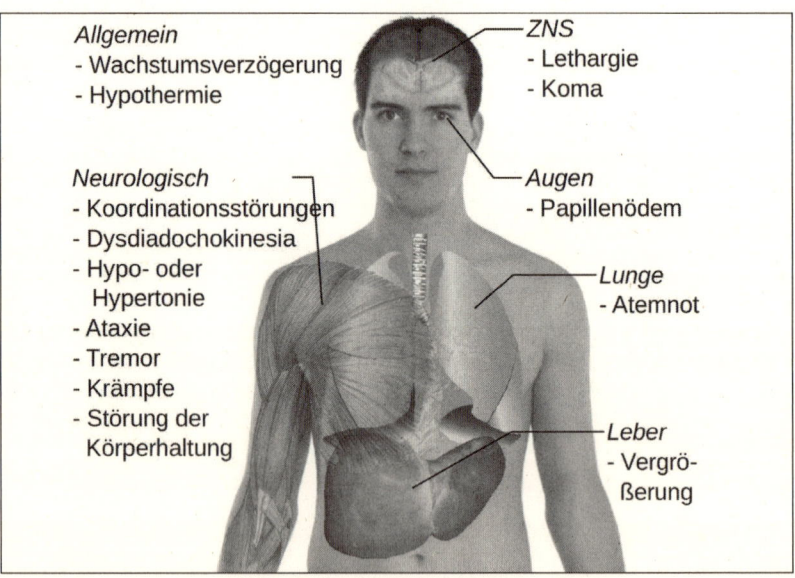

Allgemein
- Wachstumsverzögerung
- Hypothermie

Neurologisch
- Koordinationsstörungen
- Dysdiadochokinesia
- Hypo- oder Hypertonie
- Ataxie
- Tremor
- Krämpfe
- Störung der Körperhaltung

ZNS
- Lethargie
- Koma

Augen
- Papillenödem

Lunge
- Atemnot

Leber
- Vergrößerung

Symptome eine Ammoniakvergiftung

Amylase (α-Amylase)

Das Enzym Alpha-Amylase (α-Amylase) wird von der Bauchspeicheldrüse (Pankreasamylase), der Mundspeicheldrüse und im Eileiter produziert. Der Großteil des Enzyms wird in den Pankreasgang ausgeschüttet (exkretorisches Enzym) und nur ein geringer Anteil in das Blut. Das Verdauungsenzym kommt an zwei Stellen des Körpers mit Nährstoffen in Berührung: im Mund und im Darm.

Es gibt etwa 25 Methoden zur Bestimmung der Amylasekonzentration im Blut. Da sich die Serumspiegel rasch wieder normalisieren, werden zur weiteren Verlaufskontrolle einer Bauchspeicheldrüsenerkrankung häufig zusätzlich die (ungenaueren) Amylase-Konzentrationen im Urin untersucht. Darüber hinaus kann Amylase im Blut die arteriellen Gefäßwände angreifen, was zur Entwicklung einer Arteriosklerose beiträgt.

Die Amylase-Bestimmung dient in erster Linie der Diagnostik bei unklaren Oberbauchbeschwerden, krankhaften Veränderungen an der Bauchspeichel- und Mundspeicheldrüse.

Laborprobe: Blutserum/-plasma (heparinisiert), Spontanurin

Amylase-Normalwerte	
Blutserum	< 107 U/l
Urin	< 460 U/l
Pankreasamylase-Normalwert	
Blutserum	< 53 U/l

⬆ Erhöhte Pankreasamylase-Werte

Vor allem wenn eine akute Bauchspeicheldrüsenentzündung auftritt, kommt es bereits 5 bis 12 Stunden nach den ersten Beschwerden (etwa Bauchschmerzen) zu erhöhten ⇒ Lipase-Werten, die zwei bis fünf Tage lang auf diesem erhöhten Niveau bleiben. Bei einer akuten Bauchspeicheldrüsenentzündung ist die Behandlung in einer Klinik dringend erforderlich, da eine Intensivtherapie mit Infusionen und Nahrungsabstinenz erforderlich ist.

Diagnosen mit erhöhten Pankreasamylase-Werten
Bauchspeicheldrüsenerkrankungen:
● Akute Bauchspeicheldrüsenentzündung (Pankreatitis)
● Akuter Schub einer chronischen Bauchspeicheldrüsenentzündung (Pankreatitis)
● Akutes Oberbauchsyndrom (Durchbruch eines Magen-, Zwölffinger-
darmgeschwürs, Darmverschluss, Peritonitis, Milzveneneinriss, Eileiter-
drehung, -einriss)
● Chronische Bauchspeicheldrüsenentzündung (Pankreatitis) durch
Abflussstörung im Drüsengang (Obstruktion)
● Endoskopische Darstellung der Bauchspeicheldrüsen- und Gallen-
gänge (ERCP)
Andere Erkrankungen:
● Alkoholismus
● Bösartige Tumoren (Lungen-, Darm-, Schilddrüsen-, Bauchspeichel-,
Eierstock-, Prostatakrebs)
● Leberstauung
● Mundspeicheldrüsenentzündung (Parotitis)
● Niereninsuffizienz
● Virushepatitis

⬇ **Verminderte Pankreasamylase-Werte**
Verminderte Werte sind unbedenklich.

Faktoren, die zu erhöhten Amylase-Werten beitragen
Arzneimittel (Kortison, Antibabypille, Morphium), Drogen
(Heroin), erblich bedingte Amylase-Erhöhung, Makroamylasämie

Antinukleäre Antikörper (ANA)

Antinukleäre Antikörper (ANA, ANF) umfassen eine Gruppe
von nicht-organspezifischen Autoantikörpern, die gegen Zell-
kernantigene und auch Zytoplasmakomponenten gerichtet
sind. Der Nachweis von ANA ist insbesondere für entzündlich-rheumatische Erkrankungen typisch (⟹ Rheumafaktoren).
Die Bestimmung der ANA und anderer Autoantikörrper kann
zur Diagnostik der rheumatoiden Arthritis und von Bindege-
webserkrankungen (Kollagenosen) beitragen.
Laborprobe: Blutserum

Suchtest-Titer ab 1:80 bzw. 1:160 (im Immunfluoreszenztest) gelten als positiv

⬆ Erhöhte ANA-Titer

Diagnosen mit erhöhten ANA-Werten

- Entzündlich-rheumatische Erkrankungen (rheumatoide Arthritis, juvenile chronische Arthritis)
- Kollagenosen (Lupus erythematodes, Systemische Sklerose, Poly- und Dermatomyositis, Sjögren-Syndrom, Mischkollagenosen)
- Myasthenia gravis
- Autoimmunerkrankungen (z. B. Hashimoto-Thyreoiditis)

⬇ Verminderte ANA-Titer

Verminderte ANA-Werte kommen nicht vor.

Antistreptolysin O (ASLO)

Nach einer Infektion mit dem Keim *Streptococcus pyogenes,* die eitrige Schleimhaut- und Weichteilerkrankungen auslösen und zu schweren Folgeerkrankungen (rheumatisches Fieber, Glomerulonephritis) führen kann, bildet das Immunsystem Antikörper gegen das Bakteriengift Streptolysin O, das rote Blutkörperchen zerstört.

Der ASLO-Test eignet sich zum Nachweis oder zur Verlaufskontrolle von Streptokokken-Infektionen insbesondere im Hals-Nasen-Rachenraum. Bei Streptokokken-Infektion der Haut wird meist ein anderer Laborwert benutzt (anti-DNAse B, ADB).

Laborprobe: Blutserum

ASLO-Normalwerte	
Erwachsene	≤ 200 IU/ml
Kinder 6–18 Jahre	≤ 200–240 IU/ml
Kinder < 6 Jahre	≤ 150 IU/ml

⬆ Erhöhte ASLO-Titer

Bei leicht bis mäßig erhöhten Titerwerten sollte die Untersuchung nach 2 bis 3 Wochen wiederholt werden.

Diagnosen mit erhöhten ASL-Werten

- Akute Glomerulonephritis
- Akute Rachen- (Streptokokkenangina), Atemwegsinfektion
- Scharlach
- Streptokokkenendokarditis
- Rheumatisches Fieber

⬇ Verminderte ASLO-Titer

Verminderte ASL-Werte haben keine klinische Bedeutung.

Antithrombin III (AT III)

Der kohlenhydrathaltige Eiweißstoff (Glykoprotein) Antithrombin wird in der Leber gebildet und hemmt bestimmte Gerinnungsfaktoren im Blut (insbesondere Thrombin und Faktor Xa).

Antithrombin ist der Gegenspieler von Thrombin. Die Wirksamkeit von AT III wird durch Heparin verstärkt und beschleunigt.

Die Bestimmung von AT III ist dann sinnvoll, wenn unklare oder wiederholte Thrombosen und Embolien auftreten, vor allem bei unter 45-jährigen. Darüber hinaus wird der AT III-Wert auch zum Nachweis, zur Verlaufs- und Therapiekontrolle bei schwerer diffuser Gerinnselbildung mit raschem Verbrauch von Gerinnungsfaktoren benutzt (Verbrauchskoagulopathie).

Laborprobe: Blutplasma

AT III-Normalwerte		
Aktivität	80–130 %	
Konzentration	220–350 mg/l	0,74–1,26 IU/ml

⬆ Erhöhte AT III-Werte

Diagnosen mit erhöhten AT III-Werten
- Gallenstauung (Cholestase)
- Gerinnungshemmende Therapie (Antikoagulanzien)

⬇ Verminderte AT III-Werte

Diagnosen mit erhöhten AT III-Werten
- Angeborener oder erworbener Antithrombinmangel (Thrombosen, Embolien)
- Arzneimittel (Heparin, Östrogene)
- Schwere Leberschäden
- Verbrauchskoagulopathie
- Wunden, Verbrennungen

Betacarotin

Zahlreiche Carotinoide, insbesondere Beta-carotin, werden im menschlichen Organismus von Provitamin A in ⇒ Vitamin A umgewandelt. Darüber hinaus hat Betacarotin eine direkt antioxidative Wirkung, die schädliche Sauerstoffradi-

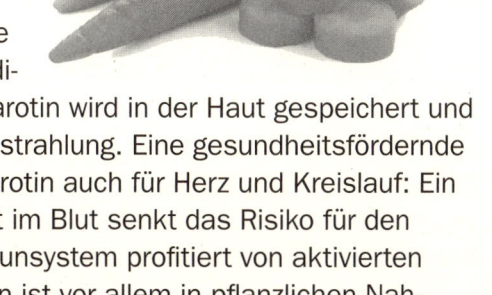

kale neutralisiert. Betacarotin wird in der Haut gespeichert und schützt vor UV-B-Sonnenstrahlung. Eine gesundheitsfördernde Wirkung entfaltet Betacarotin auch für Herz und Kreislauf: Ein hoher Betacarotin-Gehalt im Blut senkt das Risiko für den Herzinfarkt und das Immunsystem profitiert von aktivierten Abwehrzellen. Betacarotin ist vor allem in pflanzlichen Nahrungsmitteln enthalten, insbesondere in Gemüse und Salaten.

Laborprobe: Blutserum

Betacarotin-Normalwerte	
Frauen	176–758 µg/l
Männer	143–554 µg/l

⬆ Erhöhte Betacarotin-Werte

Erhöhte Betacarotin-Werte sind unbedenklich.

⬇ Verminderte Betacarotin-Werte

Spezifische Betacarotin-Mangelerscheinungen sind bislang nicht beobachtet worden. Es gibt aber Hinweise darauf, dass carotinoidarme Ernährung die Entwicklung von Krebserkrankungen begünstigt.

Diagnosen mit verminderten Betacarotin-Werten

• Fehl-, Mangelernährung
• Fettaufnahmestörung

Betacarotin in Lebensmitteln

Nahrungsmittel	Betacarotin pro 100 Gramm
Möhre (frisch)	7,8 mg
Frühlingszwiebel	6,0 mg
Grünkohl	5,2 mg
Fenchel	4,7 mg
Spinat	4,6 mg
Honigmelone	4,6 mg
Feldsalat	3,9 mg
Mangold	3,5 mg
Chikoree	3,4 mg
Bleich-/Stangensellerie	2,9 mg

Bilirubin

Bilirubin entsteht, wenn Blutfarbstoff (⇒ Hämoglobin) in der Leber, der Milz und im Knochenmark abgebaut wird. Es handelt sich um einen gelbbraunen Farbstoff der Galle. Nach verschiedenen chemischen Umwandlungsprozessen in der Leber entsteht aus wasserunlöslichem (unkonjugiertem oder indirektem) Bilirubin wasserlösliches (konjugiertes oder direktes) Bilirubin. Dieses Bilirubin wird in die Gallenkapillaren ausgeschieden. Wenn zu viel Bilirubin im Blut ist, kann die Leber diesen Stoff nicht mehr aufnehmen und es kommt zur Bilirubin-Ablagerung in fettreichen Geweben wie der Haut

(Gelbsucht) und im Gehirn (Enzephalopathie). Gleiches geschieht bei Leberschäden, die eine Störung des Bilirubin-Stoffwechsels verursachen.

Im Blutserum sind verschiedene Formen von Bilirubin nachweisbar. Zur Beurteilung des Bilirubin-Status werden das Gesamt-Bilirubin (direktes und indirektes, Bilirubin sowie an das Transporteiweiß Albumin gebundenes Bilirubin), direktes und indirektes Bilirubin als Einzelwerte bestimmt. Indirektes Bilirubin wird aus der Differenz von Gesamt-Bilirubin minus direktem Bilirubin berechnet. Einflussgrößen für erhöhte Bilirubin-Werte sind Arzneimittel, die in der Leber verstoffwechselt werden, sowie das Lebensalter (Neugeborene).

Urobilinogen ist ein Abbauprodukt von Bilirubin, das mit dem Urin ausgeschieden wird und zu den Gallenfarbstoffen zählt.

Laborprobe: Blutserum/-plasma, Urin

Bilirubin-Normalwerte	
Gesamt-Bilirubin	
Erwachsene	0,1–1,2 mg/dl (2–21 µmol/l)
Direktes Bilirubin	
Erwachsene/Kinder	≤ 0,1 mg/dl (2 µmol/l)
Indirektes Bilirubin	
Erwachsene/Kinder	≤ 0,8 mg/dl (13,7 µmol/l)
Urobilinogen (Urin)	
Negativ	

⬆ Erhöhte Bilirubin-Werte

Erhöhte Bilirubinwerte sind meist mit einer Gelbsucht (Ikterus) verbunden: Bei Neugeborenen führen Werte von > 4 mg/dl und bei Erwachsenen von > 2,5 mg/dl zu einer Gelbsucht. Der Bilirubinwert kann in Verbindung mit den klinischen Beschwerden zur Unterscheidung verschiedener Formen von Gelbsucht (hepatischer, prä-, intra-, posthepatischer Ikterus) benutzt werden.

• Gelbsucht tritt am auffälligsten durch Gelbfärbung des Augenweißes in Erscheinung – darüber hinaus bekommt auch die Haut zunehmend einen Gelbstich.

- Bei Neugeborenen ist Gelbsucht innerhalb der ersten Lebenstage normal.
- Lebergewebeschäden und biochemische Funktionsstörungen können zu erhöhten Bilirubinwerten führen.
Wenn Bilirubin über den Urin ausgeschieden wird, verfärbt sich dieser bierbraun.

Diagnosen mit erhöhten Bilirubin-Werten

- Bilirubin-Enzephalopathie (Hirnfunktionsstörungen durch Bilirubin)
- Blutgruppenunverträglichkeit (ABO-System, Rhesusfaktor)
- Gallenwegserkrankungen (Cholestase, Cholangitis bei Gallensteinen oder Bauchspeicheldrüsenkrebs)
- Hämolytische Anämie (Sichelzell-, Transfusions-, Autoimmun-, Arznei-mittelanämie)
- Herzoperationen
- Hyperbilirubinämie-Syndrom (erblich)
- Leberentzündung (akute Alkoholhepatitis, Virushepatitis A/B/C/D/E, Autoimmunhepatitis)
- Lebertransplantation (Organabstoßung), Lebervergiftung (Industrie- und Umweltgifte), Leberzellkrebs, -zirrhose
- Neugeborenen-Gelbsucht (Icterus neonatorum), -Bluttransfusion
- Schwangerschaftsgelbsucht

⬇ Verminderte Bilirubin-Werte

Verminderte Bilirubin-Werte haben keinen Krankheitswert.

Biotin

Biotin ist wie andere B-Vitamine am Stoffwechsel von Kohlenhydraten, Fett und Eiweiß sowie der allgemeinen Energiegewinnung im Körper beteiligt. Haut und Haare müssen sich ständig erneuern. Dazu ist Biotin notwendig, da es eine wichtige Rolle für die Zellteilung spielt. Folgen des Biotin-Mangels sind unter anderem schuppende Haut-entzündungen, Haarausfall, Muskelschmerzen, Erbrechen, Depressionen, Müdigkeit und Angstzustände. Ein echter Biotin-Mangel wird selten beobachtet – etwa bei Langzeit-therapie mit Antibiotika.

Laborprobe: Nüchternblutserum

Biotin-Normalwerte

Erwachsene	200–1000 ng/l

⬆ Erhöhte Biotin-Werte

Erhöhte Biotinwerte sind unbedenklich.

⬇ Verminderte Biotin-Werte

Biotin-Mangel kommt bei Ernährung mit vollwertiger gemischter Kost nur selten vor. Die Symptome des Biotin-Mangels umfassen Hauterkrankungen (Dermatitis), Zungenbrennen, Depression, Übelkeit und Haarausfall.

Diagnosen mit verminderten Biotin-Werten

- Alkoholismus
- Angeborene Stoffwechselstörungen
- Arzneimittel (Antibiotika)
- Dialyse
- Schwangerschaft
- Verzehr großer Mengen von rohem Eiweiß

Biotin in Nahrungsmitteln

Nahrungsmittel	Biotin pro 100 Gramm
Rinderleber	100 µg
Hefe	100 µg
Kalbsleber	75 µg
Sojabohnen	60 µg
Haselnüsse	32 µg
Erdnüsse	32 µg
Haferflocken	20 µg
Gelbe Erbsen	20 µg
Eier	17 µg
Linsen	13 µg

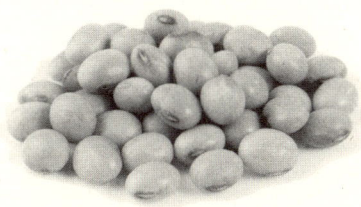

Sojabohnen enthalten nicht nur Biotin sondern auch weitere wertvolle B-Vitamine.

Blut (im Stuhl)

Die meisten Ursachen für Blut im Stuhl sind harmlos und leicht zu behandeln. Allerdings verlaufen schwere Erkrankungen im Verdauungstrakt oft beschwerdefrei, bis die Stuhlverfärbung auf eine Blutung hinweist. Jedes Anzeichen für Blut im Darmtrakt wird bis zum Beweis des Gegenteils als mögliches Krebssymptom gewertet! Der Nachweis von nicht sichtbarem (okkultem) Blut im Stuhl mit einem einfachen Test ist eine medizinische Basisuntersuchung und für die Vorbeugung von Krebserkrankungen des Darmtrakts von großer Bedeutung. Das Testverfahren weist nicht Blut, sondern den Blutfarbstoff (⇒ Hämoglobin) nach.

Wieviel Blut im Stuhl abgeht, ist schwer festzustellen, denn bereits zwei Teelöffel Blut bewirken eine Schwarzfärbung des Stuhls. Der Test auf okkultes Blut im Stuhl wird vor allem aus zwei Anlässen durchgeführt:

• Im Rahmen der Krebsvorsorgeuntersuchung ab dem 45. Lebensjahr wird der Stuhltest einmal jährlich empfohlen, um Darmkrebserkrankungen frühzeitig zu erkennen.

• Bei unklaren Bauchschmerzen und Verdacht auf ein entzündliches Geschehen oder Tumoren im Darmbereich ist ein Test sinnvoll. Auf drei Stuhlproben-Testbriefchen werden an drei aufeinander folgenden Tagen mit einem kleinen Spatel Stuhlproben von jeweils unterschiedlichen Stellen des Stuhls aufgetragen. Drei Tage vor der Stuhlprobenentnahme sollte die Einnahme von rohem oder halbrohem Fleisch, Wurst, Acetylsalicylsäure-, Vitamin-C- und Eisenpräparaten verzichtet werden. Besondere Testanwendungsvorschriften sind zu beachten (etwa bei Menstruation). Bei Durchfall ist der Test nicht sinnvoll.

Laborprobe: Stuhl

Stuhltest negativ
• negativ (kein Blut im Stuhl nachweisbar)
• Ein negatives Testergebnis schließt eine Darmtumorerkrankung nicht aus!

Stuhltest positiv

Bei einem positiven Test auf okkultes Blut im Stuhl muss so lange nachgeforscht werden, bis die Blutungsquelle gefunden ist. In der Regel werden weitere Untersuchungen durchgeführt: Inspektion der Afterregion, Enddarmtastung mit dem Finger (digitale Untersuchung), Endoskopie des Darms (Koloskopie), Endoskopie des Magens (Gastroskopie), Dünndarmuntersuchung: Möglicherweise werden Darmausstülpungen (Divertikel) entdeckt.

Diagnosen bei positivem Testergebnis

- Analfissur
- Blutgerinnungsstörung
- Colitis ulcerosa, Morbus Crohn
- Darmkrebs
- Divertikulitis (Entzündung von Darmausstülpungen)
- Zwölffingerdarmgeschwür (Duodenalulkus)
- Hämorrhoiden
- Magengeschwür (Magenulkus), Magenkrebs
- Mangel an Blutplättchen (Thrombopenie)
- Speiseröhrenkrampfadern (Ösophagusvarizen)

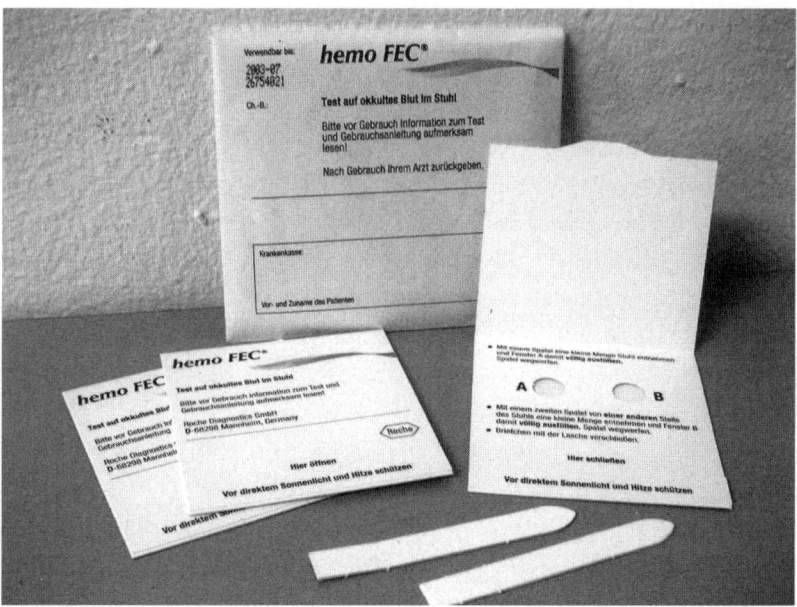

Testset Blut im Stuhl mit drei Testkarten, Spateln und Versandtasche

Blut (im Stuhl) – Labortest zu Hause

Dieses Testsystem kann mit bloßem Auge nicht sichtbares (okkultes) Blut im Stuhl entdecken. Ein positiver Testbefund gilt bis zur zweifelsfreien Klärung der Blutungsquelle als Hinweiszeichen auf Darmkrebs. Der Selbsttest wird zur Darmkrebsvorsorge ab dem 45. Lebensjahr oder bei unklaren Darmbeschwerden empfohlen.

Laborprobe: Stuhl

Laborwert: ⇒ Blut (Stuhl)

Anwendung: Mit dem beigelegten Spatel wird eine Stuhlprobe auf einen Teststreifen gegeben. Anschließend gibt man einige Tropfen einer speziellen Entwicklerlösung auf die Probe. Nach etwa 10 Minuten zeigt die Farbveränderung der Probe das Ergebnis an. Mit einem zusätzlichen Kontrollstreifen wird die Richtigkeit des Tests überprüft. Der Test kann zu einem beliebigen Zeitpunkt durchgeführt werden. Ist das Testergebnis positiv, sollte man umgehend einen Arzt aufsuchen.

Kosten: Ein Testset (3 Testtütchen) kostet etwa 4 bis 12 €. 50 Beutel (à 3 Testbriefchen) inklusive drei Flaschen mit Entwicklerlösung kosten etwa 14 bis 18 €.

Blut (im Urin)

Die Ausscheidung von bis zu drei roten Blutkörperchen (Erythrozyten) pro Milliliter Urin gilt als normal. Die Nachweisgrenze für Blut bei Urinuntersuchung (Teststreifen) beträgt 10 rote Blutkörperchen pro Milliliter. Ob ein positives Testergebnis durch Blut oder Blutfarbstoff (⇒ Hämoglobin) verursacht wurde, kann mit dem Teststreifen allein nicht geklärt werden.

• Mikrohämaturie: 5 bis 10 Erythrozyten im Harn können nur chemisch oder mikroskopisch nachgewiesen werden. Die Farbe des Urins bleibt unbeeinflusst. Eine länger bestehende schmerzlose Mikrohämaturie ohne weitere Beschwerden kann das erste oder einzige Symptom eines Steinleidens oder einer Tumorerkrankung im Bereich der Blase oder der Nieren sein.

• Makrohämaturie: Der Urin erscheint mit bloßem Auge sichtbar rötlich verfärbt, wobei mindestens 0,5 ml Blut/l Harn bzw. etwa 2500 rote Blutkörperchen pro Milliliter Urin vorhanden sind.

• Hämaturie: Die Ursachen eines deutlich blutigen Urins müssen unbedingt durch weitere Untersuchungen abgeklärt werden.

Laborprobe: ⇒ Urin-Teststreifen

Erythrozyten im Urin negativ

negativ (bis 3 Erythrozyten pro Milliliter Urin)

Erythrozyten im Urin positiv

Vermehrt rote Blutkörperchen oder Blut im Urin findet sich bei einer Vielzahl von Erkrankungen, bevorzugt bei Krankheiten der Nieren, bei Nierensteinleiden oder Krebserkrankungen der Nieren.

• Mikrohämaturie: 5 bis 10 Erythrozyten pro Milliliter Urin

• Makrohämaturie: Der Urin erscheint mit bloßem Auge sichtbar rötlich verfärbt.

• Hämaturie: deutlich blutiger Urin

Diagnosen mit Blutnachweis im Urin

• Blutverdünnungstherapie

• Blasen-, Nieren-, Harnleitersteine

• Entzündliche Blasen-, Nieren-, Harnwegserkrankungen

• Gut- und bösartige Blasen-, Nieren-, Harnwegs, Prostata-Tumorerkrankungen

• Infektionen

• Strahlentherapie

• Vergiftungen

Farbe im Urin

• Stammt das Blut aus dem Bereich der Niere, ist der Urin häufig bräunlich verfärbt.

• Blut aus der Harnröhre, die von der Blase nach außen führt, hat einen helleren, rötlichen Farbton.

Blutbild

Bestandteil jeder Erstuntersuchung von Blutproben im Labor ist die Anfertigung des so genannten »kleinen Blutbildes«. Das »große Blutbild« ($\Rightarrow$ Differentialblutbild) umfasst alle Laboruntersuchungen des kleinen Blutbildes sowie spezielle Untersuchungen der weißen Blutkörperchen (Leukozyten).

Laborwerte des kleinen Blutbildes

- Anzahl der roten Blutkörperchen ($\Rightarrow$ Erythrozyten)
- Blutfarbstoff ($\Rightarrow$ Hämoglobin)
- Anteil aller festen Blutbestandteile am Gesamtblut ($\Rightarrow$ Hämatokrit)
- Messwerte zur Formbeurteilung der roten Blutkörperchen ($\Rightarrow$ Erythrozytenindizes): MCV, MCH, MCHC und RDW
- Anzahl der weißen Blutkörperchen ($\Rightarrow$ Leukozyten)
- Anzahl der Blutplättchen ($\Rightarrow$ Thrombozyten)

Blutgerinnung

Ohne die Möglichkeit, Blutungen nach Verletzungen innerhalb kürzester Zeit zum Stillstand zu bringen (Blutstillung), könnten wir nicht überleben, da wir ständig von der Gefahr des Verblutens bedroht wären – selbst bei kleinsten, häufig unbemerkten Blutungen. Der Körper verfügt zum Schutz vor Blutverlust über ein sehr wirksames komplexes und gut organisiertes Sicherheitssystem: die Blutgerinnung.

Blutgerinnungsmechanismen

Die Blutgerinnung benutzt drei Hauptmechanismen:
- Die Fähigkeit von Blutgefäßen, sich nach einer Verletzung zusammenzuziehen (Gefäßkontraktion).
- Die Blutplättchen ($\Rightarrow$ Thrombozyten), die sich an den Rändern verletzter Blutgefäße festsetzen, verklumpen und in Sekundenschnelle einen Blutpfropf bilden, der das Gefäßleck abdichtet.
- Die Gerinnungsfaktoren sind die biochemische Voraussetzung von Vernetzungs- und Verklumpungsvorgängen im Blut.

Fibrin

Der wichtigste Stoff für die Blutgerinnung ist Fibrin. Normalerweise befindet sich Fibrin in gelöstem Zustand, als ⇒ Fibrinogen, im Blutplasma. Lässt man Blut in einem Glasröhrchen einige Zeit an der Luft stehen, bildet sich allmählich Fibrin, ein fädiges Maschenwerk, das das gesamte Blut im Röhrchen erfasst und in einen geleeartigen Blutkuchen verwandelt. Dieser Vorgang findet prinzipiell bei jeder Blutung innerhalb des Körpers oder an der Hautoberfläche statt.

Blutgerinnungsfaktoren

Voraussetzung einer wirksamen Blutgerinnung sind Faktoren, die den Gerinnungsvorgang nach einem Stufenplan aktivieren. Insgesamt sind etwa 30 solcher Blutgerinnungsfaktoren bekannt.

Die wichtigsten Blutgerinnungsfaktoren

- Faktor I = Fibrinogen
- Faktor II = Prothrombin
- Faktor III = Thromboplastin (Thrombokinase)
- Faktor IV = ⇒ Kalzium

Warnzeichen bei Blutgerinnungsstörung

Eine Blutgerinnungsstörung kann dann vorliegen,

- wenn Wunden oder Verletzungen lange nachbluten.
- wenn häufiger spontane Haut- oder Schleimhautblutungen wie Nasenbluten auftreten.
- wenn häufiger blaue Flecken auftreten.
- wenn lange und starke Menstruationsblutungen auftreten.
- wenn winzige Blutungspünktchen auf der Haut, vor allem an den Beinen, auftreten.

Blutgerinnung im Labor

- ⇒ Thrombozytenzahl
- ⇒ Blutungszeit
- ⇒ Quick, Thromboplastinzeit (TZ)
- ⇒ Thromboplastinzeit, partielle (PTT)
- ⇒ Fibrinogen

Blutgruppen

Zu Beginn des 20. Jahrhunderts wurde entdeckt, dass vier Hauptblutgruppen existieren, die mit den Symbolen 0 (Null), A, B und AB bezeichnet wurden (ABO-Blutgruppensystem). Bis zu dieser Entdeckung führten Blutübertragungen (Transfusionen) nur zu sehr schlechten Ergebnissen: Die Patienten litten unter schweren Komplikationen. Erst als die Blutgruppen bekannt waren, konnten wirksame und sichere Bluttransfusionen durchgeführt werden.

Jede Blutgruppe ist durch Besonderheiten der roten Blutkörperchen gekennzeichnet: Es gibt zwei spezielle Substanzen, die Agglutinogene A und B, von denen entweder eines vorhanden ist, während das andere fehlt (was die Gruppen A und B ergibt), oder von denen beide gleichzeitig vorhanden (Gruppe AB) oder nicht vorhanden (Gruppe 0) sind. Das Blut jedes Menschen besitzt demnach Stoffe (Agglutinogene), die rote Blutkörperchen mit Hilfe des entgegengesetzten Faktors verklumpen lassen.

• Blut der Gruppe A enthält Anti-B-Agglutinogene, die die roten Blutkörperchen der Gruppe B verklumpen.

• Blut der Gruppe B enthält Anti-A-Agglutinogene, die die roten Blutkörperchen der Gruppe A verklumpen.

• Die roten Blutkörperchen im Blut der Blutgruppe A enthalten Blutantigene zur spezifischen Antikörperbildung (A-Agglutinogene) und das Plasma enthält Anti-B-Agglutinogene.

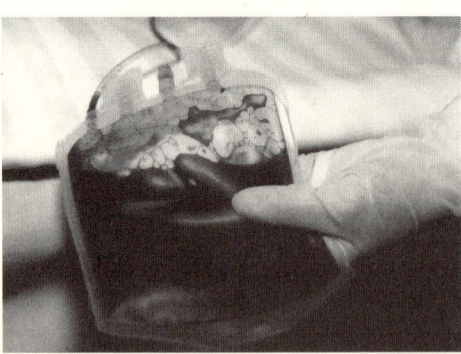

Das Blut eines Menschen mit einer bestimmten Blutgruppe enthält niemals Agglutinogene, die die Verklumpung der eigenen Erythrozyten auslösen.

Vor einer Bluttransfusion muss getestet werden, ob das Spenderblut die passende Blutgruppe hat.

Risiko Bluttransfusion

In bestimmten Fällen verklumpen die roten Blutkörperchen des Blutspenders beim Kontakt mit dem Blut des Empfängers und werden durch Zerfallsvorgänge (Hämolyse) zerstört. Diese Unverträglichkeit, die schwere, ja sogar tödliche Komplikationen verursachen kann, tritt ein, wenn Spender und Empfänger nicht den gleichen oder verträglichen Blutgruppen angehören.

Spenderblut und Empfänger

• Blut der Gruppe A kann Menschen mit der gleichen Blutgruppe und mit der Blutgruppe AB (die keine Agglutinogene enthält) gegeben werden.
• Blut der Gruppe B kann Menschen mit der gleichen Blutgruppe oder mit der Blutgruppe AB gegeben werden.
• Blut der Gruppe AB kann nur Menschen mit dieser einen Blutgruppe gegeben werden.
• Blut der Gruppe 0 kann universell gegeben werden (Universalspender).

Universalspender und Universalempfänger

• Menschen mit der Blutgruppe 0 können nur Blut ihrer eigenen Gruppe empfangen – Blutgruppe 0 ist als Spenderblut für alle anderen Blutgruppen geeignet (Universalspender).
• Blut der Blutgruppe AB ist mit dem Blut jeder anderen Blutgruppe verträglich (Universalempfänger).

Blutgruppen-Test

• Damit lebensbedrohliche Reaktionen bei Bluttransfusion vermieden werden, bestimmt man vor größeren Operationen routinemäßig die Blutgruppenzugehörigkeit.
• Spenderblut wird zu diesem Zweck auf einem Testfeld mit Empfängerblut jeder Blutgruppe vermischt.
• Blut derjenigen Blutgruppen, das keine Auflösungsreaktionen in der Blutmischung zeigt, ist für eine Blutübertragung geeignet.
Laborprobe: Vollblut

AB0-Blutgruppen

Blutgruppe	Merkmal	Antikörper-Antigen	Häufigkeit Deutschland	Häufigkeit WHO
A	A	Anti-B	44 %	45 %
B	B	Anti-A	12 %	3 %
AB	A und B	–	6 %	8 %
0	–	Anti-A und Anti-B	38 %	44 %

Blutkörperchensenkungsgeschwindigkeit (BKS, BSG)

Die Geschwindigkeit, mit der die festen Bestandteile des Blutes in einem senkrecht aufgestellten Röhrchen absinken, wird als »Blutsenkung« oder Blutkörperchensenkungsgeschwindigkeit (BSG, BKS) bezeichnet. Die BSG ist die bekannteste und älteste Methode, um Hinweise auf Entzündungsprozesse im Körper zu erhalten. Sie gehört zum Basisprogramm jeder Laboruntersuchung.

Die BSG wird vor allem durch die Zusammensetzung der Blutkörperchen und Eiweißstoffe im Blut beeinflusst, die sich durch die Schwerkraft bedingt nach einiger Zeit im unteren Teil des Röhrchens ablagern (Sedimentation). In der Regel wird das Ergebnis nach einer Stunde abgelesen, zusätzlich kann die BSG nach zwei Stunden abgelesen werden, wobei die Farbe des Blutplasmas dann Hinweise auf die Blutbeschaffenheit und die Bluteigenschaften gibt.

• Die BSG gilt als Suchverfahren bei Verdacht auf entzündliche Reaktionen und zur Beobachtung oder Kontrolle von entzündlichen Reaktionen.

• Veränderungen der BSG dürfen nicht sofort als Krankheitszeichen gedeutet werden!

• Andererseits schließt eine normale BSG eine nicht-entzündliche Organerkrankung nicht aus.

• Ein Hinweis auf eine Entzündung im Körper durch eine erhöhte BSG sollte immer durch zusätzliche Untersuchungen abgesichert werden.

Laborprobe: Vollblut

BSG-Normalwerte		
Frauen	1. Stunde	≤ 20 mm (unter 50 Jahre)
		≤ 30 mm (über 50 Jahre)
Männer	1. Stunde	≤ 15 mm (unter 50 Jahre)
		≤ 20 mm (über 50 Jahre)

Erhöhte BSG

Die erhöhte BSG (»beschleunigte Blutsenkung«) deutet in der Regel auf ein entzündliches Geschehen im Körper hin, wobei zunächst nichts über den Ort oder die Art der Entzündung ausgesagt werden kann. Bei Leber-, Nieren- und Tumorerkrankungen ist der Wert häufig erhöht.

Diagnosen mit erhöhter BSG
• Akute oder chronische Entzündung
• Anämie
• Antibabypille
• Hyperlipoproteinämie (erhöhter Fettanteil im Blut)
• Makrozytose (Vergrößerung der roten Blutkörperchen bei Leber-erkrankungen, Anämie, Vitamin B12-/Folsäure-Mangel)
• Prämenstruelle Phase der Monatsblutung
• Schwangerschaft
• Therapie mit dem Blutersatzstoff Dextran

Verminderte BSG

Ist der Anteil fester Blutbestandteile gegenüber flüssigen Anteilen erhöht, verlangsamt sich die Blutkörperchensenkungsgeschwindigkeit.

Diagnosen mit verminderter BSG
• Arzneimittel (Acetylsalicylsäure, Kortison, Antirheumatika)
• Blutbildungsstörungen (Formveränderung der Erythrozyten)
• Neugeborene
• Polyglobulie/-zythämie (verlangsamte Sedimentation)

Färbung von Blutplasma im Blutsenkungsröhrchen

Wenn man das Blut im Blutsenkungsröhrchen länger als die erforderlichen zwei Stunden stehen lässt, ergibt die Farbe des Blutplasmas Hinweise auf die Blutbeschaffenheit und die Bluteigenschaften.

- Blass, farblos, sehr hell: Eisenmangel
- Strohgelb: Anämie (Blutarmut), Vitamin-B12-Mangel
- Hellrosa: Hämolyse (Zerfall der Blutzellen)
- Rosa: mehr als 1 g/l Hämoglobin (Hb), freier Blutfarbstoff im Blut
- Dunkelrot: mehr als 10 g/l Hämoglobin (Hb), freier Blutfarbstoff im Blut
- Hellrot: erhöhte Fließfähigkeit des Blutes (geringe Viskosität)
- Kirschrot: Blutfarbstoff ist nicht mit Sauerstoff, sondern mit Kohlenmonoxid (in Autoabgasen enthalten) beladen
- Hellbraun: Hämolyse (starker Zerfall der Blutzelle)
- Grünlich: Entzündungsvorgang im Körper
- Durchsichtig, klar: sehr wenige Blutplättchen im Blut
- Trübung: zu viele Blutplättchen und Fett im Blut

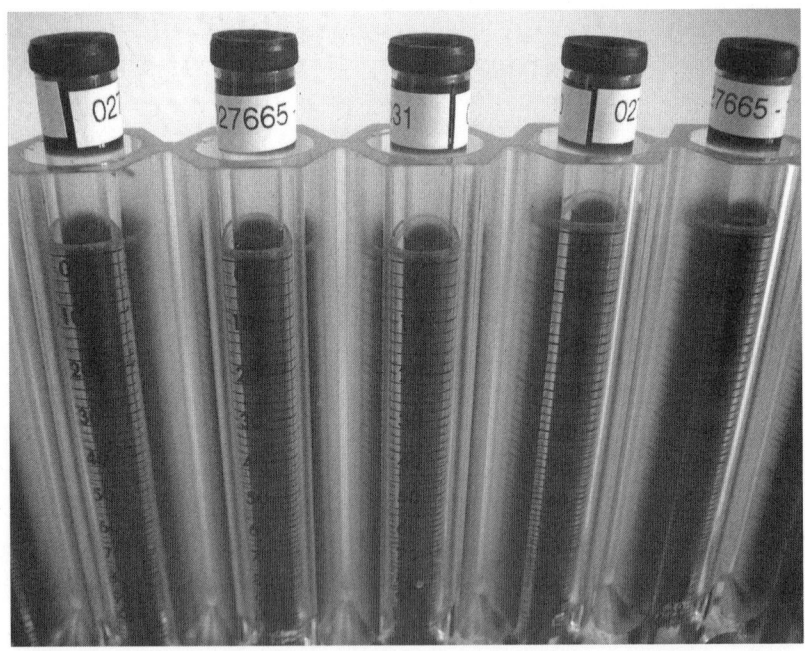

BSG: Die Geschwindigkeit, mit der sich feste Blutbestandteile bei senkrecht aufgestellten Probenröhrchen absetzen, ist ein Hinweiszeichen auf mögliche Entzündungen.

Blutungszeit

Die Blutungszeit kennzeichnet die Zeitspanne, die nach einer künstlich gesetzten Blutung verstreicht, bis die Blutung von selbst zum Stillstand kommt. Die Länge der Blutungszeit ist von der ⇒ Thrombozyten- und Gefäßfunktion sowie von der ⇒ Blutgerinnung insgesamt abhängig.

Die Messung der Blutungszeit ergibt wichtige Hinweise auf eine angeborene oder erworbene Blutungsneigung (hämorrhagische Diathese). Die Blutungszeit ist darüber hinaus zur Therapiekontrolle bei Bestrahlung und Chemotherapie von Bedeutung. Bei häufigem Nasenbluten oder Neigung zu Blutergüssen unklarer Ursache kann die Bestimmung der Blutungszeit zum Ausschluss einer Blutgerinnungsstörung sinnvoll sein.

- Gerinnungshemmende Arzneimittel werden einige Tage vor der Untersuchung abgesetzt.
- Venöses Vollblut tritt nach Stichverletzung am Ohrläppchen oder der Fingerkuppe aus.
- Alle 30 Sekunden wird das austretende Blut mit einem Tupfer vorsichtig aufgesogen.
- Die Zeit vom Beginn bis zum Ende der Blutung wird mit einer Stoppuhr gemessen.

Laborprobe: Vollblut

Blutungszeit-Normalwerte
4–6 min

⬆ Verlängerte Blutungszeit

Die Blutungszeit ist bei Störungen der Blutstillung verlängert.

Diagnosen mit verlängerter Blutungszeit

- Adrenalin-Therapie
- Eisenmangel
- Hämolytische Anämie
- Knochenmarkerkrankungen

⬇ Verkürzte Blutungszeit

Bei Störungen der Blutplättchenfunktion ist die Blutungszeit oft verkürzt.

Diagnosen mit verkürzter Blutungszeit

• Thrombozytopathien (Störungen der Blutpättchenfunktion)

Blutzucker (Glukose)

Der Blutzucker (Glukose im Blut) wird im kapillären oder venö-
sen Vollblut, im Blutplasma oder im Blutserum gemessen. In
der Regel ist die Bestimmung des Blutzuckerwerts bei Verdacht auf eine Störung des Zuckerstoffwechsels (Hyperglykämie, Hypoglykämie, Diabetes mellitus, Fettstoffwechselstörung, Übergewicht) sowie zur Therapiekontrolle sinnvoll (z. B.
Insulin-Therapie). In Europa wird bevorzugt Kapillarblut zur
Messung des Blutzuckers verwendet. Die Referenzwerte gelten für venöses und kapilläres Blut.

• Nüchternblutzuckerwert: Das ist der Glukose-Wert nach
12-stündiger Nahrungsabstinenz (Fasten).

• Postprandialer Blutzuckerwert: Das ist der Glukose-Wert
eine Stunde nach dem Essen (Normalwert < 120 mg/dl bzw.
6,7 mmol/l).

Laborprobe: Blutserum/-plasma, Vollblut, kapilläres Plasma
oder Vollblut

• Kapillarblut wird nach Stichverletzung am Ohrläppchen oder
der Fingerkuppe entnommen.

Blutzucker-Normalwerte	
Nüchternblutzucker-Wert	
Erwachsene	65–95 mg/dl (3,5–5,3 mmol/l)
Kinder	60–99 mg/dl (3,3–5,5 mmol/l)
Schwangere	65–85 mg/dl (3,5–4,7 mmol/l)

⬆ Erhöhte Blutzucker-Werte

Mehrfach gemessene erhöhte Blutzuckerwerte deuten grundsätzlich auf
Diabetes mellitus hin. Wenn der Verdacht auf Diabetes vorliegt, sind
weitere Untersuchungen sinnvoll:

- Mehrfache Kontrollen der Blutzuckerwerte zu unterschiedlichen Zeiten (Tages- und Wochen-Blutzuckerprofil).
- ⇒ Oraler Glukosetoleranztest (oGTT)
- ⇒ Hämoglobin A1c (HbA1c)
- ⇒ Insulin
- ⇒ Glukose (Urin)
- Untersuchung auf andere Stoffwechselstörungen (⇒ Lipidprofil, ⇒ Eiweiß)

Diagnosen mit erhöhten Blutzucker-Werten
- Arzneimittel (Kortison, Diuretika, Schilddrüsenhormone u. a.)
- Diabetes mellitus Typ 1, Typ 2, Schwangerschaftsdiabetes
- Psychischer Stress
- Rauchen

⬇ Verminderte Blutzucker-Werte

Am häufigsten werden verminderte Blutzuckerwerte nach Alkoholgenuss oder Einnahme von Arzneimitteln beobachtet.

Diagnosen mit verminderten Blutzucker-Werten
- Alkoholkonsum
- Arzneimittel (Antidiabetika)
- Insulinzufuhr
- Magen-, Darm-, Leber-, Bauchspeicheldrüsenerkrankungen
- Mangel- oder Fehlernährung
- Muskelarbeit
- Psychischer Stress

Blutzucker – Labortest zu Hause

Spezielle Blutzuckertests stehen für die Früherkennung eines Diabetes mellitus (abweichend von den Richtwerten zur Diabeteskontrolle) zur Verfügung.

Laborprobe: Kapillarblut

Laborwert: ⇒ Blutzucker (Glukose)

Anwendung: Mit der beigelegten Lanzette wird die Fingerkuppe angestochen, um einen Blutstropfen zu gewinnen, der auf eine Testscheibe aufgebracht wird. Nach 3 Minuten, treten Farbveränderungen an der Blutprobe auf, die mit einer Farbskala verglichen werden. Bestimmten Farbnuancen sind bestimmten Blutzuckerwerte zugeordnet. Der Test sollte vor dem

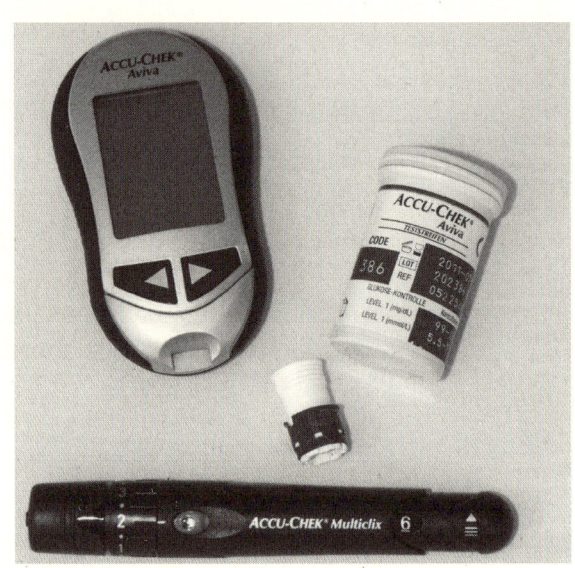

*Mobiles Blutzucker-
messgerät mit Test-
streifen, Lanzetten-
trommel und Stechhilfe*

Frühstück (oder 12 Stunden nach Nahrungsaufnahme) durchgeführt werden.

Bei einem mobilen Testsystem wird der Teststreifen in ein
kleines Messgerät geschoben. Das Display des Gerätes zeigt
dann den Blutzuckerwert an. Das Testsystem ist für Diabetiker zur routinemäßigen Blutzuckerkontrolle geeignet.

Kosten: Ein Set mit 50 Teststreifen kostet etwa 30–36 €. Ein
einfaches Testsystem (Messgerät, Etui, Stechhilfe, 10 Teststreifen) kostet 41–50 €, ein verbessertes Testsystem ohne
Teststreifenhandhabung (Messgerät, Etui, Stechhilfe, Trommel
mit 17 Teststreifen) etwa 200 €.

CA 15-3

Dieser ⇒ Tumormarker eignet sich zur Kontrolle des Krankheitsverlaufs einer Brustkrebserkrankung mit Tochterge-
schwülsten (metastasierendes Mammakarzinom).

Laborprobe: Blutserum/-plasma, Pleura-/Aszitesflüssigkeit

CA 15-3-Normalwerte	
Blutserum/-plasma	≤ 25–40 U/ml

↑ Erhöhte CA 15-3-Werte

Bei Brustkrebserkrankungen, seltener bei Lungen- oder Eierstockkrebs, können erhöhte Werte auftreten.

CA 19-9

Gastrointestinales Krebsantigen (GICA). Dieser ⇒ Tumormarker ist vor allem zur Diagnose von Bauchspeicheldrüsen-, Gallengangs- und Magenkrebserkrankungen geeignet.
Laborprobe: Blutserum/-plasma, Pleura-/Aszitesflüssigkeit

CA 19-9-Normalwerte	
Blutserum/-plasma	≤ 37 U/ml

↑ Erhöhte CA 19-9-Werte

Erhöhte CA 19-9-Werte werden häufig bei Bauchspeicheldrüsen-, Gallenwegs-, Magen-, Dickdarm- und Leberzellkrebs gefunden. In 10 bis 30 Prozent der Fälle von Eierstock-, Speiseröhren-, Lungen- und Brustkrebs kann dieser Tumormarker gleichfalls erhöht sein.

CA 72-4 (TAG-72)

Dieser ⇒ Tumormarker wird zur Kontrolle der Therapie und des Verlaufs einer Magenkrebserkrankung, vor allem in Verbindung mit ⇒ CEA oder ⇒ CA 19-9, eingesetzt.
Laborprobe: Blutserum/-plasma, Liquor, Pleura-/Aszitesflüssigkeit

CA 72-4-Normalwerte	
Normalpersonen	≤ 6 U/ml

↑ Erhöhte CA 72-4-Werte

Erhöhte Werte sind bei zahlreichen gutartigen Erkrankungen (Bauchspeicheldrüse, Leber, Lungen, Eierstöcke, rheumatische Erkrankungen) nachweisbar. Vor allem bei Magen- und Dick-/Enddarm-Krebs können die CA 72-4-Werte ansteigen.

CA 125

CA 125 ist als ⇒ Tumormarker insbesondere zur Kontrolle des Verlaufs und der Einschätzung der Entwicklung (Prognose) einer Eierstockkrebserkrankung (primäres Ovarialkarzinom) geeignet.

Laborprobe: Blutserum/-plasma, Liquor

CA 125-Normalwerte	
Normalpersonen	0–35 U/ml
Normalpersonen mit gutartigen Erkrankungen	0–65 U/ml

⬆ Erhöhte CA 125-Werte

Dieser Tumormarker eignet sich vor allem zur Kontrolle und zur Einschätzung des weiteren Verlaufs (Prognose) einer Eierstockkrebserkrankung. Wenn der CA 125-Wert nach Entfernung eines Eierstocktumors wieder ansteigt, ist das Risiko einer erneuten Krebserkrankung oder von Metastasen erhöht.

Calcitonin (CT)

Calcitonin (CT) ist ein Peptidhormon, das in den so genannten C-Zellen der Schilddrüse produziert wird und ein Gegenspieler von ⇒ Parathormon ist. Calcitonin und Parathormon regulieren das Kalziumgleichgewicht im Körper:

• Ist zu wenig ⇒ Kalzium im Blut, bewirkt Parathormon einen Anstieg der Kalzium-Werte.

• Ist zu viel Kalzium im Blut, bewirkt Calcitonin eine Absenkung der Kalzium-Werte. Calcitonin hemmt die knochenabbauende Aktivität von Knochenzellen (Osteoklasten) und wirkt schmerzlindernd (analgetisch).

Der Calcitonin-Laborwert kann als ⇒ Tumormarker bei Verdacht auf bzw. zur Verlaufskontrolle eines medullären Schilddrüsenkarzinoms oder anderer Calcitonin-bildender Tumoren genutzt werden (C-Zell-Karzinom).

Laborprobe: Blutserum/-plasma

Calcitonin-Normalwerte	
Frauen	< 2–10 pg/ml, nach Pentagastrin-Stimulationstest bis 79 pg/ml
Männer	< 2–48 pg/ml, nach Pentagastrin-Stimulationstest bis 50 pg/ml

⬆ Erhöhte Calcitonin-Werte

Erhöhte CT-Werte sinken nach der operativer Entfernung eines Schilddrüsentumors ab. Bleiben die Werte nach einer Operation weiterhin erhöht, sind wahrscheinlich noch Schilddrüsenkrebszellen im Körper oder es haben sich bereits Metastasen gebildet. Patienten mit Niereninsuffizienz haben erhöhte basale CT-Werte.

⬇ Verminderte Calcitonin-Werte

Verminderte Werte sind unbedenklich.

CEA

Carcinoembryonales Antigen (CEA) ist ein normaler Bestandteil der Schleimhaut von Dick- und Mastdarm. CEA eignet sich als ⇒ Tumormarker vor allem zur Kontrolle der Tumorentwicklung nach operativer Therapie von Dickdarm-Enddarm-Krebserkrankungen (kolorektale Karzinome). Darüber hinaus können bestimmte Arten von Lebertumoren mit Hilfe von CEA differenziert werden.

Laborprobe: Blutserum/-plasma

CEA-Normalwerte	
Obergrenze (methodenabhängig)	1,5–5,0 µg/l

⬆ Erhöhte Werte CEA-Werte

• Am häufigsten ist der CEA-Wert bei Darm- und Bauchspeicheldrüsenkrebs erhöht.
• Mit einer Häufigkeit von 20 bis 50 Prozent werden auch bei Brust-, Lungen-, Gallenwegs-, Magen-, Speiseröhren- und Eierstockkrebserkrankungen erhöhte CEA-Werte beobachtet.

• Bei vierfachem Anstieg über die Obergrenze ist ein bösartiger Tumor wahrscheinlich.

• Bei achtfachem Anstieg über die Obergrenze liegt fast sicher ein bösartiger Tumor vor.

Chlorid (Cl)

Chlor (Cl) bzw. das in Flüssigkeiten negativ geladene Chloridion ist der wichtigste Bindungspartner von ⇒ Natrium. Natriumchlorid (NaCl) ist Kochsalz. Chlorid ist zusammen mit Natrium für die ausgewogene Flüssigkeitsverteilung im Körper von größter Bedeutung und liegt zum größten Teil in Körperräumen außerhalb der Zellen vor (88 Prozent extrazellulär bzw. 12 Prozent intrazellulär). Chlorid wird im Darm aufgenommen und über die Nieren ausgeschieden. Im Magensaft finden sich große Mengen an Chlorid. Der Chlorid-Wert wird immer zusammen mit dem Natriumwert bestimmt.

Die Bestimmung der Chlorid-Werte eignet sich gut zur Diagnose von Störungen des Säure-Basen-Gleichgewichts, des Natrium- und Wasserhaushaltes sowie als Kontrollparameter in der Intensivmedizin.

Arzneimittel (Diuretika, bromid-/jodhaltige Mittel) sowie die Ernährung (Kochsalzzufuhr) können zu abnorm veränderten Chlorid-Werten beitragen.

Laborprobe: Blutserum/-plasma, 24h-Sammelurin

Chlorid-Normalwerte	
Blut	95–105 mmol/l
24h-Urin	166 ± 71 mmol

↑ Erhöhte Chlorid-Werte

Bei erhöhten Chlorid-Werten sind in der Regel auch die Natrium-Werte erhöht. Die Beschwerden entsprechen den Symptomen bei Natrium-Überangebot im Blut.

Diagnosen mit erhöhten Chlorid-Werten im Blut
- Austrocknung
- Azidosen (renal tubuläre Nierenerkrankungen, verminderte Blut-pH-Werte)
- Chloridhaltige Arzneimittel
- Kochsalzzufuhr (erhöht)
- Nierenerkrankungen (Nephropathien)
- Schnelle Atmung (Hyperventilation)

Diagnosen mit erhöhter Chlorid-Ausscheidung im Urin
- Erbliche Nierenerkrankung (Bartter-Syndrom)

⬇ Verminderte Chlorid-Werte

Bei verminderten Chlorid-Werten sind in der Regel auch die Natrium-Werte vermindert. Die Beschwerden entsprechen dem Natrium-Mangel im Blut.

Diagnosen mit verminderten Chlorid-Werten im Blut
- Alkalosen (erhöhte Blut-pH-Werte)
- Ateminsuffizienz (chronische Hyperkapnie)
- Cushing-Syndrom
- Magensaftverlust (Erbrechen, Magenfistel u. a.)
- Nebennierenerkrankung (Hyperaldosteronismus)
- Nierenerkrankung (Bartter-Syndrom)

Cholesterin

Cholesterin kann überall im Körper produziert werden und ist ein lebenswichtiger Baustoff von Zellmembranen und Fetteiweißstoffen sowie für die Produktion von Hormonen und Gallensäuren. Cholesterin wird in der Leber abgebaut und über die Galle und den Darm ausgeschieden. Da Cholesterin im Blutplasma schlecht löslich ist, wird es im Blut als komplexe Verbindung (Apolipoprotein) in Teilverbindungen, hauptsächlich als LDL-Cholesterin sowie in geringerem Umfang als HDL- und VLDL-Cholesterin transportiert.

Die Bestimmung der Cholesterinwerte dient vor allem der Risikoabschätzung für Herzerkrankungen und zur Kontrolle einer Behandlung mit Lipidsenkern. Die Cholesterin-Konzentra-

tionen nehmen mit zunehmendem Alter zu, wobei ihr Aussagewert für eine Herz-Kreislauf-Gefährdung dann abnimmt.
• Die Ernährungsbedingungen einige Tage vor Entnahme der Laborprobe sollten ausgewogen sein. 12-stündige Nüchternheit ist empfehlenswert.
• Ein Cholesterinwert allein reicht nicht aus, um die Diagnose chronische Cholesterinerhöhung (Hyperlipidämie) zu stellen, mehrmalige Kontrollen sind erforderlich.
• Schwangerschaft, zu lange Stauung bei der Blutentnahme und Blutentnahme im Stehen können zu abnorm veränderten Cholesterin-Werten beitragen.
• Zur Beurteilung des Fettstoffwechsels bestimmt man zusätzlich die Laborwerte ⇒ LDL-Cholesterin und ⇒ HDL-Cholesterin.
Laborprobe: Blutserum/-plasma

Gesamtcholesterin-Normalwerte	
Erwachsene	≤ 190 mg/dl (5,0 mmol/l)

⬆ Erhöhte Cholesterin-Werte

Dauerhaft abnorm hohe Cholesterin-Werte erhöhen das Risiko für Herz-Kreislauf-Erkrankungen (Durchblutungsstörungen, koronare Herzkrankheit, Herzinfarkt, Schlaganfall, Herztod) durch langfristig gefäßschädigende Wirkungen.

Diagnosen mit erhöhten Cholesterin-Werten
• Adipositas (Fettsucht)
• Arzneimittel (Antibabypille, Kortison)
• Arteriosklerose (Atherosklerose)
• Diabetes mellitus
• Fettreiche Ernährung
• Fettstoffwechselstörung (Hyperlipidämie)
• Hypercholesterinämie (Typ IIa, IIb, III, IV)
• Nierenerkrankung (Nephrotisches Syndrom)
• Schilddrüsenunterfunktion (Hypothyreose)
• Stress

⬇ Verminderte Cholesterin-Werte

Niedrige Cholesterin-Werte im Blut kommen seltener vor und treten vor allem ernährungsbedingt sowie bei schweren Organstörungen auf (Leber, Schilddrüse). Menschen mit niedrigen Cholesterin-Werten erleiden sehr selten einen Herzinfarkt.

Diagnosen mit verminderten Cholesterin-Werten

- Cholesterinarme Ernährung
- Chronischer Durchfall
- Hyperthyreose (Schilddrüsenüberfunktion)
- Leberschäden

10-Jahres-Risiko, an einer Herz-Kreislauf-Erkrankung zu sterben

	Frauen		Männer		Alter
Systolischer Blutdruck (mm Hg)	**Nichtraucher**	**Raucher**	**Nichtraucher**	**Raucher**	
180	7 8 9 10 12	13 15 17 19 22	14 16 19 22 26	26 30 35 41 47	**65**
160	5 5 6 7 8	9 10 12 13 16	9 11 13 15 16	18 21 25 29 34	
140	3 3 4 5 6	6 7 8 9 11	6 8 9 11 13	13 15 17 20 24	
120	2 2 3 3 4	4 5 5 6 7	4 5 6 7 9	9 10 12 14 17	
180	4 4 5 6 7	8 9 10 11 13	9 11 13 15 18	18 21 24 28 33	**60**
160	3 3 3 4 5	5 6 7 8 9	6 7 9 10 12	12 14 17 20 24	
140	2 2 2 3 3	3 4 5 5 6	4 5 6 7 9	8 10 12 14 17	
120	1 1 2 2 2	2 3 3 4 4	3 3 4 5 6	6 7 8 10 12	
180	2 2 3 3 4	4 5 5 6 7	6 7 8 10 12	12 13 16 19 22	**55**
160	1 2 2 2 3	3 3 4 4 5	4 5 6 7 8	8 9 11 13 16	
140	1 1 1 1 2	2 2 2 3 3	3 3 4 5 6	5 6 8 9 11	
120	1 1 1 1 1	1 1 2 2 2	2 2 3 3 4	4 4 5 6 8	
180	1 1 1 2 3	2 2 3 3 4	4 4 5 6 7	7 8 10 12 14	**50**
160	1 1 1 1 1	1 2 2 2 3	2 3 3 4 5	5 6 7 8 10	
140	1 1 1 1 1	1 1 1 1 2	2 2 2 3 3	3 4 5 6 7	
120	0 0 1 1 1	1 1 1 1 1	1 1 2 2 2	2 3 3 4 5	
180	0 0 0 0 0	0 0 0 1 1	1 1 1 2 2	2 2 3 3 4	**40**
160	0 0 0 0 0	0 0 0 0 0	1 1 1 1 1	1 2 2 2 3	
140	0 0 0 0 0	0 0 0 0 0	0 1 1 1 1	1 1 1 2 2	
120	0 0 0 0 0	0 0 0 0 0	0 0 1 1 1	1 1 1 1 1	

Achse unten: 4 5 6 7 8 — Gesamt-Cholesterin (mmol/L)

mg/dL: 150 200 250 300

Legende: >15% | 10–14% | 5–9% | 3–4% | 2% | 1% | <1%

Quelle: European Heart Association

Die Tabellen auf Seite 95 (Frauen/Männer) zeigen das altersbezogene Risiko für eine tödlich verlaufende Herz-Kreislauf-Erkrankung unter der Annahme, dass der Lebensstil nicht verändert wird. So können Sie Ihr Herz-Kreislauf-Risiko abschätzen:
• Wählen Sie Ihr Geschlecht und Ihre Altersgruppe.
• Ordnen Sie sich der Gruppe »Raucher« oder »Nichtraucher« zu.
• Wählen Sie Ihren systolischen Blutdruckwert (mmHg) aus der linken Zahlenbeschriftung.
• Wählen Sie Ihren ⇒ Cholesterinwert (mmol/l) aus der Zahlenbeschriftung unter der Tabelle. Rechts unten befindet sich eine Umrechnungstabelle für die Einheit mg/dl.
• Die sich am Ende ergebende Zahl entspricht der statistischen Wahrscheinlichkeit in Prozent, innerhalb der nächsten zehn Jahre an einer Herz-Kreislauf- Erkrankung zu sterben.

Cholesterin – Labortest zu Hause

Mit diesem Test wird der Gesamtcholesterin-Wert bestimmt. Erhöhte Cholesterin-Werte gelten als wichtiger Herz-Kreislauf-Risikofaktor.

Laborprobe: Kapillarblut

Laborwert: ⇒ Cholesterin

Anwendung: Mit der beigelegten Lanzette wird die Fingerkuppe angestochen, um einen Blutstropfen zu gewinnen, der auf eine Testscheibe aufgebracht wird. Nach drei Minuten, treten Farbveränderungen an der Blutprobe auf, die mit einer Farbskala verglichen werden. Bestimmten Farbnuancen sind bestimmten Cholesterin-Werten zugeordnet. Der Test sollte vor dem Frühstück (oder 12 Stunden nach Nahrungsaufnahme) durchgeführt werden.

Kosten: Ein Set mit 25 Teststreifen kostet 40–50 €. Ein kombiniertes Set mit Cholesterin-, Urin- und Blutzuckertests kostet etwa 100 €.

Cholinesterasen (ChE)

Cholinesterasen sind Enzyme, die am Fettstoffwechsel beteiligt sind und als Acetylcholinesterasen für die bioelektrische Signalübermittlung der Muskelaktivität eine wichtige Rolle spielen: Spaltung des Nervenbotenstoffs Acetylcholin an Synapsen. Beim Menschen werden die Enzyme in Leberzellen hergestellt und ins Blutplasma abgegeben. Dort spalten sie Acetylcholin, Butyrylcholin sowie andere Acylcholine oder Thiocholine.

Cholinesterasen kommen im Blutplasma, in der Leber, der Darmschleimhaut, der Bauchspeicheldrüse und der Milz sowie in der weißen Substanz des zentralen Nervensystems vor. Die Cholinesterasen-Aktivität ist ein Laborwert, der die Leistungsfähigkeit der Leber kennzeichnet, zur arbeitsmedizinischen Überwachung von Landarbeitern (Pestizidbelastung) und zu vorgeburtlichen Untersuchungen benutzt wird (Pränataldiagnostik: Ausschluss/Nachweis Neuralrohrdefekt).

Laborprobe: Blutserum/-plasma, Fruchtwasser

Cholinesterasen-Normalwerte	
Messungen bei 37 °C	4,9–12,0 kU/l

⬆ Erhöhte Cholinesterasen-Werte

Erhöhte Cholinesterasen-Werte kommen überwiegend bei chronischem Eiweiß-Verlust durch erhöhte Eiweiß-Ausscheidung über den Darm oder die Nieren vor. Die Cholinesterasen steigen unter diesen Bedingungen deshalb an, weil der Körper die Eiweiß-Produktion (⇒ Albumin) dann erhöht und in der Leberzelle verstärkt Albumin und Cholinesterasen gebildet werden.

Diagnosen mit erhöhten Cholinesterasen-Werten
- Adipositas (Fettsucht)
- Diabetes mellitus
- Fettleber
- Fettstoffwechselstörung (Hyperlipoproteinämie Typ IV)
- Gelbsucht (Ikterus)

- Koronare Herzkrankheit (KHK)
- Missbildung bei Neugeborenen (Neuralrohrdefekt)
- Nierenerkrankung (Nephrotisches Syndrom)
- Schilddrüsenüberfunktion (Hyperthyreose)

⬇ Verminderte Cholinesterasen-Werte

Die verminderte Cholinesterasen-Aktivität zeigt vor allem Lebererkrankungen mit Leberfunktionsstörungen, schwere Allgemeinerkrankungen und Herzinfarkt an.

Diagnosen mit verminderten Cholinesterasen-Werten

- Leberentzündung (Hepatitis, akut/chronisch)
- Arzneimittel (Muskelrelaxantien, Antibiotika, Physostigmin, Hormone, Psychopharmaka, Bronchodilatatoren)
- Cholinesterase-Erkrankung (erblich bedingt)
- Herzinfarkt
- Leberstauung, -insuffizienz, -metastasen, -schocksyndrom, -transplantation, -zirrhose
- Muskelschwund (progressive Muskeldystrophie)
- Perniziöse Anämie
- Pestizid-Vergiftung
- Septischer Schock
- Trichinenbefall

Chrom (Cr)

Chrom (Cr) gilt deshalb als lebenswichtiges (essentielles) Spurenelement, weil es die für den Zuckerstoffwechsel notwendige Insulin-Wirkung aktiviert. Man nimmt an, dass Chrom auch für den Fett- und Kohlenhydratstoffwechsel eine wichtige Rolle spielt. Chrom kommt in der Natur in zwei- bis sechswertiger Elementarform vor. Der menschliche Organismus benutzt dreiwertiges Chrom für funktionelle Aufgaben. Sechswertiges Chrom schädigt die Erbsubstanz.

Mit der Nahrung zugeführtes Chrom wird im Dünndarm aufgenommen und im Blut mit Hilfe von Eiweiß und einem Transporteiweißstoff (⇒ Transferrin) vor allem in stark durchblutete Organe transportiert. Chrom wird hauptsächlich mit dem Urin ausgeschieden. Das im Körper gespeicherte Chrom verteilt sich auf Knochen, Leber und Milz. Eine Unterversorgung mit Chrom bei ausgewogener Ernährung gilt als extrem unwahrscheinlich.

Laborprobe: Blutserum, 24h-Sammelurin

Chrom-Normalwerte	
Chrom im Blut	
Blut	< 0,5 µg/l (< 10 nmol/l)
Chrom-Ausscheidung im Urin	
24h-Urin	< 0,7 µg/24h (< 13 nmol/24h)

⬆ Erhöhte Chrom-Werte

Sechswertiges Chrom ist giftiger als dreiwertiges Chrom, wenn es als Überdosis in den Körper gelangt. Die Beschwerden einer Chrom-Vergiftung umfassen Durchfall, Magen- und Darmblutungen sowie Nieren- und Leberschäden. Erhöhte Konzentrationen von dreiwertigem Chrom haben keinen Krankheitswert.

Diagnosen mit erhöhten Chrom-Werten

• Chrom-Vergiftung (sechswertiges Chrom)

⬇ Verminderte Chrom-Werte

Chronischer Chrom-Mangel führt vor allem zur schlechteren Aktivierbarkeit des Hormons ⇒ Insulin und begünstigt Insulinresistenz. Dies kann dazu beitragen, dass ein insulinabhängiger Diabetes mellitus Typ 1 schlechter zu kontrollieren ist. Ob Chrom-Mangel auch Störungen der peripheren (Neuropathie) und zentralen Nervenfunktionen (Enzephalopathie) verursacht, ist unklar.

Diagnosen mit verminderten Chrom-Werten

• Chrom-Mangel
• Diabetes mellitus (schlecht eingestellt)
• Erhöhte Zufuhr von Kohlenhydraten
• Körperliche Belastung
• Künstliche Ernährung (Sondenernährung)
• Mangelernährung (Reduktionsdiät)
• Schwangerschaft
• Stillzeit

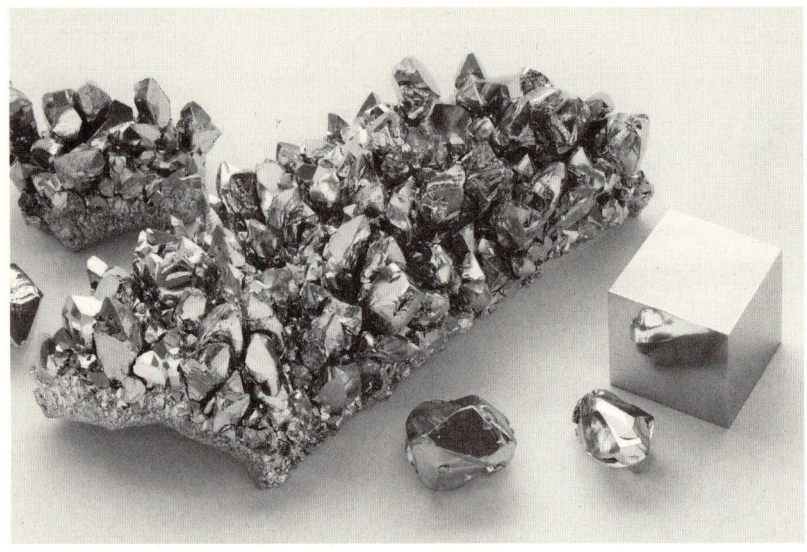

Reinste Chrom-Kristalle sowie zum Vergleichergleich ein hochreiner Chrom-Würfel (1 Kubikzentimeter)

Chrom in Nahrungsmitteln

Nahrungsmittel	Chrom pro 100 Gramm
Weizenkeime	130 µg
Vollkornbrot	50 µg
Maiskeimöl	30 µg
Schweineschnitzel	70 µg
Hühnerfleisch	25 µg
Weiße Bohnen	20 µg
Kakao	12 µg
Vollmilch	4 µg
Naturreis	4 µg
Schwarzer Tee	22 µg pro 2 Teelöffel Teeblätter

Chymotrypsin

Chymotrypsin ist ein eiweißspaltendes Verdauungsenzym, das in der Bauchspeicheldrüse gebildet und in den Dünndarm abgegeben wird. Der Chymotrypsin-Wert eignet sich als Test bei Verdacht auf verminderte Bauchspeicheldrüsenfunktion sowie zur Abklärung von Verdauungsstörungen.

Laborprobe: Stuhl

Chymotrypsin-Normalwert
6 U/g Stuhl

⬆ Erhöhte Chymotrypsin-Werte

Erhöhte Chymotrypsin-Werte sind unbedenklich.

⬇ Verminderte Chymotrypsin-Werte

Diagnosen mit verminderten Chymotrypsin-Werten
- Bauchspeicheldrüsen-Funktionsstörung
- Mukoviszidose
- Verdauungsstörungen

Cobalt (Co)

Das Spurenelement Cobalt (Co) kommt in der Natur als zwei- und dreiwertiger Elementarstoff vor: ein stahlgraues, glänzendes, hartes Metall. Es ist für den menschlichen Organismus deshalb lebenswichtig (essentiell), weil es an bestimmten Enzymreaktionen (Cytochromoxidase) beteiligt und Bestandteil von ⇒ Vitamin B12 (Cobalamin) ist.

Cobalt wird im Körper vor allem in der Leber und im Knochenmark gespeichert, im Darm als Cobalamin aufgenommen und hauptsächlich mit dem Stuhl ausgeschieden. Für Erwachsene wird ein täglicher Bedarf von 0,1 Mikrogramm Cobalt angegeben.

Spuren von Cobalt werden auch dem Tierfutter zugemischt. In den 1960er-Jahren kam es zu Fällen von Herzerkrankungen, die durch Cobalt-Beimischungen im Bier verursacht wurden. Cobalt(II)-Salze können von Sportlern zum Doping missbraucht werden.

Laborprobe: Vollblut, Blutserum/-plasma, 24h-Sammelurin

Cobalt-Normalwerte	
Cobalt im Blut	
Vollblut	8,5–66 nmol/l (0,5–3,9 µg/l)
Blutserum/-plasma	< 10 nmol/l (< 0,6 µg/l)
Cobalt-Ausscheidung im Urin	
24h-Urin	< 26 nmol/24h (< 1,5 µg/24h)

⬇ Verminderte Cobalt-Werte

Eine Cobalt-Mangel-Erkrankung beim Menschen wurde bislang nicht beobachtet. Für die Entstehung einer Anämie könnten Cobalt-Mangel bzw. ein Vitamin B12-Defizit eine Rolle spielen.

Diagnosen mit verminderten Cobalt-Werten

• Perniziöse Anämie
• Vitamin B12-Mangel

Cortisol

Cortisol (Hydrocortison) ist das wichtigste Hormon (Steroidhormon) der in der Nebennierenrinde produzierten Glucocorticoide. Die Ausschüttung von Cortisol und anderen Glucocorticoiden wird über zwei übergeordnete Regelkreise veranlasst: Corticotropin-Releasing-Hormon (CRH) aus dem Zwischenhirn (Hypothalamus) und adrenocorticotropes Hormon (ACTH) aus dem Hypophysenhinterlappen. Cortisol ist am Stoffwechsel der Kohlenhydrate (Förderung der Glukoneogenese in der Leber), Fettstoffe (Förderung der lipolytischen Wirkung von ⇒ Adrenalin und Noradrenalin) und am Eiweißumsatz beteiligt. Cortisol ist auch ein wichtiges Stresshormon. Cortisol wirkt in höherer Dosierung entzündungshemmend und immunsuppressiv.

Die Bestimmung der Cortisol-Werte dient vor allem der Unterscheidung von Nebennierenrinden- und Hypophysenerkrankungen sowie von Allergien unklarer Ursache, Stress- und Psychosezuständen. Eine Überfunktion des Hypophysenvorderlappens verursacht ein Cushing-Syndrom, eine Unterfunktion Morbus Addison. In der Regel ist der Cortisol-Wert allein wenig aussagekräftig, weshalb andere Blutwerte ($\Rightarrow$ Natrium, $\Rightarrow$ Kalium, $\Rightarrow$ Glukose, $\Rightarrow$ Blutbild, $\Rightarrow$ Hämatokrit, $\Rightarrow$ Harnstoff) zusätzlich berücksichtigt werden.

Laborprobe: Blutplasma/-serum, Speichel, 24h-Sammelurin

Cortisol-Normalwerte		
Blutserum	8 Uhr	5–25 µg/dl (138–690 nmol/l)
	24 Uhr	≤ 5 µg/dl (≤ 138 nmol/l)
Speichel	8 Uhr	0,20–1,7 µg/dl (5,4–45,7 nmol/l)
	24 Uhr	< 0,23 µg/dl (< 6,4 nmol/l)
24h-Urin	Erwachsene	17–68 µg/24h (47–188 nmol/24h)

⬆ Erhöhte Cortisol-Werte

Bei einem Überangebot an Glucocorticoiden im Blut spricht man von Hypercortisolismus (Cortisonismus), der in der Regel das Erscheinungsbild eines Cushing-Syndroms hat: gerötetes Vollmondgesicht, Akne, Stammfettsucht, Flüssigkeitsüberfülle (Plethora), Hautstreifen, Bluthochdruck (Hypertonie), allgemeine Leistungsschwäche, Stimmungsstörungen, Osteoporose, Diabetes mellitus, Impotenz, Menstruationsstörungen, Vermännlichung bei Frauen (Hirsutismus) sowie Wachstumsstörungen bei Kindern. Als Ursachen kommen Hypophysentumoren, ACTH-produzierende Tumoren oder eine Cortisontherapie in Frage.

Diagnosen mit erhöhten Cortisol-Werten
- Akute Psychose
- Arzneimittel (Amphetamine, Östrogene, ACTH, Vasopressin)
- Cushing-Syndrom
- Kleinzelliges Bronchialkarzinom (Tumor mit ACTH-Produktion)
- Nebennierenrinden-Tumoren
- Nikotin
- Starker Stress

⬇ Verminderte Cortisol-Werte

Bei einem verminderten Angebot an Glukocorticoiden im Blut spricht man von Hypocortisolismus, der in der Regel das Erscheinungsbild des Morbus Addison (Bronzehaut-Krankheit) hat: zunehmende Muskelschwäche und -schmerzen, Abmagerung, Angstneurosen, bräunliche Verfärbung der Haut und Schleimhäute, Herzstolpern, zu niedriger Blutdruck und zu niedrige Körpertemperatur sowie Verdauungsstörungen. Als Ursachen kommen Hypophysentumoren sowie Zerstörung oder Schädigung der Nebennierenrinde in Frage (Tuberkulose, Leukämie, Tumormetastasen).

Diagnosen mit verminderten Cortisol-Werten

- ACTH-Therapie (Unterdrückung der Nebennierenrindenfunktion)
- Allergien
- Arzneimittel (Dexamethson, Lithium)
- Hypophysenunterfunktion
- Kortison-Therapie (Unterdrückung der Nebennierenrindenfunktion)
- Morbus Addison
- Nebennierenrinden-Insuffizienz

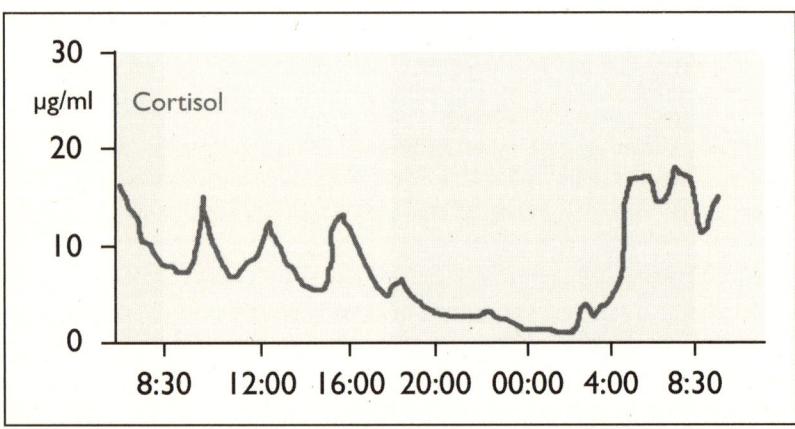

Der Cortisol-Spiegel im Blut schwankt tagsüber und sinkt nachts fast auf Null ab.

C-reaktives Protein (CRP)

C-reaktives Protein (CRP) gilt als bester Parameter einer im Labor nachweisbaren Entzündungsreaktion. Es ist Teil des Immunsystems, wird in der Leber gebildet und ins Blut abgegeben. CRP kennzeichnet vor allem die entzündliche Akutphase und ist für die Diagnose sowie Therapiekontrolle bakteriell verursachter Entzündungen gut geeignet.

Die CRP-Bestimmung hilft bei der Klärung möglicher akuter organischer Erkrankungen (Infektion, Infarkt, Thrombose), kann zur Therapiekontrolle bei Anwendung von Antibiotika eingesetzt werden und erlaubt eine schnelle Diagnose bei fraglichen Infektionen bei Intensivbehandlung oder nach Operationen.

Für folgende Fragestellungen ist der CRP-Wert besonders aussagekräftig:

• Diagnose akuter Entzündungen
• Unterscheidung viraler und bakterieller Infektionen
• Beurteilung der Wirksamkeit von Antibiotika
• Unterscheidung der entzündlichen Darmerkrankungen Colitis ulcerosa bzw. Morbus Crohn.

Mit der CRP-Bestimmung kann man rasch unterscheiden, ob eine Virus- oder Bakterieninfektion mit Entzündungsreaktionen vorliegt. Da CRP kaum auf Viren reagiert, kann auch die Frage, ob Antibiotika gegen Bakterien wirksam sind, mit Hilfe des CRP-Laborwerts beantwortet werden.

Laborprobe: Blutserum/-plasma

CRP-Grenzwert	
Erwachsene und Kinder	≤ 5,0 mg/l

↑ Erhöhte CRP-Werte

Bei akuten Entzündungsreaktionen steigt der CRP-Wert bereits innerhalb von 24 Stunden an und fällt nach beendeter Akutreaktion rasch wieder ab. Die Höhe des CRP-Wertes entspricht dem Schweregrad und Ausmaß der Entzündungsreaktion:

• 5–10 mg/l: Entzündungsverdacht
• 10–50 mg/l: leichte bis mäßige Entzündung
• 50–100 mg/l: schwere bakterielle Entzündung

Diagnosen mit erhöhten CRP-Werten

• Arthritis
• Bakterielle Infektionen (Lungenentzündung, Meningitis, Blutvergiftung u. a.)
• »Blutvergiftung« (Sepsis)
• Fieber
• Herzinfarkt

- Hirnhautentzündung (Meningitis)
- Morbus Crohn
- Tumorerkrankungen

⬇ Verminderte CRP-Werte
Verminderte Werte sind unbedenklich.

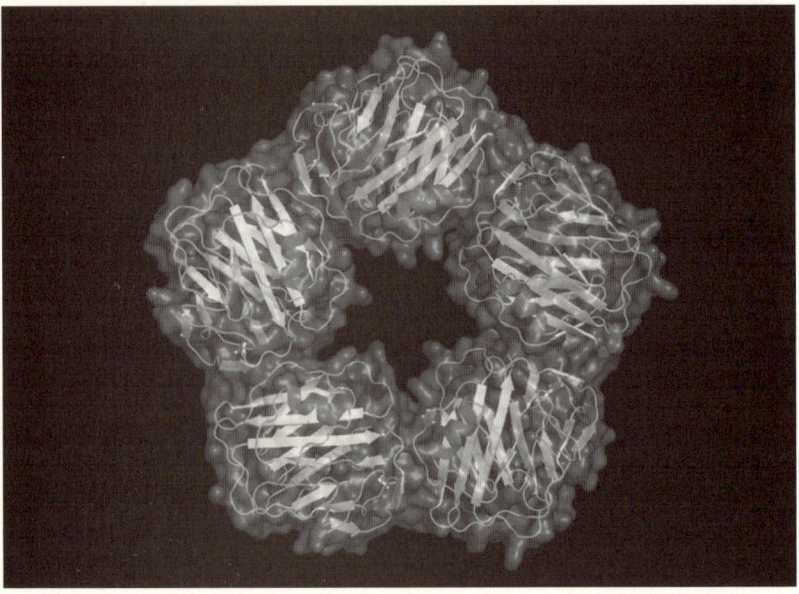

3D-Strukturmodell von C-reaktivem Protein

CYFRA 21-1

CYFRA 21-1 spürt Cytokeratin-19-Fragmente auf. Cytokeratine sind Eiweißstoffe zur Stützung des Zellskeletts. Dieser ⟹ Tumormarker besitzt große Bedeutung bei einem Verdacht auf Lungenkrebs (Bronchialkarzinom). Darüber hinaus kann die Wirksamkeit einer Therapie und der Nachsorge bei nicht kleinzelligen Bronchialkarzinomen kontrolliert werden. Auch eine Verlaufskontrolle bei aggressiven Formen von Harnblasenkrebs kann mit Hilfe dieses Tumormarkers durchgeführt werden.
Laborprobe: Blutserum, Pleuraergussflüssigkeit

CYFRA 21-1-Grenzwerte	
Bei 95 % der gesunden Normalpersonen	1,7 µg/l
Bei 95 % der Lungenerkrankten	3,3 µg/l

⬆ Erhöhte CYFRA 21-1-Werte

Wenn bei Geweberundherden unklarer Ursache in den Lungen ein Anstieg von CYFRA 21-1 auf mehr als 3 µg/l gemessen wird, liegt mit großer Wahrscheinlichkeit ein Bronchialkarzinom vor.

Darmkrebs-Früherkennung – Labortest zu Hause

Dieser Darmkrebs-Früherkennungstest kann wesentlich zuverlässiger (80–90 Prozent spezifisch/sensitiv) als der Darmkrebs-Vorsorgetest (okkultes Blut im Stuhl) ein mögliches Risiko anzeigen. Unter Umständen lässt sich mit diesem Enzymtest sogar eine belastende Darmspiegelung vermeiden.

Krebsvorbeugung durch gesunde Ernährung

Risiko		Krebsformen	Evidenz
⬇	Obst + Gemüse	Speiseröhre	■■■
⬇	Obst + Gemüse	Kehlkopf, Mund, Rachen, Niere	■■
⬇	Obst	Lunge, Magen	■■■
⬇	Obst	Blase, Darm, Mastdarm	■■
⬇	Gemüse	Darm, Mastdarm	■■■
⬇	Gemüse	Lunge, Eierstöcke, Magen	■■

■■■ wahrscheinlich für einen Risiko modifizierenden Effekt
■■ möglich für einen Risiko modifizierenden Effekt

Laborprobe: Stuhl
Laborwert: Tumor M2-Pyruvatkinase (Tumor M2-PK). Enzymimmunoassay mit zwei monoklonalen Antikörpern, die spezifisch Tumor M2-PK erkennen.
Anwendung: Mit dem beigelegten Röhrchen wird eine erbsengroße Stuhlprobe entnommen. Dann wird das Röhrchen verschlossen und die Probe an die Adresse eines Labors geschickt.
Nach der Probenanalyse wird das Ergebnis mitgeteilt.
Kosten: Ein Testset kostet etwa 27 €.

DHEA/DHEAS

Dehydroepiandrosteron (DHEA) ist das häufigste im menschlichen Körper vorkommende Steroidhormon. DHEA kann je nach Hormonstatus östrogen- oder androgenartig wirken und ist die Vorstufe für männliche und weibliche Sexualhormone (Androgene bzw. Östrogene).
DHEA wird in der Leber zum Sulfat DHEAS verstoffwechselt. DHEA und DHEAS werden ausschließlich in der Nebennierenrinde produziert.
Mit der DHEAS-Laborwertanalyse können die Ursachen einer erhöhten ⇒ Testosteron-Aktivität genauer bestimmt werden. Insbesondere lassen sich bei Frauen Störungen der Nebennierenrinde bzw. der Eierstöcke unterscheiden.
Laborprobe: Blutserum/-plasma

DHEA/DHEAS-Normalwerte	
DHEA	
• Frauen (20–50 Jahre)	1,0–8 ng/ml
• Männer (20–50 Jahre)	1,5–9 ng/ml
DHEAS	
• Frauen (20–50 Jahre)	≤ 14,3 µmol/l
• Frauen (Wechseljahre)	≤ 3,2 µmol/l
• Männer (20–50 Jahre)	0,27–16,7 µmol/l/ml

⬆ Erhöhte DHEAS-Werte

Erhöhte DHEAS-Werte bei der Frau führen zur Vermännlichung (Virilisie-rung). Je höher der gemessene DHEAS-Wert (> 18,9 µmol/l) ist, desto wahrscheinlicher ist ein Nebennierenrindenkarzinom. DHEAS ist dem-nach auch ein ⇒ Tumormarker der Nebennierenrinde.

Diagnosen mit erhöhten DHEAS-Werten
- Adrenogenitales Syndrom
- Cushing-Syndrom
- Hirsutismus (verstärkte Behaarung männlichen Typs bei Frauen)
- Nebennierenrindenkarzinom mit Androgenproduktion
- Virilisierung (Hirsutismus, Klitorishypertrophie, tiefe Stimme, Stirnglat-ze, Muskelmassenzunahme bei Frauen)

⬇ Verminderte DHEAS-Werte

Verminderte DHEAS-Werte weisen auf eine Nebennierenrindeninsuffizi-enz hin.

Differentialblutbild

Weiße Blutkörperchen (⇒ Leukozyten) setzen sich aus unter-schiedlich geformten Zelltypen mit unterschiedlichen Abwehr-funktionen zusammen. Genauere Aussagen über bestimmte Erkrankungen oder Zustände, die Veränderungen der weißen Blutkörperchen betreffen, sind mit dem so genannten Diffe-rentialblutbild (»weißes Blutbild«) möglich.

Die Untersuchung wird mit einem Mikroskop durchgeführt, wobei ein luftgetrockneter speziell gefärbter Blutausstrich auf einem Objektträger beurteilt wird. Ziel der Untersuchung ist die Bestimmung der prozentualen Anteile der verschiedenen Leukozytenarten bezogen auf eine Stichprobe von 100 weißen Blutkörperchen. Veränderungen im Differentialblutbild können die Anzahl und Gestalt (Morphologie) der Leukozyten betref-fen. Für das Differentialblutbild sind drei Zellgruppen weißer Blutkörperchen von Bedeutung:
- Granulozyten: Diese Gruppe von Leukozyten enthält granu-lierte Substanzen im Zellinneren, wobei entsprechend der Reaktion auf Farbstoffe und der Zellkernform verschiedene

Granulozyten vorkommen: Basophile Granulozyten (binden basische Farbstoffe), eosinophile Granulozyten (binden saure Farbstoffe), und neutrophile Granulozyten (binden neutrale Farbstoffe) und als stab- oder segmentkernige Formen vorkommen.

Granulozyten spielen vor allem bei Entzündungsreaktionen, Allergien und Parasiteninfektionen eine wichtige Rolle.

• Monozyten, Makrophagen und Histiozyten: Monozyten sind die größten weißen Blutkörperchen und können sich in spezialisierte bewegliche Fresszellen (Makrophagen) oder ortsständige Fresszellen in Geweben (Histiozyten) verwandeln. Diese Leukozytengruppe ist für die Beseitigung von körperfremdem Material zuständig.

• Lymphozyten: ⇒ Lymphozyten sind spezialisierte Zellen des körpereigenen Abwehrsystems (Immunsystem), die vor allem bei Virusinfektionen, Pfeifferschem Drüsenfieber (infektiöse Mononukleose) und chronisch lymphatischer Leukämie Formveränderungen aufweisen.

• Neutrophile Granulozyten machen den größten Teil der weißen Blutkörperchen im normalen Blutbild aus und sind vor allem während der ersten Phase einer Entzündung vermehrt im Blut nachweisbar.

Ist die Anzahl der neutrophilen Granulozyten erhöht (Neutrophilie), entspricht dies einer erhöhten Leukozytenzahl (Leukozytose).

Der Anteil bestimmter Kernformen der weißen Blutkörperchen (stab- oder segmentkernförmig) im Differentialblutbild kann zusätzlich zur Sicherung bestimmter Diagnosen benutzt werden.

Man spricht dann von einer »Kernverschiebung« bzw. einer »Links- oder Rechtsverschiebung«. Der Rückgang der Linksverschiebung wird in der Regel als Zeichen der Abheilung einer Erkrankung gedeutet.

Laborprobe: Vollblut

Differentialblutbild-Normalwerte

Zelltyp	Anteil an der Ge-samtleukozytenzahl	Absolute Zahl pro Mikroliter (µl)
Stabkernige neutrophile Granulozyten	3–5 %	150–400
Segmentkernige neutrophile Granulozyten	54–62 %	3000–5800
Eosinophile Granulozyten	1–3 %	50–250
Basophile Granulozyten	0–1 %	15–50
Lymphozyten	25–33 %	1500–3000
Monozyten	3–7 %	280–500
alle Leukozyten (Erwachsene)	100 %	4000–10000

⬆ Erhöhte Werte im Differentialblutbild

Neutrophile Granulozyten treten vor allem bei entzündlichen Prozessen im Körper vermehrt im Blut auf, wobei sie gezielt am Entzündungsort aktiv sind. Wenn der Anteil an eosinophilen Granulozyten erhöht ist, ist dies vor allem ein Hinweis auf eine Auseinandersetzung des Körpers mit Allergenen oder Parasiten. Auch basophile Granulozyten spielen eine wichtige Rolle bei allergischen Reaktionen.

Diagnosen mit einem erhöhten Anteil von Neutrophilen

- Akuter Blutverlust
- Bösartige Tumorerkrankungen
- Chronisch myeloische Leukämie (CML)
- Chronisch-entzündliche Erkrankungen
- Entbindung
- Infektionen (Bakterien, Pilze, Parasiten, Viren)
- Knochenmarkerkrankung (Myelofibrose)
- Körperliche Belastung
- Milzentfernung
- Neugeborenen-Blutvergiftung (neonatale Sepsis)
- Polycythämia vera
- Stoffwechselkrankheiten (Diabetes-, Gicht-, Leber-Koma)
- Stress
- Vergiftung

Diagnosen mit einem erhöhten Anteil von Eosinophilen

- Allergische Reaktionen

- Arzneimittel (Acetylsalicylsäure, Antibiotika)
- Chronische PCP-Belastung
- Drüseninsuffizienz (Schilddrüse, Nebennieren, Hypophyse)
- Hautkrankheiten (Neurodermitis, Schuppenflechte)
- Heilphase nach Infektionen
- Infektionskrankheiten (Scharlach, Masern, Gonorrhö, Ruhr, Amöbiasis)
- Krebserkrankungen
- Myeloische Leukämie
- Parasitenbefall (Trichinen, Würmer)
- Rheumatoide Arthritis
- Röntgenbestrahlung
- Stiche und Bisse giftiger Tiere
- Stress

Diagnosen mit einem erhöhten Anteil von Basophilen
- Chronische Entzündungen
- Heilphase nach Infektionen
- Leberzirrhose
- Nasennebenhöhlenentzündung
- Östrogen-Einnahme
- Polycythämia vera
- Röntgenbestrahlung
- Schilddrüsenunterfunktion (Hypothyreose)
- Windpocken

Diagnosen mit einem erhöhten Anteil von Monozyten
- Akute Infektionen
- Bakterien-, Virus- und Parasitenerkrankung (Tuberkulose, Lues, Malaria, Brucellose, Hepatitis, Typhus)
- Hodgkin-Lymphom
- Knochenmarkerkrankungen
- Krebserkrankungen
- Leukämie
- Non-Hodgkin-Krankheit

Diagnosen mit einem erhöhten Anteil von Lymphozyten
- Chronische Infektionen (Tuberkulose, Lues, Brucellose)
- Drüseninsuffizienz (Hypophyse, Nebennieren)
- Heilphase nach Infektionen
- Krebserkrankungen
- Lymphatische Leukämien (ALL, CLL)
- Rheumatische Erkrankungen
- Virusinfektionen (Keuchhusten, Masern, Röteln, Grippe)

⬇ Verminderte Werte im Differentialblutbild

Verminderte Granulozytenzahlen im Blut können auf eine verminderte Zellproduktion im Knochenmark, erhöhten Zellverbrauch bei schweren Infektionen oder Autoimmunerkrankungen sowie etwa Virusinfektionen hindeuten. Die Anzahl der Monozyten und Lymphozyten kann bei unterschiedlichen Zuständen oder Erkrankungen vermindert sein.

Diagnosen mit einem verminderten Anteil von Neutrophilen
- Anämie (schwerer Vitamin B12-, Folsäuremangel)
- Arzneimittel
- Autoimmunerkrankungen
- Blutbildungsstörungen
- Chemotherapie bei Krebserkrankungen
- Methotrexat-Therapie bei Gelenkrheuma (Polyarthritis)
- Virusinfektionen (Epstein-Barr-, HIV-, Parvoviren)
- Zeckenbiss (Colorado-Fieber)
- Zyklische Neutropenie (Angeborene Neutrophilen-Schwäche)

Diagnosen mit einem verminderten Anteil von Eosinophilen
- Akutphase von Infektionen
- Arzneimittel (Ephedrin)
- Drüsenerkrankungen (Nebennieren, Hypophyse, Cushing-Syndrom)
- Hormonbehandlung
- Psychischer Stress
- Unfallverletzung oder Operation

Diagnosen mit einem verminderten Anteil von Basophilen
- Akutphase allergischer Reaktionen
- Akutstadium einer Lungenentzündung (Lobärpneumonie)
- Hormontherapie (Kortison, ACTH)
- Schilddrüsenüberfunktion (Hyperthyreose)

Diagnosen mit einem verminderten Anteil von Monozyten
- Erkrankungen und Zustände, die das Knochenmark zerstören

Diagnosen mit einem verminderten Anteil von Lymphozyten
- Akutphase von Infektionen
- Körperliche Belastungen
- Leukämie
- Mikronährstoffmangel (Zink, Vitamin B6, Vitamin E, Selen, Biotin, Magnesium)
- Nierenversagen (Urämie)
- Operationen, schwere Verletzungen und Verbrennungen
- Röntgenstrahlung
- Schwangerschaft

- Starke Bauchschmerzen
- Stresszustände
- Zytostatikatherapie

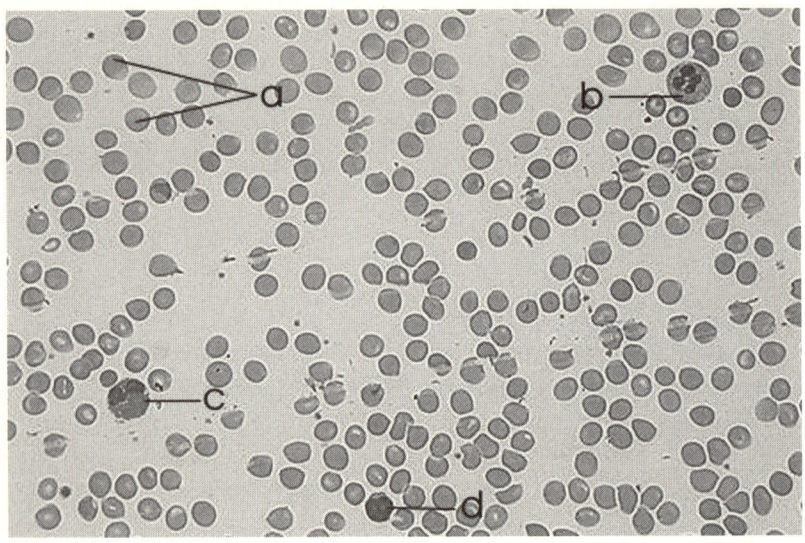

Blutausstrich unter dem Mikroskop: für das Differentialblutbild wird die Anzahl der verschiedenen Zelltypen bestimmt – a: Erythrozyten; b: neutrophiler Granulozyt; c: eosinophiler Granulozyt; d: Lymphozyt.

Eisen (Fe)

Eisen (Ferrum, Fe) wird im Dünndarm aus der Nahrung aufgenommen, wobei nur etwa 10 Prozent des zugeführten Eisens verwertet (absorbiert) werden. In der Regel wird zweiwertiges Eisen (Fe^{2+}) genutzt. Dreiwertiges Eisen (Fe^{3+}) wird im Körper zu zweiwertigem Eisen reduziert und dann absorbiert. Aus pflanzlichen Nahrungsmitteln kann Eisen schlechter aufgenommen werden als aus tierischen. Ein ausreichendes Angebot an $\Rightarrow$ Vitamin C verbessert die Eisen-Verwertung.

Eisen gelangt im Blut an ein Transporteiweiß ($\Rightarrow$ Transferrin) gebunden zu den Zielzellen und Organen. In vielen Organen wird Eisen bevorzugt in Form von $\Rightarrow$ Ferritin gespeichert. Eisen ist ein lebenswichtiges Spurenelement, weshalb der Körper damit sehr sorgfältig umgeht: Eisen aus dem Blutfarbstoff (⇒ Hämoglobin) verbrauchter roter Blutkörperchen wird fast vollständig wiederverwertet.

Eisen erfüllt vielfältige Aufgaben im menschlichen Körper: Es ist Bestandteil von Blut- (Hämoglobin) und Muskelfarbstoff (⇒ Myoglobin); es ist lebenswichtig für den Sauerstofftransport und die Kohlendioxid-Entsorgung; es nimmt am enzymatischen Energiestoffwechsel teil und ist für die zuverlässige Immunfunktion von großer Bedeutung.

Auch bei Gesunden können die Eisen-Werte vorübergehend erhöht sein. Eisen-Werte sind generell stark variabel und auch von der Ernährung abhängig.

Laborprobe

• Blutserum, -plasma, Nüchternblutentnahme (12 Stunden Nahrungskarenz)

Eisen-Normalwerte	
Serumwerte Erwachsene	
Frauen (40 Jahre)	23–134 µg/dl (4,1–24,0 µmol/l)
Männer (40 Jahre)	35–168 µg/dl (6,3–30,1 µmol/l)

⬆ Erhöhte Eisen-Werte

Erhöhte Eisen-Werte sind vor allem ein Kennzeichen einer Hämoglobin-Überladung (Hämochromatose). Massiver Eisen-Überschuss kann sich durch Lebervergrößerung, Herzmuskel- (Kardiomyopathie), Drüsenfunktionsstörungen und eine Grauverfärbung der Haut an den Handinnenflächen äußern.

Diagnosen mit erhöhten Eisen-Werten

• Anämie (hämolytisch)
• Bluttransfusionen
• Eisenvergiftung
• Hämochromatosen (erblich)
• Leberzirrhose
• Virushepatitis

⬇ Verminderte Eisen-Werte

Ernährungsbedingte Eisen-Mangelzustände sind in westlichen Industrie-
staaten selten. Vorübergehender leichter Eisen-Mangel kommt auch bei
gesunden Menschen häufiger vor und ist Ausdruck von Anpassungsvor-
gängen des Körpers an Zustände unterschiedlichen Bedarfs. Zum
Eisen-Mangel können Veränderungen der Eisen-Versorgung/-aufnah-
me/-verteilung und Eisen-Verlust beitragen. Ein Eisen-Mangel kann
längere Zeit vorliegen, ohne dass es zu Beschwerden kommt. Sind die
Eisen-Werte chronisch niedrig, können rasche Ermüdung, Stimmungs-
schwankungen und Neigung zu Kopfschmerzen auftreten.
Wenn die Blut- und Eisen-Werte vermindert sind (manifester Eisen-Mangel), kommen Beschwerden der Blutarmut (Anämie) wie Mund- und
Zungenschleimhauteinrisse, Verstopfung, Durchfall und Infektanfälligkeit
vor.

• Während der Monatsblutung verlieren Frauen etwa 0,4–1 mg Eisen pro
Tag, monatlich etwa 11–28 mg Eisen.

• Verminderte Eisen-Werte im Blutserum sind nicht gleichbedeutend mit
einem Eisenmangel!

• Für die Diagnose eines Eisen-Mangels sind zusätzliche Laboruntersuchungen (⇒ Trans-ferrin, ⇒ Ferritin) erforderlich.

Diagnosen mit verminderten Eisen-Werten

• Eisen-Mangel (gleichzeit vermindertes Ferritin)
• Entzündungen (chronisch)
• Infektionen
• Tumorerkrankungen

Eiweiß

Eiweiße (Proteine) sind Bestandteile fast aller Körpergewebe.
Die Eiweiße selbst bestehen bei Pflanzen und Tieren aus Aminosäuren, die teilweise vom Organismus selbst hergestellt
werden können oder mit der Nahrung zugeführt werden müssen, damit es nicht zu Eiweiß-Mangel mit entsprechenden
Stoffwechselstörungen kommt. Proteine enthalten mehr als
100 Aminosäuren. Beim Menschen werden nicht selbst produ-
zierbare Aminosäuren auch »essentielle Aminosäuren« genannt.
Im Körper finden sich Eiweiße unterschiedlicher Größe (Oligo-,
Polypeptid, Protein) und Form (langgestreckt, kugelig). Eiweiße

sind an zahlreichen Körperprozessen (Sauerstofftransport, Flüssigkeitsregulation) und Zellvorgängen beteiligt, erfüllen Stütz- und Strukturfunktionen (Muskeln, Haare) und können sich mit anderen Stoffen verbinden (Lipide, Glukose, Hämoglobin, Mineralstoffe, Spurenelemente).

Von größerer Bedeutung für die Funktionsbewertung im Labor sind vor allem Blutplasmaeiweiße (Plasmaproteine) wie ⇒ Albumin und ⇒ Immunglobuline sowie ⇒ Harnstoff als Eiweißabbauprodukt und die ⇒ Serumeiweiß-Elektrophorese.

Laborwerte des Eiweißstoffwechsels

Die Bestimmung der folgenden Laborwerte erlaubt eine gute Beurteilung des Eiweißstoffwechsels:

- ⇒ Albumin
- ⇒ Gesamteiweiß
- ⇒ Harnstoff (Reststickstoff)
- ⇒ Kreatinin
- Eiweiß (⇒ Urin-Teststreifen)
- ⇒ Serumeiweiß-Elektrophorese
- Spezielle Plasmaproteine

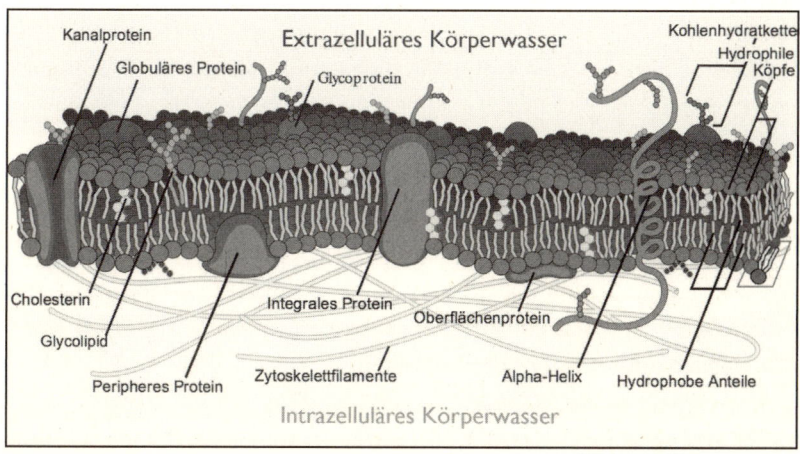

Eiweißstoffe sind auch Bestandteile der Zellmembran: Kanalprotein, Glycoprotein, integrales Protein, globuläres Protein, Oberflächenprotein und peripheres Protein.

Erythrozyten

Rote Blutkörperchen bzw. scheibchenförmige rote Blutzellen, die Erythrozyten (*erythros* = rot; *kytos* = Zelle) werden im Knochenmark gebildet, besitzen keinen Zellkern und haben eine Lebensdauer von etwa 120 Tagen. Sind die Blutkörperchen verbraucht, werden sie bevorzugt in der Milz »aussortiert« und in ihre Bestandteile zerlegt, die dann nach Bedarf wieder verwendet werden. Jeder gesunde Erwachsene verfügt über ungefähr 30 000 Milliarden Erythrozyten. Ein Prozent der roten Blutzellen werden pro Tag aus dem Blutkreislauf herausgenommen, recycelt und vom Knochenmark wieder ersetzt. Hauptaufgabe der roten Blutkörperchen ist der Sauerstofftransport im Körper.

Mit der Bestimmung der Erythrozyten-Zahl können Störungen der Blutbildung erfasst werden. Die Erythrozyten-Zahl allein hat keine diagnostische Aussagekraft. Erst zusammen mit anderen Parametern kann die aktuelle Anzahl der roten Blutkörperchen richtig gedeutet werden.

Laborprobe: Vollblut, Kapillarblut

Erythrozyten-Normalwerte	
Frauen	4,1–5,4 Millionen Erythrozyten/µl Blut
Männer	4,4–5,9 Millionen Erythrozyten/µl Blut

↑ Erhöhte Erythrozyten-Zahl

Zu viele rote Blutkörperchen im Blut gelten als Hinweis auf eine Polyglobulie oder Polyzythämie (Erhöhung der Anzahl aller Blutzellen), die häufig auf ein verringertes Sauerstoffangebot im Körper zurückgeht. Polyglobulie wird seltener nachgewiesen als eine Anämie und hat zahlreiche Ursachen.

Diagnosen mit erhöhter Erythrozyten-Zahl

- Herz- und Lungenerkrankungen
- Hochleistungssport
- Höhensport-Training
- Knochenmarkerkrankungen

- Polyglobulie/Polyzythämie
- Rauchen
- Schwangerschaft

⬇ Verminderte Erythrozyten-Zahl

Zu wenig rote Blutkörperchen im Blut gelten als Hinweis auf eine Anämie.

Diagnosen mit verminderter Erythrozyten-Zahl

- Anämie
- Blutung mit Erythrozytenverlust
- Erythrozytenabbau oder -zerstörung im Körper (Eisen- oder Vitaminmangel)
- Gestörte oder mangelhafte Erythrozytenproduktion
- Mangel- oder Fehlernährung

Erythrozytenindizes

Messwerte, die eine Beurteilung von Formveränderungen (Morphologie) der roten Blutkörperchen erlauben, werden Erythrozytenindizes genannt. Die Erythrozytenindizes können nur dann bestimmt werden, wenn die Werte von Blutfarbstoff (⟹ Hämoglobin), der ⟹ Hämatokrit und die Anzahl der ⟹ Erythrozyten bekannt sind. Die Formbeurteilung der roten Blutkörperchen ist zur genauen Diagnose einer Anämie von Bedeutung.

Folgende Indizes werden bestimmt:

MCH = Mittlerer zellulärer Hämoglobingehalt. Dieser Wert gibt den mittleren Blutfarbstoffgehalt des roten Blutkörperchens an (MCH = Blutfarbstoff geteilt durch die Erythrozytenzahl).

MCHC = Mittlere zelluläre Hämoglobinkonzentration. Dieser Wert sagt etwas über die Fließeigenschaften und Zähigkeit (Viskosität) des roten Blutkörperchens aus (MCHC = Blutfarbstoffkonzentration geteilt durch den Hämatokrit).

MCV = Mittleres Zellvolumen. Dieser Wert gibt das Verhältnis der flüssigen Bestandteile im Erythrozyten an (MCV = Hämatokrit geteilt durch die Anzahl der roten Blutkörperchen pro Liter).

RDW = Erythrozyten-Verteilungsbreite. Die Werte werden grafisch dargestellt und zeigen die Verteilung des mittleren Zellvolumens von roten Blutkörperchen in einer Blutprobe. Abnorm veränderte Werte der Erythrozytenindizes können durch die Messmethode, extrem hohe Triglyzeridwerte und Leukozytenzahlen (MCH), falsch-verminderte Hämoglobin- und falsch-erhöhte Hämatokritwerte (MCHC) und Arzneimittel zur Behandlung von Anämie (RDW) verursacht werden.

Laborprobe: Vollblut

Erythrozytenindizes-Normalwerte		
MCH	Erwachsene	28–33 pg/Zelle
MCHC	Erwachsene	330–360 g/l
MCV	Erwachsene	80–96 fl
RDW		< 15 %

Normale Erythrozytenindizes

Die Erythrozytenindizes können beim Gesunden aber auch bei zahlreichen Erkrankungen im Normalbereich sein.

Diagnosen mit normalen Erythrozytenindizes

MCV
- Anämie durch Immunstörung
- Anämie bei Erkrankung kleiner Gefäße (Mikroangiopathie)

MCH
- Anämie bei chronischen Erkrankungen (Entzündungen, Tumorerkrankungen).

MCHC
- Verschiedene Formen von Anämie

⬆ Erhöhte Erythrozytenindizes

Bei erhöhter MCV befinden sich überwiegend rote Blutkörperchen im Blut, die abnorm vergrößert sind. Dies gilt als Hinweis auf eine sogenannte makrozytäre Anämie, die etwa bei chronischem Alkoholkonsum vorkommt. Je höher die MCHC ist, desto höher ist die Zähigkeit (Viskosität) der roten Blutkörperchen und desto träger fließt das Blut. Sehr hohe RDW-Werte kommen vor allem bei akuter Anämie durch Zerfall oder Abbau der roten Blutkörperchen vor.

Diagnosen mit erhöhten Erythrozytenindizes

MCV
- Alkoholismus
- Behandlung einer Eisenmangelanämie
- Folsäure-Mangel
- Leberzirrhose

	• Rauchen
	• Vitamin B12-Mangel
MCH	• Behandlung einer Eisenmangelanämie
	• Folsäure-Mangel
	• Vitamin B12-Mangel
MCHC	• Erbliche Erkrankung der roten Blutkörperchen (Sphärozytose)
RDW	• Akute Anämie
	• Hämolyse

⬇ Verminderte Erythrozytenindizes

Veränderungen der Erythrozytenindizes sind für die Diagnose bestimmter Anämieformen von Bedeutung. Bei verminderter MCV befinden sich überwiegend rote Blutkörperchen im Blut, die auffällig kleiner sind. Dies gilt als Hinweis auf eine sogenannte mikrozytäre Anämie, die bei chronischem Blutverlust oder Eisenmangel vorkommen kann. Verminderte RDW-Werte sind unbedenklich.

Diagnosen mit verminderten Erythrozytenindizes
• Eisenmangel (MCH, MCHC, MCV)
• Kupfermangel (MCH, MCHC, MCV)
• Vitamin B6-Mangel (MCH, MCHC, MCV)

Ferritin

Ferritin ist ein Protein, das der Speicherung von ⇒ Eisen dient und im ganzen Körper vorkommt. Ferritin findet sich hauptsächlich in der Leber, Milz und im Knochenmark. Bei gesunden Menschen sind etwa ein Fünftel des gesamten Eisens in Ferritin gespeichert. Je mehr Eisen durch Vermittlung von Ferritin gespeichert wird, desto

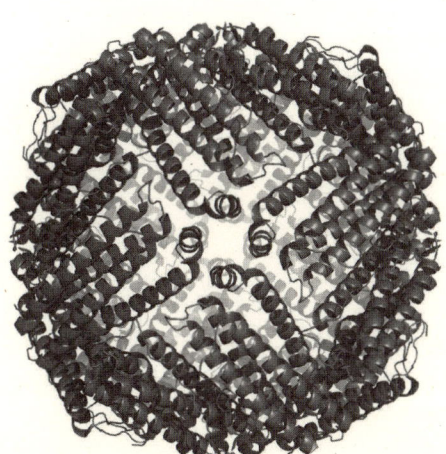

Oberflächenmodell von Ferritin (der Maus).

höher ist die Ferritin-Konzentration im Blut. Die Bestimmung des Ferritins im Serum gilt als Standardtest zur Diagnostik des Eisenmangels. Vegetarier sind für Eisenmangel anfällig.
Laborprobe: Blutserum/-plasma

Ferritin-Normalwerte		
Serumwerte Erwachsene		
16–64 Jahre	22–112 µg/l (weiblich)	34–310 µg/l (männlich)
65–95 Jahre	13–651 µg/l (weiblich)	4–665 µg/l (männlich)

⬆ Erhöhte Ferritin-Werte

Erhöhte Ferritinwerte weisen auf eine Vermehrung des gesamten Körpereisens hin (betrifft nur die Eisenspeicher) und kennzeichnen eine Eisen-Überladung.

Diagnosen mit erhöhten Ferritin-Werten

- Anämie (ohne Eisenmangel)
- Bauchspeicheldrüsenkrebs (Pankreaskarzinom)
- Bluttransfusionen (Eisenüberladung)
- Eisenspeicherkrankheit (Hämochromatose)
- Leberzirrhose
- Lungenkrebs

⬇ Verminderte Ferritin-Werte

Verminderte Ferritin-Werte weisen auf die Entleerung der Eisenspeicher bzw. den Verlust von 10 bis 25 Prozent des Gesamtkörpereisens hin.

Diagnosen mit verminderten Ferritin-Werten

- Eisen-Mangel (mit oder ohne Anämie)

Fibrinogen

Fibrinogen (Gerinnungsfaktor I) wird in der Leber gebildet. Die Fibrinogen-Messung dient in erster Linie dem Nachweis und der Verlaufskontrolle von Erkrankungen mit einem erhöhten Fibrinogen-Verbrauch (⇒ Blutgerinnung). Darüber hinaus liefert der Fibrinogen-Wert auch Hinweise auf Gerinnungsvorgänge innerhalb von Blutgefäßen und kann zur Kontrolle einer

Fibrinolyse-Therapie eingesetzt werden. In der Schwangerschaft kann der Fibrinogen-Wert auf bis zu 6,0 g/l ansteigen.
Laborprobe: Blutplasma

Fibrinogen-Normalwerte
Erwachsene 1,80–3,81 g/l

⬆ Erhöhte Fibrinogen-Werte

- Erhöhte Werte sind insbesondere für chronisch-entzündliche Prozesse wie bei rheumatischen Erkrankungen oder Zuständen mit Akute-Phase-Reaktionen, Entzündungen, Verletzungen oder Verbrennungen typisch.
- Erhöhte Werte gelten auch als unabhängiger Risikofaktor der Arteriosklerose bzw. der Folgeerkrankungen Herzinfarkt oder Schlaganfall.

Diagnosen mit erhöhtem Fibrinogen
- Akute-Phase-Reaktionen bei Entzündung, Verbrennung, Verletzung oder Tumorerkrankungen
- Diabetes mellitus
- Krebserkrankungen (Bauchspeicheldrüse, Lunge)
- Nierenerkrankung (Nephrotisches Syndrom)
- Risikofaktor für eine arterielle Verschlusskrankheit, für einen akuten Herzinfarkt oder Schlaganfall

⬇ Verminderte Fibrinogen-Werte

Zu verminderten Werten kommt es vor allem bei Lebergewebeschäden.
Diagnosen mit vermindertem Fibrinogen
- Angeborener oder erworbener Fibrinogen-Mangel
- Durchblutungsstörungen der Leber bei akuter Rechtsherzinsuffizienz
- Erkrankungen mit erhöhtem Fibrinogen-Verbrauch (Verbrauchskoagulopathie)
- Knollenblätterpilz-Vergiftung
- Leberzirrhose

Folsäure

Folsäure (Folat) ist ein lebenswichtiges (essentielles) Vitamin (Vitamin B9), das nicht körpereigen produziert werden kann und mit der Nahrung zugeführt werden muss. Folsäure

(Pteroylmonoglutaminsäure) ist an zahlreichen wichtigen Stoffwechselprozessen beteiligt, etwa der Produktion von Purinen und Nukleinsäuren (DNA-Synthese), die unter anderem für den Aufbau von Erythrozyten benötigt werden.

Der Bedarf wird mit täglich 400 Mikrogramm pro Tag bei Erwachsenen und 800 Mikrogramm bei Frauen mit Kinderwunsch sowie in der Schwangerschaft und Stillzeit angegeben. Eine Zufuhr von mehr als 1000 Mikrogramm Folsäure hat keine Gesundheitswirkungen. Eine ausreichende Folsäure-Versorgung sollte vor allem während der Schwangerschaft gesichert sein. Folsäure-Mangel bei Schwangeren erhöht das Missbildungsrisiko für das Ungeborene, soll die Sprachentwicklung des Kindes ungünstig beeinflussen und es für Autismus anfälliger machen. Es wird Frauen empfohlen, Folsäure schon beim Wunsch einer Schwangerschaft einzunehmen.

Der Folsäure-Laborwert kann zum Ausschluss oder Nachweis eines Folsäure-Mangels und zur Differentialdiagnose bei erhöhtem ⇒ Homocystein-Spiegel benutzt werden.

Laborprobe: Nüchternblutserum

Folsäure-Normalwerte	
Erwachsene	1,8–9,0 µg/l (4–20 nmol/l)

⬆ Erhöhte Folsäure-Werte

Bei erhöhtem Blutspiegel kann es zu psychischen Symptomen, Magen-Darm-Problemen und Schlafstörungen kommen.

Diagnosen mit erhöhten Folsäure-Werten
- Folsäure-Überdosierung (Multivitaminpräparate)

⬇ Verminderte Folsäure-Werte

Die Blutbildungsstörungen bei einem Folsäure-Defizit können zu einer megaloblastischen Anämie führen. Folsäure-Mangel verursacht ähnliche Beschwerden wie Vitamin B12-Mangel: Schleimhautveränderungen im Mundbereich, Verdauungsstörungen, Übelkeit und Brechreiz, Durchfall, Haarausfall und entzündliche Hautveränderungen (Dermatitis).

In der Schwangerschaft begünstigt Folsäure-Mangel die Entstehung von Neuralrohrdefekten (Spina bifida/»offener Rücken«) oder Anenzephalie beim ungeborenen Kind.

Diagnosen mit verminderten Folsäure-Werten

- Alkoholismus
- Arzneimittel (Antibabypille, Acetylsalicylsäure, Barbiturate, Triamteren, Primidon, Salazosulfapyridin, Diphenylhydantoin, Chemotherapeutika)
- Dialyse
- Frühgeburten
- Hämolytische Anämie
- Hyperhomocysteinämie (KHK-Risikofaktor)
- Infektionskrankheiten
- Lebererkrankungen
- Verdauungsstörung (bei Morbus Crohn)
- Mangelernährung und Fehlernährung
- Schwangerschaft
- Tumorerkrankungen
- Wachstumsphase

Folsäure in Nahrungsmitteln	
Nahrungsmittel	**Folsäure pro 100 Gramm**
Hefen	bis zu 2500 µg
Hülsenfrüchte (z. B. Linsen), Getreidekeime/-kleie (z. B. Weizenkeime)	bis zu 600 µg
Kalbs-/Geflügelleber	100 µg
Geringe Mengen sind in Vollkornprodukten, grünem Blattgemüse, Avocado, Roter Bete, Broccoli, Karotten, Spargel, Radieschen, Rosenkohl, Rucola, Spinat, Tomaten, Eigelb, Nüssen, Obst, Fisch und Fleisch enthalten.	

FSH/LH

Follikel stimulierendes Hormon (FSH) beeinflusst bei der Frau die Entwicklung der Eierstöcke und beim Mann die Samenzellentwicklung. FSH wird im Vorderlappen der Hirnanhangsdrüse produziert (Adenohypophyse). Luteinisierendes Hormon (LH) wird zur Aktivierung des Eisprungs benötigt und stimuliert beim Mann die ⇒ Testosteron-Produktion. FSH tritt zu Beginn des Zyklus auf den Plan. Damit ein Eibläschen zum

FSH und LH beeinflussen bei der Frau die Funktion der Eierstöcke und die Produktion weiblicher Geschlechtshormone (⇒ Östrogene, ⇒ Progesteron). FSH, LH und ⇒ Thyreotropin (TSH) werden von der Hypophyse ins Blut ausgeschüttet.

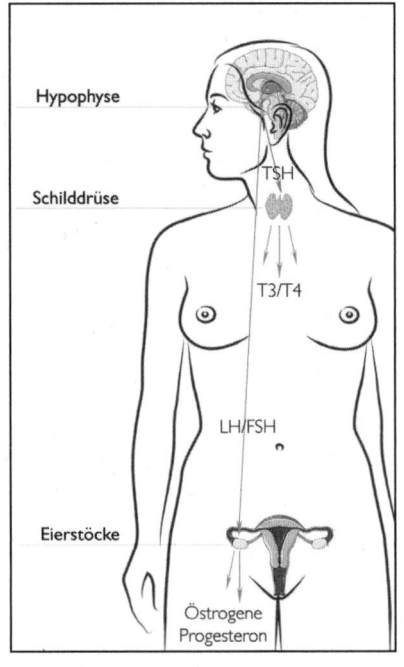

befruchtungsfähigen Ei heran-
reift, benötigt es follikelstimu-
lierendes Hormon (FSH). Von
den Zellen des Follikels werden ⇒ Östrogene produziert,
deren Konzentration durch
das Steuerhormon FSH er-
höht wird. Im Laufe des Zyklus reift unter dem Einfluss
von Östrogenen und FSH das
Ei heran.

Das luteinisierende Hormon (LH) wird ebenfalls in der Hypophyse freigesetzt, nach Stimulation durch das Releasing-Hormon Gonadoliberin (GnRH). LH hat vor allem eine wichtige
Funktion: Es löst den Eisprung aus. Wenn eine Eizelle ausge-
reift ist, enthält das Blut so viel Östrogen, dass die Hypophyse mit der Ausschüttung von LH beginnt. Die Hülle, die die
Eizelle umgibt, platzt. Das Ei springt vom Eierstock in den
Eileiter. Später wirkt das Hormon Schwangerschaft-stabilisie-
rend, da es die Produktion der Sexualhormone erhöht. Beim
Mann erhöht LH die Hormonproduktion in den Hoden. Seinen
Namen (»gelbfärbendes Hormon«) verdankt LH der Tatsache,
dass es den Follikel des Eis nach dem Eisprung in den Gesta-
gen-produzierenden Gelbkörper umwandelt: Gelbkörper heißt
lateinisch Corpus luteum.

Veränderungen der FSH/LH-Konzentrationen im Blut verursachen bei Frauen Menstruationsstörungen und bei Männern

sexuelle Unterentwicklung (Hypogonadismus). FSH/LH-Hormon-untersuchungen sind vor allem zur Klärung folgender Fragestel-lungen sinnvoll: Sterilität bei der Frau, Unfruchtbarkeit beim Mann sowie Beurteilung der Eierstock- oder Hodenfunktion.
Laborprobe: Blutserum/-plasma

FSH/LH-Normalwerte

	FSH	LH
Follikelphase	3–20 IU/l	2–15 IU/l
Eisprungphase	9–26 IU/l	22–105 IU/l
Gelbkörperphase	1–12 IU/l	0,6–19 IU/l
Wechseljahre	18–153 IU/l	16–64 IU/l
Männer	1–12 IU/l	2–12 IU/l

⬆ Erhöhte FSH/LH-Werte

Bei erhöhten FSH/LH-Werten liegen in der Regel direkte (primäre) Funktionsstörungen der Zielorgane (Eierstöcke, Hoden) vor.

Diagnosen mit erhöhten FSH/LH-Werten

FSH   • Bei Frauen: Primäre Eierstockschwäche (Ovarialinsuffizienz)
       • Bei Männern: Primäre Keimdrüsenschwäche (Hypogonadismus)
LH   • Bei Frauen: Primäre Ovarialinsuffizienz, Wechseljahre, Zytostatikatherapie
       • Bei Männern: Primärer Hypogonadismus, Hodenaplasie, Kastration, Zytostatikatherapie

⬇ Verminderte FSH/LH-Werte

Bei verminderten FSH/LH-Werten liegen in der Regel indirekt verursachte (sekundäre) Funktionsstörungen der Zielorgane (Eierstöcke, Hoden) vor.

Diagnosen mit verminderten FSH/LH-Werten

FSH   • Bei Frauen: Sekundäre Ovarialinsuffizienz
       • Bei Männern: Sekundärer Hypogonadismus (Veränderungen der Hypophyse)
LH   • Bei Frauen: Primäre Ovarialinsuffizienz, Hypophysenunterfunktion, Einnahme der Antibabypille
       • Bei Männern: Sekundärer Hypogonadismus (Veränderungen der Hypophyse), Östrogentherapie, Leberzirrhose

Gamma-GT

Die Gamma-Glutamyl-Transferase (Gamma-GT, GGT, γ-GT) gehört zu einer Gruppe von Enzymen, die im Eiweißstoffwechsel Transportaufgaben erfüllt. Die GGT ist der genaueste Parameter zur Diagnose von Leber- und Gallenwegserkrankungen. Darüber hinaus kommt es auch bei Nierenerkrankungen und Muskelstoffwechselstörungen zu Veränderungen des Gamma-GT-Wertes.

Laborprobe: Blutserum/-plasma

Gamma-GT-Normalwerte	
Frauen	< 40 U/l
Männer	< 60 U/l

↑ Erhöhte Gamma-GT-Werte

Bei etwa 95 Prozent aller Patienten mit erhöhten Gamma-GT-Werten liegen Erkrankungen der Leber oder Gallenwege vor. Bei Gallenwegserkrankungen ist die Gamma-GT immer erhöht. Wenn die Gamma-GT deutlich sowie auch die Transaminasen (⇒ GPT, ⇒ GOT) erhöht sind, besteht dringender Verdacht auf eine alkoholtoxische Fettleber. Bei Abstinenz können sich die Gamma-GT-Werte innerhalb von fünf Wochen wieder normalisieren.

Diagnosen mit erhöhten Gamma-GT-Werten

- Arzneimittel (Diuretika, Rheuma-, Schilddrüsen-, Tuberkulosemittel)
- Diabetes mellitus
- Fettleber
- Gallenwegserkrankungen (Cholangitis, Cholestase, Gallensteine)
- Herzinfarkt
- Hirntumor und Hirnblutung
- Industrie- und Wohngifte
- Leberentzündung (akute, chronisch alkoholbedingte, virale Hepatitis)
- Lebermetastasen/-tumoren/-zirrhose
- Nierenerkrankung (Nephrotisches Syndrom)
- Nierentransplantation, -versagen
- Bauchspeicheldrüsen-Erkrankungen (Karzinom, Pankreatitis)
- Rechtsherzinsuffizienz
- Zytostatika

⬇ Verminderte Gamma-GT-Werte

Verminderte GGT-Werte sind unbedenklich.

Gesamteiweiß (Totalprotein)

Durch Bestimmung der Gesamteiweiß-Werte (Totalprotein, TP) im Blutserum kann man Anhaltspunkte für mögliche Störungen im Eiweißstoffwechsel gewinnen. In der Gesamteiweiß-Menge im Blut sind mehr als 100 verschiedene Eiweiße enthalten. Stark veränderte Werte kommen seltener vor, meist sind die Abweichungen gering, so dass man von einer Plasmaproteinstörung (Dysproteinämie) spricht.
Kontrastmittelgabe, erhöhte Bilirubinspiegel, Schwangerschaft, Stress, Fieber und Kälteeinwirkung können Messwerte verfälschen.
Laborprobe: Blutserum/-plasma, Urin, Liquor, Punktionsflüssigkeiten

Gesamteiweiß-Normalwerte	
Blutserum, -plasma	66–83 g/l
Urin	bis 0,15 g/l
Liquor	0,2–0,4 g/l

⬆ Erhöhte Gesamteiweiß-Werte

Diagnosen mit erhöhten Gesamteiweiß-Werten im Blut
• Chronisch-entzündliche Erkrankungen
• Flüssigkeitsverlust (Durchfall, Erbrechen, Dursten, Fieber, Diabetes insipidus, Nierenversagen)
• Globulinopathien
• Leberzirrhose

Diagnosen mit erhöhten Gesamteiweiß-Werten im Urin
• Eiweißverlust über die Nieren: Glomerulonephritis, Kollagenosen, Nierenstauung, diabetische Nierenerkrankung, Nephrotisches Syndrom, Bluthochdruck, Zystennieren, Nieren-, Harnwegsinfektionen, Hämolyse, Nieren-, Harnwegstumoren

Diagnosen mit erhöhten Gesamteiweiß-Werten im Liquor
- Hirnhautentzündung (Meningitis)
- Multiple Sklerose
- ZNS-Infektionen
- Liquorabflussstörungen
- Krankhafte Eiweißproduktion im zentralen Nervensystem

⬇ Verminderte Gesamteiweiß-Werte

Verminderte Werte im Blut (Hypoproteinämie) beruhen in der Regel auf einer Verringerung von ⇒ Albumin, das normalerweise in der Leber produziert wird, oder auf einer Störung der Antikörperbildung.

Diagnosen mit verminderten Gesamteiweißwerten im Blut
- Anämie (Blutung, hämorrhagische Diathese)
- Antikörper-Mangelsyndrom
- Bauchwassersucht (Aszites)
- Darmerkrankungen (Colitis ulcerosa, Crohn-Krankheit, Darmpolypen, -divertikel)
- Blutwäsche (Hämodialyse)
- Eiweiß-Mangelernährung (Hungerzustände, Magen-Darm-Tumoren)-
- Enzym- und Stoffwechselstörungen (angeboren)
- Hauterkrankungen (Verbrennungen, nässende Ekzeme, blasenbildende Hautkrankheiten)
- Infusionstherapie
- Leberschäden
- Lymphabflussstörungen
- Mukoviszidose
- Nierenerkrankungen mit Eiweißverlust (Glomerulonephritis, nephrotisches Syndrom)
- Operationen
- Schwangerschaft

Diagnosen mit verminderten Gesamteiweiß-Werten im Urin oder Liquor
Verminderte Gesamteiweißwerte im Urin oder im Liquor sind unbedenklich.

Glucagon

Hauptaufgabe dieses Hormons ist die Erhöhung des Blutzucker-Spiegels. Glucagon wird in den Alpha-Zellen der in der Mitte der Bauchspeicheldrüse befindlichen Langerhans-Inseln produziert. Glucagon ist der Gegenspieler (Antagonist) von ⇒ Insulin und bewirkt einen Anstieg des ⇒ Blutzuckers. Glucagon wird auch als intravenös verabreichtes Medikament verwendet, etwa zur Ruhigstellung des Darm oder als

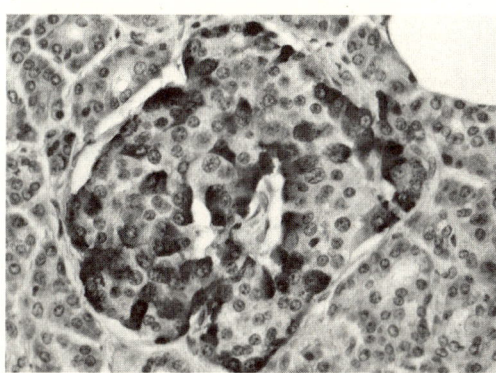

Gegenmittel bei Vergiftungen mit Blutdrucksenkern (Betablocker, Kalziumkanalblocker). Typ-1-Diabetiker haben häufig auch Glucagon im Notfallset dabei, zur Behandlung schwerer Unterzuckerung (Hypoglykämie).

Produktion von Glucagon (rot) in den Langerhans-Inseln der Bauchspeicheldrüse

Laborprobe: Blutplasma

Glucagon-Normalwerte	
Erwachsene	40–180 pg/ml

⬆ Erhöhte Glucagon-Werte

Der Anstieg der Blutzucker-Werte durch Glucagon wird auch zur Prüfung der Funktion der Insulin-Blutzuckerregulation benutzt (Glucagon-Test).

Diagnosen mit erhöhten Glucagon-Werten
- Akute Bauchspeicheldrüsenentzündung (Pankreatitis)
- Glucagonom (Glucagon produzierende Tumoren)
- Leberzirrhose
- Niereninsuffizienz
- Schwere Verletzungen

Glukose (Urin)

Ob Zucker im Urin nachweisbar ist (Glukosurie), kann im Labor oder zu Hause mit Hilfe eines Teststreifens nachgeprüft werden. Erreicht der ⇒ Blutzucker-Spiegel eine gewisse Höhe (160–180 mg/dl), wird die sogenannte Nierenschwelle überschritten, wobei Zucker dann vermehrt mit dem Urin ausgeschieden wird. Der Glukose-Nachweis mit dem Urin-Teststreifen gilt als wichtiger Hinweis auf Diabetes mellitus. Auch zahlreiche andere Drüsenerkrankungen, etwa der Nebennieren oder der Schilddrüse, können zu einem positiven Testergebnis führen.

Beträgt der Urin-pH < 5 läuft die enzymatische Reaktion zu langsam ab und verfälscht das Ergebnis. Auch Arzneimittel wie Salizylsäure oder hochdosiertes Vitamin C sowie Peroxide aus Reinigungsmitteln verfäschen das Ergebnis.

Laborprobe: Spontanurin

Glukose-Normalwerte im Urin	
Spontanurin	≤ 165 mg/dl (0,92 mmol/l)
Teststreifen:	Negativ

⬆ Erhöhte Werte von Glukose im Urin

Der Nachweis von Zucker im Harn ist immer verdächtig auf einen vorliegenden Diabetes.

Diagnosen mit erhöhten Werten von Glukose im Urin

- Bauchspeicheldrüsen-Entzündung (Pankreatitis)
- Cushing-Syndrom
- Diabetes mellitus Typ 1
- Diabetes mellitus Typ 2
- Nebennierenmark-Erkrankung (Phäochromozytom)
- Nierenschädigung durch Giftwirkung
- Renaler Diabetes
- Schilddrüsenüberfunktion (Hyperthyreose)
- Schwangerschaft

Glukose (Urin) – Labortest zu Hause

Mit einem Urin-Teststreifen kann eine erhöhte Zuckerausscheidung im Urin festgestellt werden. Der Test wird von Diabetikern zur Therapiekontrolle, zum Ausschluss eines Schwangerschaftsdiabetes sowie zur allgemeinen Diabetes-Früherkennung benutzt.

Laborprobe: Urin

Laborwert: ⇒ Glukose (Urin)

Anwendung: Der Teststreifen wird in den Harnstrahl gehalten oder in eine Urinprobe getaucht. Nach wenigen Minuten kann das Ergebnis im Vergleich mit einer Farbskala abgelesen werden. Diabetiker, die den Test anwenden, sollten ihre individuelle Nierenschwelle für Zuckerausscheidung kennen. In der Schwangerschaft und bei Diabetes-Risiko ist der Test uneingeschränkt empfehlenswert.

Kosten: Ein Set mit 50 Teststreifen kostet etwa 6–8 €.

Glutamat-Dehydrogenase (GLDH)

Die Glutamat-Dehydrogenase (GLDH) ist ein Enzym, das am Energiestoffwechsel in allen Körperzellen beteiligt ist und nur in Mitochondrien vorkommt.

Erhöhte Werte treten nur beim Untergang von Leberzellen auf. Die GLDH-Werte gelten als Parameter der biochemischen Funktionsleistung des Gewebes der Leber (Leberparenchym) und werden zur diagnostischen Unterscheidung schwerer Lebererkrankungen benutzt. Die GLDH wird in der Regel immer zusammen mit anderen Leberwerten (⇒ GOT, ⇒ GPT) bestimmt.

Laborprobe: Blutserum/-plasma

GLDH-Normalwerte	
Frauen	≤ 5 U/l
Männer	≤ 7 U/l

⬆ Erhöhte GLDH-Werte

Die Werte im Blut steigen erst dann an, wenn Leberzellen abgestorben sind. Die Leberenzyme GOT und GPT steigen hingegen schon bei leichten Leberschäden an.

Diagnosen mit erhöhten GLDH-Werten

- Fettleber
- Gallengangverschluss mit Gelbsucht (Verschlussikterus)
- Leberentzündung (akute Virushepatitis)
- Leberzellkrebs, -metastasen, -zirrhose
- Lebertransplantation
- Lebervenen-/arterienthrombose
- Lebervergiftung (Pilzgifte, Lösungsmittel, Narkosegase)
- Lungenembolie
- Rechtsherzinsuffizienz

⬇ Verminderte GLDH-Werte

Verminderte Werte sind unbedenklich.

GOT

Die Glutamat-Oxalacetat-Transaminase (GOT) wird auch als Aspartat-Aminotransferase (AST, ASAT) bezeichnet. Transaminasen sind als Enzyme am Aminosäurenstoffwechsel und der Verwertung von Kohlenhydraten im Zellstoffwechsel beteiligt. Sie können zur Diagnostik sowie der Verlaufs- und Therapiekontrolle von Erkrankungen der Leber sowie des Herzinfarkts und Skelettmuskelerkrankungen eingesetzt werden. Komplexbildung zwischen GOT und Immunglobulinen sowie schwere körperliche Belastung können Messergebnisse verfälschen.

Laborprobe: Blutserum/-plasma

GOT-Normalwerte	
Frauen	< 35 U/l
Männer	< 50 U/l

↑ Erhöhte GOT-Werte

Innerhalb von 4 bis 8 Stunden nach einem Herzinfarkt steigen die Werte an und erreichen nach 16 bis 48 Stunden ihr Maximum. Am dritten bis sechsten Tag nach dem Infarkt normalisieren sich die Werte wieder. Die Höhe des GOT-Wertes hängt von der Größe des Infarktes ab.

Diagnosen mit erhöhten GOT-Werten

Herz

- Herzinfarkt
- Herzoperationen
- Myokarditis (Herzmuskelentzündung)

Andere Organsysteme

- Blutvergiftung
- Gallenstauung
- Leberentzündung (Hepatitis), Leberzirrhose
- Lungenembolie
- Narkose
- Nierenerkrankungen
- Skelettmuskelerkrankungen (Muskeldystrophie, Polymyositis)

↓ Verminderte GOT-Werte

Verminderte Werte sind unbedenklich.

GPT

Die Glutamat-Pyruvat-Transaminase (GPT) wird auch als Alanin-Aminotransferase (ALT, ALAT) bezeichnet. Dieses Enzym (Transaminase) ist am Aminosäurenstoffwechsel beteiligt und wird zur Diagnostik sowie zur Verlaufs- und Therapiekontrolle von Erkrankungen der Leber sowie des Herzinfarkts (⇒ GOT) und von Skelettmuskelerkrankungen eingesetzt. Das Enzym kommt vor allem in Leberzellen vor und benötigt für seine Funktion ⇒ Vitamin B6.

Laborprobe: Blutserum/-plasma

GPT-Normalwerte	
Frauen	< 35 U/l
Männer	< 50 U/l

⬆ Erhöhte GPT-Werte

Transaminasen sind die wichtigsten Kenngrößen für die Diagnose von Erkrankungen der Leber- und Gallenwege sowie des Herzens. Steigen beide Transaminasen (GOT und GPT) an, ist eine Lebererkrankung wahrscheinlich und bei einem Anstieg nur der GOT könnte eine Herzerkrankung vorliegen. Die Höhe der GPT-Werte kennzeichnet die Ausdehnung und Schwere der Leberzellschäden, da GPT nur in Leberzellen vorkommt und bei Leberzellschäden vermehrt im Blutserum erscheint. Bei einer Virushepatitis sind GPT-Werte von mehr als 1000 U/l und bei Leberdurchblutungsstörungen sowie Lebergewebeuntergang GPT-Werte von mehr als 100 U/l nachweisbar.

Diagnosen mit erhöhten GPT-Werten

- Alkoholische Lebererkrankung (Fettleber, Hepatitis)
- Arzneimittel (Schmerz-, Narkose-, Magen-, Rheuma-, Blutdruckmittel, Östrogene, Anabolika, Chemotherapeutika, Antibiotika)
- Drogen (Kokain)
- Gallenwegserkrankungen (Cholangitis, Cholestase)
- Heparin-Therapie
- Herzentzündung (Myokarditis), -infarkt, -operation
- Leberentzündung (Hepatitis, akut/chronisch), Lebermetastasen, -zellkrebs, -zirrhose
- Lungenembolie
- Pilzgifte (Knollenblätterpilz)
- Schockleber-Syndrom

⬇ Verminderte GPT-Werte

Verminderte Werte sind unbedenklich.

Hämatokrit (Hkt)

Der Hämatokrit (HCT, Hk, Hkt) gibt den Anteil aller festen Blutbestandteile im Gesamtblut an. Feste Blutbestandteile sind rote (⟹ Erythrozyten) und weiße Blutkörperchen (⟹ Leukozyten) sowie ⟹ Thrombozyten. Der flüssige Bestandteil ist das nach der Zentrifugation der Blutprobe verbleibende Blutplasma. Das Gesamtblut besteht aus Blutplasma und allen Blutkörperchen. Der Hämatokrit wird folgendermaßen berechnet: Hämatokrit = Länge der roten Blutzellsäule im Röhrchen

(mm) geteilt durch die Länge der roten Blutzellsäule plus Blut-
plasmasäule (mm).
Der Hämatokrit ist insbesondere für die Diagnose der Anämie
von Bedeutung.
Laborprobe: Vollblut

Hämatokrit-Normalwerte		
Hellhäutige	Frauen	36–48 Vol%
	Männer	40–53 Vol%
Dunkelhäutige	Frauen	34–43 Vol%
	Männer	34–48 Vol%
Athleten	Frauen	37–45 Vol%
	Männer	40–50 Vol%

⬆ Erhöhte Hämatokrit-Werte

Zu hohe Werte bedeuten, dass die roten Blutzellbestandteile (Erythrozytenmasse) im Blut vermehrt vorhanden sind, oder dass die flüssigen
Bestandteile im Blut vermindert sind. Die Blutzellmasse des Körpers
umfasst die Gesamtmenge der roten Blutkörperchen. Frauen haben
normalerweise eine rote Blutzellmasse von 17 bis 23 Milliliter pro
Kilogramm Körpergewicht und Männer eine rote Blutzellmasse von 20
bis 36 Milliliter pro Kilogramm Körpergewicht.
• Rote Blutzellbestandteile (Erythrozytenmasse) sind im Blut bei Polyglo-
bulie und Polyzythämie vermehrt vorhanden.
• Flüssige Bestandteile sind im Blut (Plasmavolumen) bei Austrocknung
des Körpers durch ungenügende Flüssigkeitszufuhr (Kleinkinder,
Schwerkranke, alte Menschen), bei Wasserverlust des Körpers (Schwit-
zen), bei Durchfall und Erbrechen und bei gestörtem Durstmechanismus
(Dursthormon-Störung) vermindert.
Diagnosen mit erhöhtem Hämatokrit
• Erhöhtes Risiko für Diabetes mellitus Typ 2
• Erhöhtes Risiko für eine koronare Herzkrankheit (KHK)
• Erhöhtes Risiko für einen Schlaganfall
• Erythrozytenvermehrung nach einer Organtransplantation
• Neugeborene
• Polyzythämia vera (Blutbildungsstörung)
• Polyglobulie durch Sauerstoffmangel im Körpergewebe

⬇ Verminderte Hämatokrit-Werte

Verminderte Werte bedeuten, dass zu wenig feste Bestandteile im Blut vorliegen, wobei in der Regel auch die roten Blutkörperchen (Erythrozytenzahl) und die Blutfarbstoffwerte (⇒ Hämoglobin) vermindert sind.
Dies ist vor allem für die Diagnose einer Anämie von Bedeutung. Ist die rote Blutzellmasse (Erythrozytenmasse) normal und das Plasmavolumen erhöht, spricht man von einer Pseudoanämie.

Diagnosen mit vermindertem Hämatokrit

* Blutverlust
* Leistungssportler
* Schwangerschaft
* Vermehrtes Plasmavolumen

Hämoglobin (Hb)

Der rote Blutfarbstoff in ⇒ Erythrozyten wird als Hämoglobin (Hb) bezeichnet und entspricht mehr als 90 Prozent des Gewichts der Erythrozyten.
Hämoglobin besteht aus eiweiß- sowie eisenhaltigen Bestandteilen und ist für den Sauerstofftransport im Körper zuständig.
Hämoglobin nimmt den Sauerstoff aus der Atemluft in den Lungen auf, gibt diesen an die Körpergewebe ab und nimmt im Austausch Kohlendioxid auf.
Sauerstoffreiches Blut (in Arterien) ist hellrot und sauerstoffarmes Blut (in Venen) ist dunkelrot.
Wenn rote Blutkörperchen zerfallen oder abgebaut werden, wird der Blutfarbstoff freigesetzt und zu Gallenfarbstoffen, ⇒ Eisen und Globin umgebaut. Im Labor wird die Summe aller Blutfarbstoffe (Hämoglobinderivate) gemessen.

Laborprobe: Vollblut

Hämoglobin-Normalwerte	
Frauen	115–160 g/l (7,14–9,93 mmol/l)
Männer	135–178 g/l (8,38–11,05 mmol/l)

⬆ Erhöhte Hämoglobin-Werte

Erhöhte Werte gelten wie die erhöhte Erythrozytenzahl als Hinweis auf eine Polyglobulie oder Polyzythämie (Erhöhung der Anzahl aller Blutzellen), die häufig auf ein schlechte Sauerstoffversorgung zurückgeht. Aufenthalt in großen Höhenlagen und Rauchen kann zu erhöhten Werten führen.

Diagnosen mit erhöhten Hämoglobin-Werten

- Arzneimittel (Carbamazepin, Furosemid)
- Chronische Herz- und Lungenerkrankungen
- Hochleistungssport
- Knochenmarkerkrankungen
- Polyzythämie
- Polyglobulie

⬇ Verminderte Hämoglobin-Werte

Verminderte Werte gelten wie die verminderte Erythrozytenzahl als Hinweis auf eine Anämie.

Diagnosen mit verminderter Hämoglobin-Werten

- Anämie
- Arzneimittel (Acetylsalicylsäure, Chinin, Erythromycin, Phenobarbital, Methyldopa)
- Blutung mit Erythrozytenverlust
- Chronische Magen-Darm-Blutung
- Eisen- oder Vitaminmangel
- Erythrozytenabbau oder -zerstörung im Körper
- Erythrozyten-Produktionsstörung
- Häufige und verlängerte Menstruationsblutung
- Mangel- oder Fehlernährung

Hämoglobin-Grenzwerte für Anämie		
Kleinkinder	1–2 Jahre	110 g/l (6,83 mmol/l)
Kinder	5 bis 8 Jahre	114 g/l (7,04 mmol/l)
Kinder	8–12 Jahre	116 g/l (7,20 mmol/l)
Kinder	12–15 Jahre	118 g/l (7,32 mmol/l)
Kinder	15–18 Jahre	120 g/l (7,45 mmol/l)
Frauen	120 g/l (7,45 mmol/l)	
Männer	130 g/l (8,07 mmol/l)	

Hämoglobin A1c (HbA1c)

Bei einer Störung des Zuckerstoffwechsels mit Hyperglykämie werden auch Körpereiweißstoffe wie der rote Blutfarbstoff (⇒ Hämoglobin) »verzuckert«: Glykohämoglobine entstehen dann durch Bindung von Glukose an Aminogruppen der Globine. Dies geschieht normalerweise durch den Kontakt von Hämoglobin mit dem Blutzucker (Glykierung). Ist dauerhaft zu viel Zucker im Blut können diabetische Folgeerkrankungen an den Augen (Retinopathie), Nieren (Nephropathie) oder Gefäßen verursacht werden (diabetischer Fuß).

Die Langzeitkontrolle von Glykohämoglobinen wie HbA1c wird zur Blutzuckereinstellung bei Diabetes mellitus genutzt. Mit der regelmäßigen Bestimmung der glykierten Hämoglobine kann man sich über die Stoffwechsellage der zurückliegenden sechs bis acht Wochen informieren (»Blutzuckergedächtnis«). Der HbA1c-Wert gibt an, wieviel Prozent des roten Blutfarbstoffs an Glukose gebunden vorliegt.

• Alkoholmissbrauch, Anämie (verlängerte Lebensdauer der Erythrozyten), erhöhte Blutfettwerte (Hyperlipidämie), Niereninsuffizienz, Salizylat-Therapie (hochdosiert), Schwangerschaft (zweite Hälfte) und die Stillzeit tragen zu abnorm erhöhten Werten bei.

• Verkürzte Lebensdauer der Erythrozyten bei hämolytischer Anämie sowie die Schwangerschaft (erste Hälfte) tragen zu abnorm niedrigen Werten bei.

Laborprobe: Vollblut (EDTA, heparinisert), Kapillarblut (heparinisiert)

Hämoglobin A1c-Normalwerte	
HbA1c	4–6 %
Es handelt sich um Annäherungswerte, da die exakten Referenzwerte von der Analysemethode abhängig sind.	

⬆ Erhöhte Glykohämoglobin-Werte

Je höher der Blutzuckerspiegel im Blut des Patienten ist, desto höher sind die Konzentrationen an glykiertem Hämoglobin und desto schlechter ist der Zuckerstoffwechsel der letzten sechs bis acht Wochen eingestellt

⬇ Verminderte Glykohämoglobin-Werte

Dies kann ein Hinweis auf mögliche häufige Zustände von Unterzuckerung (Hypoglykämie) sein oder auf einer Anämie mit verkürzter Lebensdauer der Erythrozyten beruhen.

HbA1c-Werte bei Diabetikern	
Sehr gut eingestellter Diabetes	< 6 %
Gut eingestellter Diabetes	6–7 %
Schlecht eingestellter Diabetes	7,5–9,9 %
Sehr schlecht eingestellter Diabetes	> 10 %

Harnsäure

Harnsäure entsteht beim Abbau von Purinen (Nukleinsäuren-Komponenten) und wird bevorzugt über die Nieren ausgeschieden. Harnsäure kann im Körper sowohl aus purinreichen Nahrungsbestandteilen gewonnen als auch selbst produziert werden (Synthese). Die Harnsäure-Bestimmung ist vor allem für die Diagnose und Verlaufs- sowie Therapiekontrolle der Gicht von Bedeutung, bei der es zur Ansammlung von Harnsäurekristallen (in Gelenken) kommt. Auch für Patienten mit

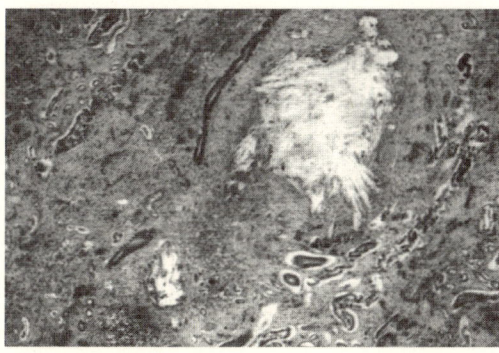

Bei chronisch erhöhten Harnsäure-Werten lagern sich Harnsäurekristalle bevorzugt in Gelenken ab und verursachen schmerzhafte Beschwerden.

erhöhtem Stoffwechselrisiko bei einer vorliegenden koronaren Herzkrankheit (KHK) und Patienten mit Nierensteinleiden (Nephrolithiasis) sollten die Harnsäurewerte im Blut kontrolliert werden.

Ursachen, die zu erhöhten Harnsäurewerten führen, sind Störungen des Purinstoffwechsels, eine erhöhte Zufuhr von Purinen mit der Nahrung und eine eingeschränkte Nieren- oder Darmfunktion.

Drei Tage vor Blutentnahme sollte die Ernährung purinarm sein und Arzneimittel sollten abgesetzt werden.

Laborprobe: Blutserum, -plasma, 24h-Sammelurin

Harnsäure-Normalwerte	
Harnsäure im Blut	
Frauen	≤ 6,0 mg/dl (357 µmol/l)
Männer	≤ 7,0 mg/dl (416 µmol/l)
Harnsäure-Ausscheidung im Urin	
Erwachsene	≤ 800 mg (4,76 mmol)

⬆ Erhöhte Harnsäure-Werte

Wenn die Konzentration im Serum über 6,5 mg/dl liegt, spricht man von Hyperurikämie. Dies gilt als indirekter Risikofaktor der koronaren Herzkrankheit. Wie hoch die Hyperurikämie ausfällt, wird durch Umweltfaktoren beeinflusst (Ernährung, Alkohol, körperliche Aktivität, Arzneimittel). Hyperurikämien sind entweder erblich bedingt oder erworben. Sie entwickeln sich entweder durch eine Harnsäure-Überproduktion oder bei verminderter Harnsäure-Ausscheidung über die Nieren. Hohe Werte treten zehnmal häufiger bei Männern als bei Frauen auf. Die Komplikationen von erhöhten Werten sind akute Gichtanfälle, chronische Gicht und Nierenerkrankungen.

Diagnosen mit erhöhten Harnsäure-Werten
- Chemotherapie
- Gicht (Arthritis urica), akuter Gichtanfall, Gicht im Kindesalter (Lesch-Nyhan-Syndrom)

- Glykogen-Speicherkrankheiten
- Hungerzustände
- Knochenmarkserkrankungen
- Leukämie
- Nebenschilddrüsenüberfunktion (Hyperparathyreose)
- Niereninsuffizienz
- Polycythämia vera
- Polyglobulie
- Purinreiche Ernährung (Fleisch, Innereien)
- Riesenwuchs (Akromegalie)
- Röntgenbestrahlung
- Schilddrüsenüberfunktion (Hyperthyreose)
- Schwangerschaftsgestose
- Schwere körperliche oder psychische Belastungen
- Tumoren
- Vergiftungen (Blei, Cadmium, Beryllium)

Gicht- und Nierensteinrisiko

In Abhängigkeit von der Höhe der Werte kommt es unterschiedlich häufig zu Gicht oder Nierensteinleiden.

Gicht

- 7–7,9 mg/dl (416–470 µmol/l) verursachen in 16,7 Prozent der Fälle Gicht.
- 8–8,9 mg/dl (476–529 µmol/l) verursachen in 25 Prozent der Fälle Gicht.
- > 9,0 mg/dl (535 µmol/l) verursachen in 90 Prozent der Fälle Gicht.

Nierensteine

- 5,1–7 mg/dl (303–416 µmol/l) verursachen in 12 Prozent der Fälle ein Nierensteinleiden.
- 7,1–9,0 mg/dl (422–535 µmol/l) verursachen in 19 Prozent der Fälle ein Nierensteinleiden.
- 9,1–11 mg/dl (541–654 µmol/l) verursachen in 26 Prozent der Fälle ein Nierensteinleiden.
- > 11 mg/dl (654 µmol/l) verursachen in 35 Prozent der Fälle ein Nierensteinleiden.

⬇ Verminderte Harnsäure-Werte

Wenn die Harnsäurekonzentration im Serum < 2 mg/dl ist, spricht man von Hypourikämie. Verminderte Harnsäurewerte werden vor allem durch eine verminderte Harnsäurebildung (metabolische Hypourikämie), eine erhöhte Harnsäureausscheidung über die Nieren (renale Hypourikämie) oder durch die Kombination beider Störungen verursacht.

Diagnosen mit verminderten Harnsäure-Werten

- Arzneimittel (Salizylate, Röntgenkontrastmittel, Phenylbutazon, Östrogene)
- Gichtmittel (Allopurinol-Überdosis)
- Glukose-Aminosäuren-Diabetes (Fanconi-Syndrom)
- Kupferspeicherkrankheit (Wilson-Krankheit)
- Nierenfunktonsstörungen
- Schwere Lebererkrankungen
- Schwermetallvergiftung
- Purin-Stoffwechselerkrankng (Xanthinurie)

Einflussgrößen für erhöhte Werte

Alkoholgenuss (Bier, Rotwein), Arzneimittel (Diuretika, Salicylate, Cumarine, Kortison, L-Dopa, Schmerzmitttel), Bluthochdruck (Hypertonie), Ernährung (fettreich, purinreich, Fasten), Geschlecht (männlich), hohe Blutfettwerte (Hypertriglyzeridämie), Lebensalter, psychischer Stress, Übergewicht (Adipositas), Diabetes mellittus (verminderte Glukosetoleranz, Hyperinsulinämie)

Harnsäure-Werte senken

Ziel der Behandlung von erhöhten Harnsäure-Werten ist die Absenkung auf Werte von 5,0–5,5 mg/dl (297–327 µmol/l).

- Bei Harnsäure-Werten ≤ 9,0 mg/dl (535 µmol/l) ohne weitere Beschwerden sollte die Ernährung umgestellt werden: Alkohol (Bier), Kaffee, üppige Fleischmahlzeiten, Wurst, Innereien und Fleischextrakte vermeiden und täglich mindestens zwei Liter Flüssigkeit trinken.
- Bei Harnsäure-Werten ≤ 9,0 mg/dl (535 µmol/l) mit Gichtanfällen oder Nierensteinen sollten Arzneimittel eingesetzt werden, die die Harnsäure senken – etwa Allopurinol, das die Harnsäure-Bildung hemmt.

Harnstoff

Harnstoff ist das Endprodukt des Eiweiß- bzw. Aminosäuren-stoffwechsels und wird in der Leber gebildet: ein weißer, kristalliner, ungiftiger und hygienisch unbedenklicher Feststoff. Wenn Eiweiß zerfällt, bildet sich giftiger $\Rightarrow$ Ammoniak, der vom Körper sofort in den ungiftigen Harnstoff umgebaut wird. Harnstoff wird durch die Nieren aus dem Blut gefiltert und mit dem Urin ausgeschieden. Die Menge des ausgeschiedenen Harnstoffs ist von verschiedenen Faktoren abhängig: der Eiweißzufuhr, dem Eiweißstoffwechsel sowie der Leber- und Nierenfunktion. Die Normalwerte für Harnstoff im Blutserum sind deshalb sehr weit gefasst. Ein hoher Eiweißanteil (z. B. Fleisch) im Nahrungsangebot führt schon bei normaler Nieren-funktion zu erhöhten Werten.

Die Harnstoff-Werte sind vor allem für die Beurteilung der Nierenfunktion und des Stoffwechsels bei Dialysepatienten von Bedeutung. In der Labormedizin werden die Begriffe Harn-stoff und Harnstoff-N (BUN) synonym verwendet.

Flüssigkeitsmangel, Durst, Fieber, Arzneimittel (Diuretika, Antidiabetika, Sulfonamide), Ernährung (eiweißarm, eiweiß-reich), Lebensalter (Kindheit, Schwangerschaft) und Vitamin C-Zufuhr können die Messwerte verfälschen.

Laborprobe: Blutserum/-plasma, 24h-Sammelurin

Harnstoff-Normalwerte	
Harnstoff im Blut	
Erwachsene	17–43 mg/dl (2,8–7,2 mmol/l)
Harnsäure-Ausscheidung im Urin	
Erwachsene	20–35 g/24h

↑ Erhöhte Harnstoff-Werte

Erhöhte Werte im Blutserum werden als Azotämie bezeichnet und vor allem bei gestörter Nierenfunktion beobachtet, allerdings ist dann bereits die Filterleistung der Nieren auf ein Viertel der normalen Leistung verringert.

145

Diagnosen mit erhöhten Harnstoff-Werten
- Austrocknung
- Blutung
- Durchfälle
- Fleischernährung
- Harnleiter-, Harnblasen-, Harnröhrenverschluss (Prostataentzündung, Harnsteine, Tumoren)
- Häufiges Erbrechen
- Hohes Lebensalter
- Niereninsuffizienz
- Urämie (akutes Nierenversagen)
- Verbrennungen

⬇ Verminderte Harnstoff-Werte

Verminderte Harnstoffwerte haben in der Regel keinen Krankheitswert. Diagnosen mit verminderten Harnstoff-Werten
- Enzymdefekterkrankungen (erblich, selten)
- Schwere Lebererkrankungen

hCG (Humanes Choriongonadotropin)

Humanes Choriongonadotropin ist ein Hormon, das die Produktion von Gelbkörperhormon in den Eierstöcken stimuliert. hCG wird während der Schwangerschaft in der menschlichen Plazenta gebildet wird und ist für die Erhaltung der Schwangerschaft erforderlich. In den ersten Wochen der Schwangerschaft steigt die hCG-Konzentration im Blut kontinuierlich an. Alle zwei Tage verdoppeln sich die hCG-Blutwerte (Maximum: 8. Bis 10. Schwangerschaftswoche). Anschließend fallen die hCG-Werte wieder auf basale Konzentrationen ab (20. Schwangerschaftswoche).

Der Nachweis von humanem Choriongonadotropin im Blut oder Urin einer Frau ist ein sehr wichtiges Zeichen für eine Schwangerschaft. Fast alle Schwangerschaftstests nutzen den Nachweis der für das hCG spezifischen β-hCG-Untereinheit.

Als ⇒ Tumormarker eignet sich hCG vor allem zur Diagnose, Verlaufs- und Therapiekontrolle von bösartigen Tumoren der Keimzellen (Hoden, Plazenta, Eierstöcke).

Laborprobe: Blutserum/-plasma, Urin (Schwangerschaftsdiagnostik)

hCG-Normalwerte	
Männer (intaktes hCG) und Frauen (Gesamt-hCG) vor der Menopause	< 5 IU/l (15 pmol/l)
Frauen nach der Menopause (Gesamt-hCG)	< 10 IU/l (30 pmol/l)
Männer (hCG + β--hCG)	< 5,05 IU/l (17 pmol/l)

⬆ Erhöhte hCG-Werte

- Blasenmole
- Mehrlingsschwangerschaft
- Schwangerschaftsnachweis
- Trisomie 21 (Down-Syndrom)

Tumormarker

- Tumoren: Seminom, Chorionkarzinom, Eierstockkrebs, Brust-, Leber-, Darm-, Lungenkrebs
- Ansteigende hCG-Werte können ein wichtiger Zusatzhinweis auf einen bösartigen Hodentumor liefern. Wenn nach einer Hodenentfernung (Orchiektomie) hohe hCG- und ⇒ AFP-Werte gemessen werden, muss mit einem erneuten Tumorwachstum oder Metastasen gerechnet werden.

HDL-Cholesterin

HDL *(high density lipoproteins)* ist ein Transporteiweiß hoher Dichte und ein Cholesterinester. HDL transportiert im Blut wasserunlösliches Cholesterin aus den Körperzellen zur Leber. HDL-Cholesterin kann überschüssiges ⇒ Cholesterin aufnehmen und bereits bestehende Fettablagerungen an den arteriellen Gefäßwänden abbauen. Die Bestimmung des HDL-Werts eignet sich gut zur Früherkennung des Arterioskleroserisikos bzw. des Risikos für eine koronare Herzkrankheit (KHK). Sie dient auch der Therapiekontrolle bei Anwendung von Lipidsenkern, wenn eine Fettstoffwechselstörung vorliegt. Regelmäßiges Körpertraining und sportliche Aktivität erhöhen den HDL-Spiegel.

Laborprobe: Blutserum

HDL-Cholesterin-Normalwerte	
Männer	≥ 40 mg/dl (≥ 1,0 mmol/l)
Frauen	≥ 50 mg/dl (≥ 1,3 mmol/l)

⬆ Erhöhte HDL-Cholesterin-Werte

Erhöhte Werte bedeuten Schutz vor Arteriosklerose, koronarer Herzkrankheit und arterieller Verschlusskrankheit (PAVK).

⬇ Verminderte HDL-Cholesterin-Werte

Bei andauernd niedrigen Werten ist meist auch das arterielle Gefäßrisiko sowie die Gefahr für Herzerkrankungen erhöht.

Diagnosen mit verminderten HDL-Cholesterin-Werten

- Arteriosklerose (Atherosklerose)
- Fettstoffwechselstörung
- Koronare Herzkrankheit (KHK)

Helicobacter pylori

Helicobacter pylori *(H. pylori)* ist ein gramnegatives Stäbchenbakterium, das für die Entstehung des Magen- oder Zwölffingerdarmgeschwürs ursächlich ist. Neben der erblichen Veranlagung für ein Magengeschwür ist in etwa 80 Prozent aller Fälle der Keim *Helicobacter pylori* die Krankheitsursache. Ist eine Infektion nachgewiesen, kann mit der Kombination von Antibiotika und Säureblockern eine rasche Heilung und Vorbeugung einer erneuten Erkrankung erreicht werden.
Die Infektion erfolgt durch Aufnahme des Keims über den Mund. Anschließend siedeln sich die Bakterien in der Magenschleimhaut an und werden mit dem Stuhl ausgeschieden. Mit einem Stuhlantigen-Test können sie dann nachgewiesen werden. Der Stuhlantigen-Nachweis mit dem Test ist in 90 bis 95 Prozent der Fälle zuverlässig (spezifisch, sensitiv).

Helicobacter pylori-Test positiv
• Magenschleimhautentzündung (Gastritis)
• Magen-, Zwölffingerdarmgeschwür (Ulkus)

Helicobacter pylori-Test negativ
Stuhlantigen-Test – Laborprobe: Stuhl
• Antikörper-Nachweis: negativ
Helicobacter-Urease-Test (HUT) – Laborprobe: Gewebeprobe nach Magenspiegelung
• Bakterien-Nachweis: negativ)
13C-Harnstoff-Atemtest – Laborprobe: Atemgas
• Bakterien-Nachweis: negativ

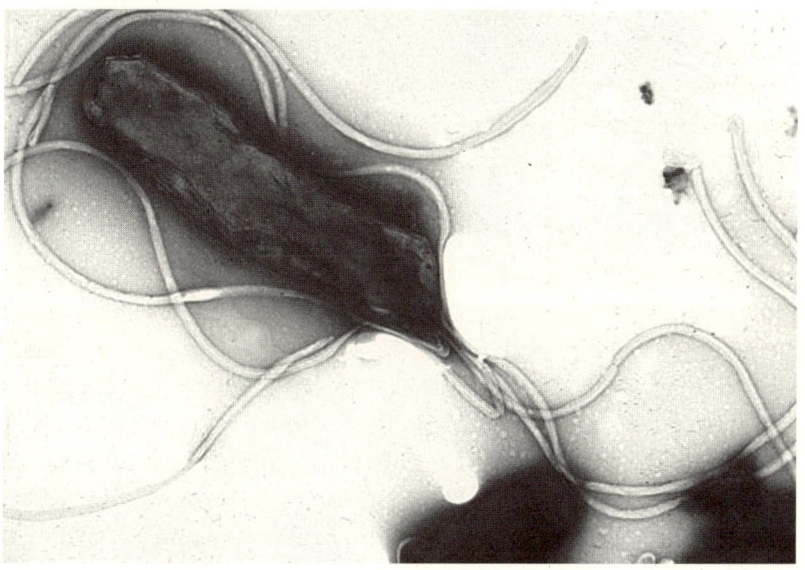

Elektronenmikroskopische Darstellung des Magenkeims Helicobacter pylori *mit zahlreichen Geißeln*

Helicobacter pylori – Labortest zu Hause

Mit Heimtests lässt sich eine Infektion mit dem Magenkeim *Helicobacter pylori* nachweisen, der häufig Magenschleimhautentzündungen (Gastritis) oder Magengeschwüre (Ulkus) verursacht. Das Testsystem entdeckt im Blut vorkommende Antikörper gegen *Helicobacter pylori*. Bei negativem Ergebnis liegt keine Infektion vor.

Laborwert: Helicobacter pylori-Antikörper
Laborprobe: Blut, Stuhl
Anwendung: Mit der beigelegten Lanzette wird die Fingerkuppe angestochen, um einen Blutstropfen zu gewinnen, der auf das Probenfeld einer Testkassette aufgebracht wird. Nach 30 Sekunden werden einige Tropfen einer Pufferlösung auf ein Pufferfeld der Testkassette gegeben. 10 Minuten später kann das Ergebnis abgelesen werden: Zwei violette Linien auf dem Probenfeld zeigen den Antikörpernachweis an. Eine Infektion liegt dann vor. Der Test ist zu einem beliebigen Zeitpunkt anwendbar.
Es wird auch ein Stuhltest angeboten.
Kosten: Ein Set mit Teststreifen kostet etwa 15 €, eine Zehnerpackung etwa 30 €. Der Stuhltest kostet etwa 37 €.

Hepatitis-Antikörper

Leberentzündungen (Hepatitis) werden überwiegend durch infektiöse Viren verursacht (Virushepatitis). Die moderne Labormedizin verfügt über spezielle Diagnosemethoden zur Unterscheidung von Virusinfektionen der Leber durch Hepatitis-A-, B-, C-, D- und E-Viren (Hepatitis-Serologie). Diese Infektionen sind in unterschiedlichem Umfang ansteckend und gefährlich.
• Hepatitis A ist die häufigste und vergleichsweise ungefährlichste Leberinfektion. Sie wird in der Regel durch kontaminierte Nahrungsmittel und verseuchtes Wasser übertragen – meist in Ländern mit geringem Hygienestandard. Die Erkrankung heilt in der Regel folgenlos ab. Sie kommt vor allem in Drittweltländern sowie in Asien und Amerika epidemisch vor. Eine Impfung ist möglich (normales Immunglobulin).
• Hepatitis B wird über das Blut (Blutprodukte, infizierte Injektionsnadeln) und über Sexualkontakte übertragen. In 10 Prozent der Fälle entwickelt sich eine fortschreitende chronische Leberentzündung, die zur Leberzirrhose und Verlust der Le-

berfunktionen führt. Eine Impfung ist möglich (HB-Immunglo-bulin).

• Hepatitis C wird auf gleiche Art wie die Hepatitis B übertragen, ist genauso gefährlich oder sogar noch gefährlicher als Hepatitis B und umfasst 90 Prozent aller Leberentzündungen, die nicht einer HAV- oder HBV-Infektion zugeordnet werden können. Man schätzt, daß etwa 20 Prozent der HCV-Leberentzündungen chronisch werden.

• Hepatitis D tritt nur in Verbindung oder nach einer HBV-Infektion auf und ist entsprechend ansteckend und gefährlich. Im Mittleren Osten, Mittelmeerraum und im Amazonasbecken kommen HDV-Infektionen häufiger vor. Eine Impfung ist möglich (HB-Immunglobulin).

• Hepatitis E ähnelt der Hepatitis-A-Infektion.

Laborprobe: Blutserum

Hepatitis-Serologie	
Hepatitis A	Nachweis von Antikörpern, Antigen und Virusisolierung
Hepatitis B	Nachweis von Antikörpern, Antigen und Nukleinsäure
Hepatitis C	Nachweis von Antikörpern und Nukleinsäure
Hepatitis D	Nachweis von Antikörpern, Antigen und Nukleinsäure
Hepatitis E	Nachweis von Antikörpern und Nukleinsäure
Abhängig von der Analysemethode und der Art der diagnostischen Fragestellung gibt es unterschiedliche Normalwerte.	

HIV-Test

Ein HIV-Test ist ein Verfahren, um die Frage zu prüfen, ob eine Person oder eine Blutspende mit dem Humanen Immundefizienzvirus (HIV) infiziert ist. Mit HIV-Tests kann die Infektion in Serum, Plasma, Speichel oder Urin nachgewiesen werden. Solche Tests entdecken Antigene oder RNA von HIV oder vom Körper gebildete Antikörper gegen HIV. Man unterscheidet Suchtests und Bestätigungstests. Fällt der Suchtest positiv aus, schließt sich in der Regel ein Bestätigungstest an. Der

Wunsch nach einer frühzeitigen HIV-Diagnostik rückt auch die Frage von Schnelltests und Heimdiagnostik in den Vordergrund. Bei den sogenannten Schnelltests ist nicht die Geschwindigkeit der Testmethode ausschlaggebend, sondern die Einfachheit und Sicherheit der Durchführung (ohne aufwendige Geräte und mit wenig geschultem Personal).

Der wichtigste Labortest zur Diagnose einer HIV-Infektion ist der Nachweis von HIV-Antikörpern im Blutserum. Die Antikörperbildung ist 4 bis 12 Wochen nach der Infektion nachweisbar. Darüber hinaus gibt es Labortestsysteme zum Nachweis von HIV-Antigenen.

Grundregeln für HIV-Tests:

• Für alle HIV-Tests gilt als oberste Regel, dass durch Gegenkontrolle mit getrennt entnommenen Blutproben ein fehlerhafter Arbeitsablauf von der Blutentnahme über die HIV-Testung bis zum abschließenden Laborbefund ausgeschlossen werden muss.

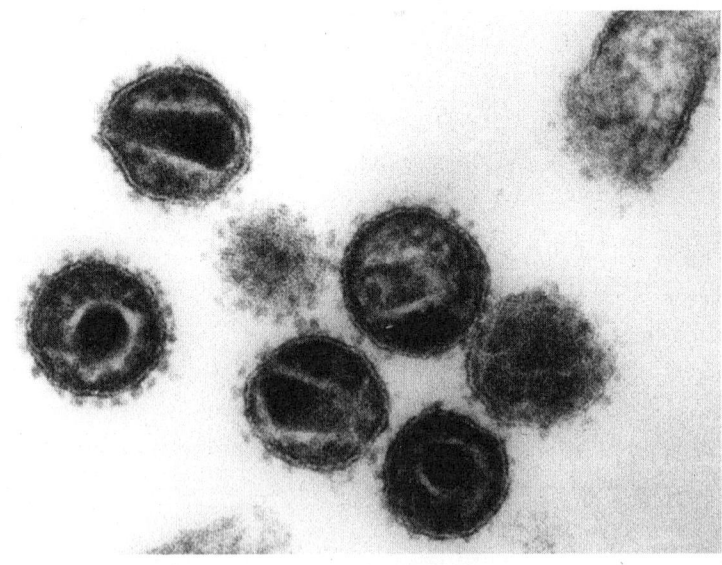

HI-Viren (HIV) im Ultradünnschnitt dargestellt

• Ein positives Antikörpertest-Ergebnis sollte erst nach Abschluss von zwei weiteren zur Bestätigung durchgeführten Messungen dem Betroffenen mitgeteilt werden.
Laborprobe: Blutserum

HIV-Labortestsysteme

Suchtests

• Immunoassays: Nachweis von Antikörpern gegen HIV-1 und HIV-2 mit ELISA, CMIA, ECLIA, FPIA u. a.
• p24-Antigen-Test: Nachweis von HIV-Antigen
• Radioimmunpräzipitationsassay: Nachweis mehrerer HIV-Antikörper
• Indirekte Immunfluoreszenz: Nachweis von HIV-Antikörpern durch Fluoreszenz

Bestätigungstests

• Immunoblot (Western-Blot): Nachweis mehrerer HIV-Antikörper
• RT-PCR-Test: direkter Nachweis durch Prüfung auf spezifisch virale Nukleinsäuresequenzen
• Virusisolierung in Zellkulturen
• Molekularbiologie

Point-of-Care-Test

Solche Tests sind Heimtests, Schnelltests oder Bedside-Tests. Die Immundiagnostik beruht auf den Prinzipien Partikel-Agglutination, Immunodot (Dipstick), Immunofiltration oder Immunchromatografie. In Ländern der Dritten Welt sind solche Tests oftmals die einzige Möglichkeit eine schnelle Nachweismöglichkeit bereitzustellen (15 Minuten). In Deutschland lehnen Mediziner den freien Verkauf von HIV-Heimtests grundsätzlich ab, da solche Tests die weltweit anerkannten VCT-Standards nicht erfüllen: HIV-Tests sollen nur freiwillig und im Kontext einer Beratungssituation durchgeführt werden.

Homocystein

Homocystein ist eine nicht proteinbildende schwefelhaltige Aminosäure, die unter enzymatischem Einfluss aus der essenziellen Aminosäure Methionin gebildet wird. Homocystein ist an der Produktion anderer Aminosäuren, die für die Produktion von Eiweißkörpern benötigt werden, beteiligt. Zu Beginn der 1960er-Jahre wurde erstmals über die Homocystinurie als angeborene Stoffwechselstörung berichtet. Heute gilt Homocystein als eigenständiger Risikofaktor für Herz-Kreislauf-Erkrankungen (koronare Herzkrankheit, Arteriosklerose, Herzinfarkt, Schlaganfall). Homocystein kann direkt toxische Schäden an der Gefäßwand verursachen und die Thromboseneigung erhöhen. Darüber hinaus wird vermutet, dass Homocystein auch für die Entwicklung eines Neuralrohrdefekts beim Ungeborenen (Spina bifida) sowie Anämie von Bedeutung ist – ob als Ursache oder Folgeerscheinung der Erkrankungen ist noch unklar.

Der Homocystein-Wert eignet sich zur Einschätzung des Risikos für Arteriosklerose bzw. für koronare Herzkrankheit (KHK), dient zur Therapiekontrolle bei ⇒ Folsäure-, ⇒ Vitamin B6- oder ⇒ Vitamin B12-Mangel und wird auch in der Pränataldiagnostik eingesetzt (Neuralrohrdefekt des ungeborenen Kindes). Folsäure und B-Vitamine können den Homocystein-Spiegel senken.

Die Bestimmung des Homocystein-Spiegels kann für folgende Zielgruppen sinnvoll sein
• Patienten mit Gefäßerkrankung: Koronare Herzkrankheit, Arteriosklerose, Herzinfarkt, Schlaganfall, Venenthrombosen, periphere arterielle Verschlusskrankheit (PAVK)
• Erhöhtes Herz-Kreislauf-Risiko: Bluthochdruck, Raucher, hohe Blutfettwerte, Nierenschwäche, Diabetes, Übergewicht, Metabolisches Syndrom
• Vitaminmangel: Vegetarier, ältere Menschen, Verdauungsstörungen (Gastritis), Nierenerkrankungen, Alkoholismus, Medikamenteneinnahme
Die Kosten der Untersuchung (20 bis 30 €) werden in der Regel nicht von Krankenkassen übernommen und müssen privat bezahlt werden.
Laborprobe: Blutserum/-plasma (nüchtern)

Homocystein-Risikobereiche		
Günstig	< 10 µmol/l	kein Handlungsbedarf
Akzeptabel	10–12 µmol/l	Handlungsbedarf bei erhöhtem Risiko für degenerative Erkrankungen
Mäßig erhöht	> 12–30 µmol/l	Handlungsbedarf, Normalisierung des Homocystein-Spiegels
Deutlich erhöht	> 30–100 µmol/l	hohes Risiko, Normalisierung des Homocystein-Spiegels
Stark erhöht	> 100 µmol/l	hohes Risiko, Normalisierung des Homocystein-Spiegels

⬆ Erhöhte Homocystein-Werte

Diagnosen mit erhöhten Homocystein-Werten

- Erbliche Hyperhomocysteinämie (≥ 100 µmol/l).
- Folsäure-, Vitamin B6- und/oder Vitamin B12-Mangel (15–30 µmol/l)
- Risikofaktor (Arteriosklerose, KHK, Herzinfarkt)
- Nierenerkrankungen
- Schilddrüsenunterfunktion (Hypothyreose)

⬇ Verminderte Homocystein-Werte

Verminderte Homocysteinwerte sind unbedenklich.

Immunglobuline (Ig)

Als Immunglobuline Ig) werden Antikörper bezeichnet, die der Körper zur Abwehr von Fremdstoffen bildet. Immunglobuline werden von den von B-Lymphozyten abstammenden Plasmazellen produziert. Man unterscheidet fünf verschiedene Klassen von Immunglobulinen (IgA, IgD, IgE, IgG, IgM) mit unterschiedlichen Abwehrfunktionen, wobei Veränderungen der Anteile der Antikörper auf bestimmte Störungen oder Erkrankungen oder bestimmte Abwehrphasen hinweisen können.

- Immunglobulin A (IgA) ist für die Abwehrfunktion der Schleimhäute zuständig. Bei Entzündungen einer Schleimhaut (Nase, Darm) ist vermehrt IgA nachweisbar.

• Immunglobulin D (IgD) befindet sich gemeinsam mit IgM auf den B-Lymphozyten, ist wahrscheinlich an seiner Aktivierung zur Antikörperbildung beteiligt.

• Immunglobulin E (IgE) übernimmt die Abwehr gegen schädliche Mikroorganismen (Parasiten) und spielt für die Diagnose akuter allergischer Reaktionen eine große Rolle.

• Immunglobulin G (IgG) steht in ständiger Abwehrbereitschaft zum Schutz des Körperinneren.

• Immunglobulin M (IgM) reagiert zuerst und rasch auf den Kontakt mit Erregern und Fremdstoffen.

Kontakt mit Fremdstoffen führt zur Bildung von Immunglobulinen. Sie passen nur zu einem bestimmten (spezifischen) Antigen, wie der Schlüssel im Schloss. Antikörper heften sich an das passende Antigen, blockieren den Erreger, neutralisieren Gifte und erleichtern die Vernichtung des Antigens durch Fresszellen.

Laborprobe: Blutserum

Immunglobulin-Normalwerte		
IgA		0,7–5,0 g/l
IgD		0,03–0,14 g/l
IgE		< 24 mg/l
IgG		7,0–16,0 g/l
IgM	Frauen	0,4–2,8 g/l
	Männer	0,4–2,3 g/l

⬆ Erhöhte Immunglobulin-Werte

Bei stark erhöhten Werten einzelner Immunglobulin-Klassen kann eine Erkrankung des Lymphozyten-produzierenden Systems vorliegen (lymphoproliferative Erkrankung, Leukämie).

Diagnosen mit erhöhten Immunglobulin-Werten

IgA • Lebererkrankung, -zirrhose

IgE	• Schleimhautinfektionen
	• Typ-I-Allergien
IgM	• Hyper-IgM-Syndrom
IgG und IgM	• Chronische Entzündung
	• Lebererkrankungen
IgA und IgM	• Bestrahlung
	• Kortisontherapie
IgG, IgA und IgM	• Autoimmunerkrankungen

⬇ Verminderte Immunglobulin-Werte

Bei jeder schweren Erkrankung kann ein Immunglobulin-Antikörperman-
gel auftreten (Immunglobulin-Mangelsyndrome). Mangel führt in der
Regel zu hartnäckigen Infektionen, besonders der Schleimhäute des
oberen Atemwegssystems (Mittelohrentzündung, Lungenentzündung),
des Darmes und des Auges. Falsch-niedrige Werte können durch Käl-
teantikörper verursacht sein.

Diagnosen mit verminderten Immunglobulin-Werten

IgG	• Diabetes
	• Leukämie
	• Niereninsuffizienz, Nephrotisches Syndrom
	• Rauchen
IgA	• Verletzungen und Operationen
IgA und IgG	• Allergien
	• Chronischer Stress
IgG und IgM	• Abheilungsphase nach Infektionen
IgA, IgG und IgE	• Bestrahlung
	• Therapie mit Zytostatika
Alle Ig	• Arzneimittel (Kortison, Immunsuppressiva)
	• Milzentfernung
Verschiedene Ig	• Virusinfektionen
	• Tumorerkrankungen

Immunglobulin E (IgE)

Immunglobulin E wird unter dem Einfluss von T-Helferzellen
von Plasmazellen produziert und ist im Labor für die Allergiedi-
agnostik von besonderem Interesse. Normalerweise liegt die
gesamte IgE-Menge im Blutserum in der geringsten Konzentration im Vergleich zu den anderen Immunglobulinen vor. Allergi-

sche Erkrankungen, insbesondere des atopischen Formenkreises (Heuschnupfen, Neurodermitis, Asthma bronchiale) führen zum starken Anstieg der IgE-Werte.

Die Höhe des Gesamt-IgE-Wertes weist auf den Schweregrad der Allergie hin. Normale Werte schließen eine Allergie nicht aus.

Laborprobe: Blutserum

Gesamt-IgE-Normalwerte	
Erwachsene	< 25 U/ml Allergie unwahrscheinlich
	> 100 U/ml Allergie wahrscheinlich
Kinder 1. Lebensjahr	> 10 U/ml Allergie möglich
	> 50 U/ml Allergie wahrscheinlich
Kinder 2.–10. Lebensjahre	< 20 U/ml Allergie möglich
	> 50 U/ml Allergie wahrscheinlich

⬆ Erhöhte Gesamt-IgE-Werte

Bei erhöhten Immunglobulin-E-Werten liegt in der Regel eine allergische Reaktion vor.

Diagnosen mit erhöhten IgE-Werten

• Allergische Reaktionen (Heuschnupfen, Neurodermitis, Asthma bronchiale)
• Ekzeme
• Hals-Nasen-Ohren-Tumoren
• Parasitenbefall (Würmer, Trichinen)
• Verbrennungen

Spezifischer IgE-Test

Der Radio-Allergen-Sorbent-Test (RAST oder CAP-RAST) dient der Unterscheidung der Intensität einer allergischen Reaktion in Schweregraden von 0 bis 6. Mit Hilfe eines solchen Tests kann geprüft werden, ob der Kontakt mit bestimmten Allergenen zu einer erhöhten Produktion von Immunglobulin-E (IgE) führt, wobei die gegen diese bestimmten Allergene gerichtete spezifische IgE-Menge gemessen wird.

Insulin/C-Peptid/Proinsulin

Insulin wird in den Betazellen (B-Zellen) der in der Mitte der Bauchspeicheldrüse liegenden Langerhans-Inseln produziert (benannt nach dem Entdecker dieses kleinen Organs). Alle zucker- und stärkehaltigen Lebensmittel (z. B. Kartoffeln) werden in Zucker (Glukose, ⇒ Blutzucker) umgewandelt. Körperzellen, insbesondere Muskelzellen, können die Nährstoffe nur in dieser Form aus dem Blut aufnehmen und in den Mitochondrien in Energie umwandeln. Im Blut zirkulierendes Insulin entfaltet seine Wirkung durch Bindung an Insulin-Rezeptoren von Gewebezellen, macht die Zellen dadurch aufnahmefähig für Glukose und ermöglicht die Energiegewinnung. Insulin fördert darüber hinaus die Glykogensynthese, hemmt die Zuckerabgabe und die körpereigene Zuckerproduktion. Insulin ist nur 5 Minuten im Blutkreis biologisch wirksam (Halbwertszeit). Gegenspieler (Antagonisten) der Insulinwirkung sind ⇒ Adrenalin, ⇒ Glucagon, ⇒ Cortisol und Somatostatin.

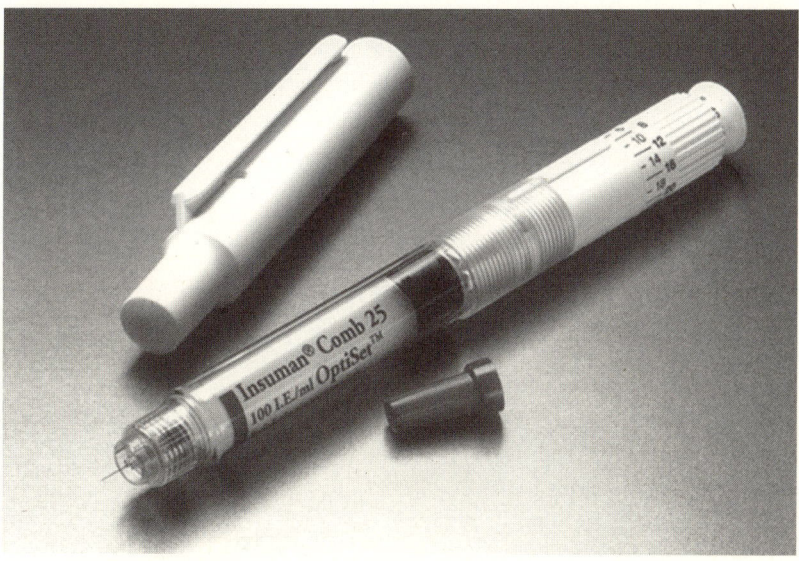

Mobiles Gerät zur Injektion von Insulin für Diabetiker (Insulinpen)

Die wichtigsten Zielorgane von Insulin sind die Leber, die Skelettmuskulatur, der Herzmuskel und das Fettgewebe. Die Zelloberflächen dieser Organe besitzen Rezeptoren für Insulin-Signalstoffe. Inselzellen produzieren zunächst eine Vorstufe von Insulin (Proinsulin), das mit Hilfe von ⇒ Zink-abhängigen Enzymen das so genannte *connecting peptide* (C-Peptid) abspaltet, das für die Beurteilung der Insulinsekretion besser geeignet ist.

Die Bestimmung der Insulinwerte eignet sich gut zur Beurteilung möglicher Diabetes-Vorstufen (Prädiabetes, Insulinresistenz), der verbliebenen Insulinfreisetzung bei Diabetikern und bei Verdacht auf Insulin-produzierende Tumoren (Insulinom) sowie bei Metabolischem Syndrom.

Laborprobe: Blutplasma (heparinisiert), Blutserum

Insulin-Normalwerte	
12-Stunden-Nüchternwert	
Insulin	< 6 mU/l (< 42 pmol/l)
C-Peptid	< 0,7 µg/l (< 0,2 pmol/l)
Proinsulin (> 6 Stunden)	17–103 ng/l (1,8–11 pmol/l)
Maximalwerte nach Glukose-/Glukagonstimulation	
Insulin	50–200 mU/l (347–1389 pmol/l)
Proinsulin	63–848 ng/l (6,7–90,3 pmol/l)

⬆ Erhöhte Insulin-Werte

Wenn über einen langen Zeitraum reichlich Kohlenhydrate mit der Nahrung zugeführt werden, steigen die Insulin- und C-Peptidwerte im Blut an (Hyperinsulinämie). Dabei verringert sich die Anzahl der Insulin-Rezeptoren auf den Zellen der Zielorgane und eine zunehmende Unempfindlichkeit gegenüber Insulin kann sichentwickeln (Insulinresistenz). Insulinresistenz begünstigt die Entwicklung von Diabetes mellitus Typ 2.

Diagnosen mit erhöhten Insulin-Werten

• Diabetes mellitus Typ 2
• Hyperinsulinismus (Neugeborene, funktionell postprandial reaktiv, Insulinantikörper)

- Insulinom (Insulin produzierender Tumor)
- Insulinresistenz/Prädiabetes
- Metabolisches Syndrom (Übergewicht, Bluthochdruck, Diabetes)
- Reaktiver Hyperinsulinismus (länger andauernde übermäßige Kohlenhydratzufuhr)

⬇ Verminderte Insulin-Werte

Diabetiker leiden unter Insulinmangel, wodurch vermehrt Zucker (Glukose) im Blut vorhanden ist und unterschiedliche Stoffwechselstörungen entstehen können. Ist nur der C-Peptidwert vermindert, der Insulin-Wert aber erhöht, können Insulin-Autoantikörper vorliegen.

Diagnosen mit verminderten Insulin-Werten

- Diabetes mellitus Typ 1
- Diabetes mellitus Typ 2
- Insulinresistenz/Prädiabetes

Jod (I)

Der Begriff »Jod« ist von dem griechischen Wort *iodes* (= veilchenfarbig) abgeleitet: Die (giftigen) Joddämpfe sind blauviolett. Das Spurenelement Jod (I) ist ein nicht metallisches Element, ein Halogen mit der Ordnungszahl 53 im Periodensystem der Elemente.

Für Wirbeltier-Organismen besitzt Jod die Funktion eines lebenswichtigen Spurenelements. Jod ist Bestandteil der wichtigsten Schilddrüsenhormone: ⇒ Thyroxin/T4, ⇒ Trijodthyronin/T3. Jodhaltiges Schilddrüsenhormon reguliert den sogenannten Grundumsatz bzw. den für die jeweilige Situation oder Aktivität nötigen Energiebedarf. Es spielt auch für das Wachstum und die normale körperliche und geistige Entwicklung eine große Rolle und ist an vielen Stoffwechselprozessen zur Energiegewinnung beteiligt.

Der menschliche Körper enthält schätzungsweise 10 bis 30 Milligramm Jod, das zu 99 Prozent in der Schilddrüse vorliegt. Da Jod vom Körper nicht selbst hergestellt wird, muss es mit der Nahrung zugeführt werden.

Laborprobe: Blutserum, 24h-Sammelurin

Jod-Normalwerte	
Serum	0,31–0,61 µmol/l (40–80 µg/l)
Urin	0,16–0,55 µmol/24h (20–70 µg/24h)
	9,4 nmol/g Kreatinin (1,2 µg/g Kreatinin)
Jod-Aufnahme-Empfehlungen (WHO)	
Kinder 0–5 Jahre	90 µg/Tag
Kinder 6–12 Jahre	120 µg/Tag
Erwachsene (> 12 Jahre)	150 µg/Tag
Schwangerschaft/Stillzeit	250 µg/Tag

↑ Jod-Überangebot

Die Schilddrüsenüberfunktion (Hyperthyreose) kann durch eine unzureichende Jodversorgung verursacht sein, wird aber auch durch ein Überangebot ausgelöst. Betroffene leiden dann an typischen Beschwerden: Das Herz klopft stark, die Finger zittern, man schwitzt leicht, spricht schnell, macht hastige Bewegungen und handelt vielfach unkontrolliert, der Appetit ist groß und man verliert Gewicht.

• Jodhaltige Arzneimittel, Röntgenkontrastmittel und bestimmte Desinfektionsmittel können unter Umständen zu einer jodbedingten Schilddrüsenüberfunktion beitragen.

Jod-Belastung

Es besteht der Verdacht, dass Jod in angereichertem Speisesalz und als Nahrungsergänzung ein Auslöser bzw. Risikofaktor einer Autoimmunerkrankung der Schilddrüse ist (Hashimoto-Thyreoiditis). In der Tat gibt es Anhaltspunkte dafür. Es zeigte sich, dass es nach Einführung der Salzjodierung zu einer erhöhten Häufigkeit der Hashimoto-Thyreoiditis kommt. Ein solcher Effekt wurde in China, der Türkei und Sri Lanka beobachtet. Kritiker bemängeln nicht den hohen Jodgehalt von Seefisch, sondern die Jodierung von Tierfutter, was den Jodgehalt von Milch, Milchprodukten und Eiern aus manchen Ländern ansteigen lässt – ohne dass der Verbraucher davon erfährt. Deshalb erlaubt die EU-Lebensmittelsicherheitsbehörde seit 2005, die Tierfutterjodierung zu verringern, um Gesundheitsschäden vorzubeugen. Der Grenzwert beträgt 5 mg/kg Jod. Deutsche Milch enthält im Durchschnitt 100 µg/l Jod. Laut WHO ist eine Jodausscheidung von mehr als 300 µg Jod/l im Urin gesundheitsschädlich.

⬇ Jod-Mangel

Jod-Mangel entsteht hauptsächlich durch die Jod-Armut des Wassers. Auch in den meisten pflanzlichen und tierischen Nahrungsmitteln ist kaum Jod enthalten. Dieser geringe Gehalt wird auf das Auswaschen von Jod aus dem Gestein während der Tauzeiten in ehemaligen vergletscherten meerfernen Landteilen zurückgeführt. Die meisten Nahrungsmittel sind jodarm.

• Jod-Mangel kann eine Überfunktion der Schilddrüse (Hyperthyreose) auslösen, zur Bildung eines Kropfs sowie zu Entwicklungs- und Wachstumsstörungen bei Kindern führen (Kretinismus). Ein besonderes Risiko stellt Jod-Mangel für schwangere Frauen und stillende Mütter dar.

• Bei Schilddrüsenhormonmangel mit Schilddrüsenunterfunktion (Hypothyreose) verlaufen viele Körperfunktionen und das Denken langsamer, Nervosität und Konzentrationsschwäche treten auf, Lern- und Gedächtnisstörungen bei Schulkindern sind typisch, die Haut kann trocken und schuppig sein, der Darm träge und man ist besonders kälteempfindlich.

• Der Kropf (Jodmangel-Struma) ist immer problematisch: Unter anderem können sich überaktive oder funktionslose Gewebeknoten in der Schilddrüse entwickeln.

• In Jod-Mangelgebieten kommt der sonst seltene Schilddrüsenkrebs häufiger vor.

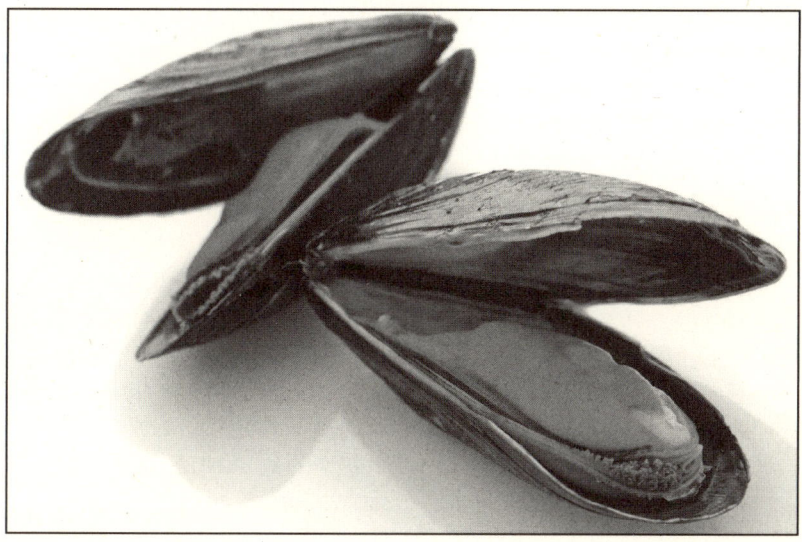

Miesmuscheln sind gute Jodlieferanten.

Jod in Nahrungsmitteln

Nahrungsmittel	Jod pro 100 Gramm
Schellfisch	240 µg
Seelachs	200 µg
Scholle	190 µg
Miesmuscheln	130 µg
Garnelen	130 µg
Kabeljau	120 µg
Makrele	75 µg
Feldsalat	60 µg
Hering	50 µg
Hartkäse	40 µg

Kalium (K)

Der Mineralstoff Kalium (K) ist in fast allen Lebensmitteln enthalten. Im Körper findet sich Kalium zu 98 Prozent innerhalb der Zellen (häufigstes intrazelluläres positives Ion). Der Kalium-Stoffwechsel ist vor allem für die Aufrechterhaltung des zellulären Raumes, den Wasserhaushalt, das Säure-Basen-Gleichgewicht, bioelektrische Funktionen der Nervenimpulsleitung, Erregungs- und Kontraktionsvorgänge der Muskulatur sowie für die Enzymaktivierung und Energiegewinnung von Bedeutung. Kalium wird zum Großteil über den Dünndarm aufgenommen und mit dem Harn ausgeschieden, wobei das Kalium-Gleichgewicht außerhalb der Zellen (Extrazellulärraum) durch die Nieren reguliert wird. Kalium ist der Gegenspieler von ⇒ Natrium. Der Kalium-Wert ist meist in Verbindung mit anderen Elektrolytwerten (⇒ Chlorid, ⇒ Natrium, ⇒ Magnesium, ⇒ Kalzium, ⇒ Phosphat) von diagnostischer Bedeutung. Die Bestimmung der Kalium-Werte eignet sich zur Verlaufskontrolle bei Niereninsuffizienz, bei Elektrolytverlusten (Durchfall, Erbrechen), zur Diagnostik von Herzrhythmusstörungen sowie Störungen des Säure-Basen-Gleichgewichts, Nebennierenfunktionsstörungen und als Kontrollparameter der Intensivmedizin.

• Zu lange Stauung bei Blutentnahme, zu späte Verarbeitung der Blutprobe und Arzneimittel (Diuretika, Abführmittel, ACE-Hemmer) können abnorm erhöhte Werte verursachen.
• Exzessiver Lakritzgenuss und Arzneimittel (Kortison, Amphotericin B) können abnorm niedrige Werte verursachen.
Laborprobe: Blutserum/-plasma, 24h-Sammelurin

Kalium-Normalwerte	
Blut	3,6–5,0 mmol/l
24h-Urin	50–100 mmol/Tag

⬆ Erhöhte Kalium-Werte

Wenn mehr als 5 mmol/l Kalium im Serum oder Plasma nachweisbar sind, spricht man von einer Hyperkaliämie. Erhöhte Werte weisen in der Regel auf ein Versagen der Regulation des Kalium-Stoffwechsels durch die Nieren hin. Es kommt dann vor allem zu Störungen der Herz-Kreislauf-Funktion und der muskulären Erregbarkeit mit entsprechenden Beschwerden: Herzrhythmusstörungen, Blutdrucksenkung, Muskelschwäche, -lähmung, Müdigkeit, Hörstörungen und Metallgeschmack im Mund. Werte über 10 mmol/l im Serum sind lebensgefährlich und können zum Herzstillstand führen!

Diagnosen mit erhöhten Kalium-Werten

• Arzneimittel (Diuretika wie Spironolacton, Amilorid, Triamteren, Antihypertensiva wie ACE-Hemmer, Digitalis, Succinylcholin, Kaliumtabletten, -infusionen)
• Hyperkaliämische periodische Lähmung (erblich)
• Nebennierenfunktionsstörung (Addison-Syndrom)
• Niereninsuffizienz (akut, chronisch)
• Übersäuerung (Azidosen, diabetische Azidose)
• Zellenzerfall (Hämolyse, Verletzung, Verbrennung, Operationen, Bluttransfusionen, Zytostatika)

⬇ Verminderte Kalium-Werte

Wenn weniger als 3,5 mmol/l Kalium im Serum oder Plasma nachweisbar sind, spricht man von einer Hypokaliämie. Ab Konzentrationen von weniger als 2,5 mmol/l treten Beschwerden auf. In Mitteleuropa ist ein ernährungsbedingter Mangel selten. Bei ausgeprägtem Mangel kann es zu Muskelschwäche, Lähmungen, Herzrhythmusstörungen, niedrigem Blutdruck, Verdauungsbeschwerden, Verstopfung und Störungen der Harnausscheidung kommen.

Diagnosen mit verminderten Kalium-Werten

- Abführmittelmissbrauch
- Alkoholismus
- Arzneimittel (Diuretika, Antibiotika)
- Bartter-Syndrom (angeborene Stoffwechselstörung)
- Durchfall (chronisch)
- Erbrechen (chronisch)
- Hypokaliämische Lähmung (erblich)
- Liddle-Syndrom
- Magnesiummangel
- Nebennierenerkrankung (Hyperaldosteronismus)
- Nierenerkrankung (renale tubuläre Azidose)
- Schwerstarbeit

Kalzium (Ca)

Kalzium (Calcium, Ca) ist für den Knochenstoffwechsel, den Aufbau und die Festigkeit des Knochengerüstes und der Zähne erforderlich. 98 Prozent des im Körper befindlichen Kalziums sind in den Knochen gespeichert. Das restliche Kalzium liegt zu etwa 50 Prozent in (positiv geladener) ionisierter Form im Blutserum und zu etwa 45 Prozent an ⇒ Eiweiß gebunden vor. Die Freisetzung oder Bindung von Kalzium im Organismus wird hauptsächlich durch Hormone (⇒ Parathormon, ⇒ Vitamin D, Katecholamine (⇒ Adrenalin), ⇒ Calcitonin, ⇒ Östrogene) geregelt oder beeinflusst. Kalzium wird im Zwölffingerdarm und im Dünndarm aufgenommen.

Die wichtigsten Quellen sind Milch und Milchprodukte. Da der Kalzium-Stoffwechsel hormonell, insbesondere durch Östrogene, beeinflusst wird, kann in bestimmten Lebensphasen (Schwangerschaft, Stillzeit, Wechseljahre, Pubertät) ein erhöhter Bedarf vorliegen. Das ungebunden im Blut befindliche Kalzium ist für eine Reihe wichtiger Funktionen von Bedeutung, etwa die Erhaltung der bioelektrischen Nerven- und

Muskelfunktion, der Muskelerregbarkeit, die Stabilität des Herzrhythmus, die Aktivierung oder Blockade von Enzymsystemen, Abwehrfunktionen sowie die Blutgerinnung. Darüber hinaus reguliert Kalzium auch die Durchlässigkeit der Zellwände.

• Bei Bettlägerigkeit, Arzneimittel (Diuretika, Tamoxifen u. a.) und zu geringer Eiweißkonzentration im Blut können abnorm erhöhte Werte auftreten.

• Bei erhöhter Eiweiß-Konzentration im Blut können abnorm niedrige Werte auftreten.

Laborprobe: Blutserum/-plasma, 24h-Sammelurin

Kalzium-Normalwerte	
Gesamt-Kalzium im Blut	
Erwachsene	8,6–10,3 mg/dl (2,15–2,58 mmol/l)
Kalzium-Ausscheidung im Urin	
Frauen	< 250 mg (6,2 mmol)
Männer	< 300 mg (7,5 mmol)

⬆ Erhöhte Kalzium-Werte

Erhöhte Werte im Blut (Hyperkalziämie) haben meist mehrere Ursachen: Störungen des Eiweiß- und Knochenstoffwechsels, Parathormon-Störungen oder Tumorerkrankungen. Appetitlosigkeit, Gewichtsverlust, Übelkeit und Herzrhythmusstörungen sowie eine Neigung zur Bildung von Harnsteinen können dann auftreten.

Diagnosen mit erhöhten Kalzium-Werten im Blut

• Addison-Syndrom
• Diuretika (Thiazide)
• Nebenschilddrüsen-Überfunktion (Primärer Hyperparathyreoidismus)
• Schilddrüsenüberfunktion (Hyperthyreose)
• Tumorerkrankungen mit Knochenzerstörung (Brust-, Lungen-, Bauchspeicheldrüsen-, Prostatakrebs)
• Vitamin A-Überdosierung
• Vitamin D-Überdosierung

Diagnosen mit erhöhter Kalzium-Ausscheidung im Urin

• Harnsteine

- Nebenschilddrüsen-Überfunktion (Hyperparathyreoidismus)
- Nierenerkrankung mit Azidose (renal tubulär)
- Sarkoidose
- Tumorerkrankungen (bösartig)

⬇ Verminderte Kalzium-Werte

Verminderte Werte im Blut (Hypokalziämie) können durch einen erhöhten Bedarf oder zu geringe Eiweißmengen im Blut (Hypoalbuminämie) verursacht sein. Mangel führt zur nervös-muskulären Übererregbarkeit mit Krampfneigung (Tetanie), Kopfschmerzen, Abgeschlagenheit, Müdigkeit, Kalkablagerungen im Körper und Herzrhythmusstörungen.

Diagnosen mit verminderten Kalzium-Werten im Blut

- Antiepileptika
- Bauchspeicheldrüsenentzündung (akute Pankreatitis)
- Diuretika (Thiazide, Furosemid, Etacrynsäure)
- Leberzirrhose
- Nierenerkrankungen (Nephrotisches Syndrom, Niereninsuffizienz)
- Nebenschilddrüsen-Unterfunktion (Primärer Hypoparathyreoidismus)
- Schwangerschaft
- Stillzeit
- Verdauungsstörung (Malabsorption)
- Vitamin D-Mangel

Diagnosen mit verminderter Kalzium-Ausscheidung im Urin

- Vitamin D-Mangel
- Hyperkalziämie (familiär hypokalziurisch)

Ketonkörper

Als Ketonkörper (Ketokörper) werden Acetacetat, β-Hydroxybu-tyrat und Aceton bezeichnet. Bei Diabetes liegt in der Regel eine Glukose-Verwertungsstörung vor. Dies bedeutet, dass nicht mehr genügend Energie in Form von ⇒ Glukose zur Verfügung steht und deshalb verstärkt auf die Energiegewinnung aus dem Abbau von Fettsäuren zurückgegriffen wird. Bei diesem Vorgang entstehen sogenannte Ketonkörper (Ketone). Sind zu viel Ketone im im Blut kommt es zur Übersäuerung (metabolische Azidose), die Bauchschmerzen, Atemstörungen und Benommenheit (bis zum Koma) verursachen kann. Die

Bestimmung der Ketonkörper im Labor erlaubt die Unterscheidung verschiedener Formen der metabolischen Azidose.

Bei normaler Ernährung können Gewebe ausreichend Ketonkörper verarbeiten. Wenn zu wenig Kohlenhydrate konsumiert werden, im Hungerzustand und bei schlecht eingesetlltem Diabetes findet man vermehrt Ketonkörper im Blut. Ursache der Überproduktion von Ketonkörpern bei Diabetes ist der Mangel an ⇒ Insulin: Obwohl genügend Zucker im Blut vorhanden ist (⇒ Bluzucker), kann dieser ohne Insulin nicht in die Zellen transportiert werden.

Laborprobe: Vollblut, Blutserum/-plasma, Urin

Ketonkörper-Normalwerte	
Nüchternwerte (nächtliches Fasten) im Serum/Plasma	
• β-Hydroxybutyrat	< 3,5 mg/dl (340 µmol/l)
• Acetacetat	< 0,67 mg/dl (66 µmol/l)
Nüchternwerte (nächtliches Fasten) im Urin	
• Acetacetat	< 50 mg/dl (4,9 mmol/l)
• Aceton	< 0,25 mg/dl (43 µmol/l)
Urin-Teststreifen	
• negativ	

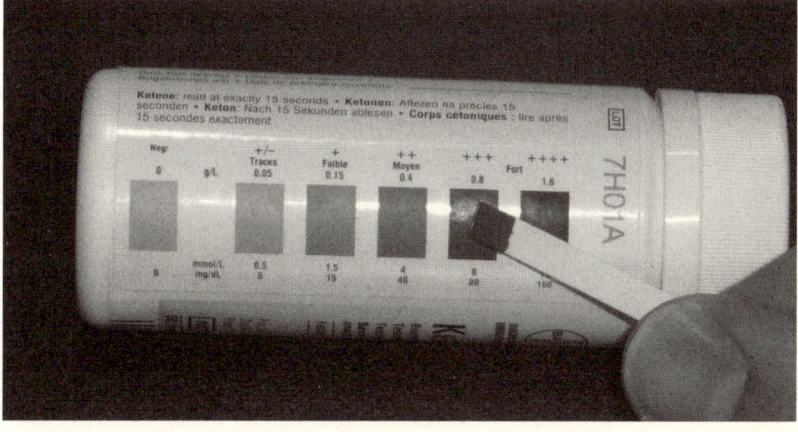

Die Ausscheidung von Ketonkörpern im Urin kann man mit Teststreifen kontrollieren.

⬆ Erhöhte Ketonkörper-Werte

Die erhöhte Ausscheidung mit dem Urin (Ketonurie, Teststreifen positiv) gilt als wichtiger Hinweis auf Diabetes mellitus.

Diagnosen mit erhöhten Ketonkörper-Werten

- Alkoholmissbrauch (Ketoazidose)
- Diabetes mellitus Typ 1 (Ketoazidose)
- Erbrechen
- Laktatazidose (Blutvergiftung, Schock, Vergiftung, Sauerstoffmangel)
- Niereninsuffizienz (Urämie)

⬇ Verminderte Ketonkörper-Werte

Verminderte Werte sind unbedenklich.

Kreatinin

Kreatinin ist das Endprodukt des Muskelstoffwechsels, entsteht aus dem Energielieferanten Kreatinphosphat, wird in das Blut abgegeben und über die Nieren (beim Gesunden fast vollständig) mit dem Urin ausgeschieden. Die Kreatinin-Menge im Blut ist sowohl von der Muskelmasse des Menschen als auch von der Ausscheidungsfunktion der Nieren abhängig. Der Kreatinin-Wert im Blut ist ein guter Maßstab zur Beurteilung der Filtrationsfähigkeit (glomeruläre Filtrationsrate, GFR) der Nieren: etwa bei unklaren Nierenbeschwerden, Bluthochdruck, akuten und chronischen Nierenerkrankungen, Blutvergiftung, Schock, Dialysebehandlung sowie zur Verlaufs- und Therapiekontrolle von Patienten mit Nierenerkrankungen. Zur Kreatinin-Bestimmung stehen unterschiedliche Methoden zur Verfügung.

Wenn die Werte im Blut deutlich erhöht sind, kann davon ausgegangen werden, dass die Filtrationsfähigkeit der Nieren bereits um mehr als die Hälfte eingeschränkt ist. Ein vergleichbarer Wert bei jungen und alten Menschen bedeutet nicht, dass die Filtrationsfähigkeit (GFR) der Nieren gleich gut ist. In der Regel nimmt die Ausscheidungsleistung der Nieren mit zunehmendem Alter ab, weshalb häufig Arzneimittel, die

durch die Nieren aus dem Körper entfernt werden sollen, bei Älteren niedriger dosiert werden müssen.
• Große Muskelmasse, Fleischverzehr und das Lebensalter können abnorm erhöhte Werte verursachen.
Laborprobe: Blutserum/-plasma

Kreatinin-Normalwerte		
Frauen	0,40–1,00 mg/dl	(35–88 µmol/l)
Männer	0,64–1,19 mg/dl	(57–105 µmol/l)

⬆ Erhöhte Kreatinin-Werte

Erhöhte Werte im Blut treten erst dann auf, wenn die Filtrationsleistung der Nieren bereits um die Hälfte verringert ist.
• Bei Typ-1-Diabetikern entwickelt sich in einem Fünftel bis der Hälfte der Fälle eine chronische Niereninsuffizienz, bei Typ-2-Diabetikern muss in etwa 5 Prozent der Fälle mit einer Niereninsuffizienz gerechnet werden.
• Arzneimittel können die Nierenfunktion deutlich stören: Antibiotika (Gentamicin), Chemotherapeutika (Cisplatin, Trimethoprim), Entwässerungsmittel (Diuretika: Spironolacton, Triamteren, Amilorid), Gichtmittel (Probenecid), H2-Blocker (Cimetidin) oder Rheumamittel (Indometacin).

Diagnosen mit erhöhten Kreatinin-Werten
• Akute oder chronische Muskelerkrankungen (Myopathien)
• Akutes Nierenversagen (Blutung, Blutdruckabfall, Verbrennungen, Vergiftung)
• Chronische Niereninsuffizienz (Glomerulonephritis, interstitielle Nephritis, angeborene Nierenmissbildung)
• Diabetes mellitus (Frühstadium)
• Muskelzerstörung (Quetschung, Verletzung, Operationen)
• Schwangerschaft

⬇ Verminderte Kreatinin-Werte

Diagnosen mit verminderten Kreatinin-Werten
• Beginn der Schwangerschaft
• Diabetes Typ 1

Kreatinin-Clearance (CrCl)

Der Begriff Clearance bedeutet Klärung, Klär-/Reinigungsfähigkeit und bezieht sich auf die Filtrationsfunktion der Nieren.
Die Kreatinin-Clearance kennzeichnet die Menge an ⇒ Kreatinin, die pro Zeiteinheit von den Nieren filtriert wird. Für diese Laboranalyse der Nierenfunktion benötigt man zwei Blutproben und den über 24 Stunden gesammelten Urin.
Mit der Kreatinin-Clearance kann abgeschätzt werden, ob die Filtrationsleistung (glomeruläre Filtrationsrate) der Nieren normal, leicht oder stark reduziert ist, und ob bestimmte Arzneimittel für die Nieren giftig sind. Die direkte Messung der glomerulären Filtrationsrate (GFR) ist mit der Kreatinin-Clearance nicht möglich, nur eine Abschätzung der Filtrationsleitung der Nieren.
Die Bestimmung der Kreatinin-Clearance ist dann sinnvoll, wenn bei normalen Kreatinin-Werten folgende Befunde vorliegen: krankhafte Urin-Laborwerte, Bluthochdruck, Gicht, Nierensteine, Niereninsuffizienz und Diabetes.
Laborprobe: Blutserum/-plasma, 24h-Sammelurin

Kreatinin-Clearance-Normalwerte	
Frauen	95–160 ml/min
Männer	98–156 ml/min
Kinder (3–13 Jahre)	120–145 ml/min

⬆ Erhöhte Kreatinin-Clearance
Diagnosen mit erhöhter Kreatinin-Clearance
- Diabetes mellitus (Frühstadium)
- Schwangerschaft

⬇ Verminderte Kreatinin-Clearance
Eine verminderte Clearance weist in der Regel auf eine geringere Filtrationsleistung der Nieren hin. Bei Patienten mit Fettleibigkeit (Adipositas), Wassereinlagerungen im Gewebe (Ödeme), Leberzirrhose und Muskelschwund kann der Clearance-Wert zu hoch ausfallen.

Diagnosen mit verminderter Kreatinin-Clearance
- Diabetes mellitus
- Hämodialyse
- Herzinsuffizienz
- Nierenerkrankungen, Nephrotisches Syndrom
- Schwangerschaft
- Therapie mit nierenschädlichen Arzneimitteln

Kreatinkinase (CK)

Die Kreatinkinase (Creatinkinase, CK) ist ein Enzym, das vorwiegend im Skelett- und Herzmuskel vorkommt. Das Enzym ist wichtiger Bestandteil des zellulären Energiestoffwechsels, der für Muskelaktivität erforderlich ist.

Im Organismus kommen verschiedene CK-Isoenzyme vor (CK-MM, CK-MB, CK-BB, CK-MiMi), die bevorzugt in bestimmten Organsystemen enthalten sind: CK-MM in der Skelettmuskulatur, CK-BB im zentralen Nervensystem, CK-MiMi in der Hülle von Mitochondrien und CK-MB im Herzmuskel, das deshalb für die Diagnostik des Herzinfarkts sehr wichtig ist. Die Gesamt-CK ist die Summe aller vier CK-Isoenzyme.
Laborprobe: Blutserum/-plasma (37 °C nach IFCC)

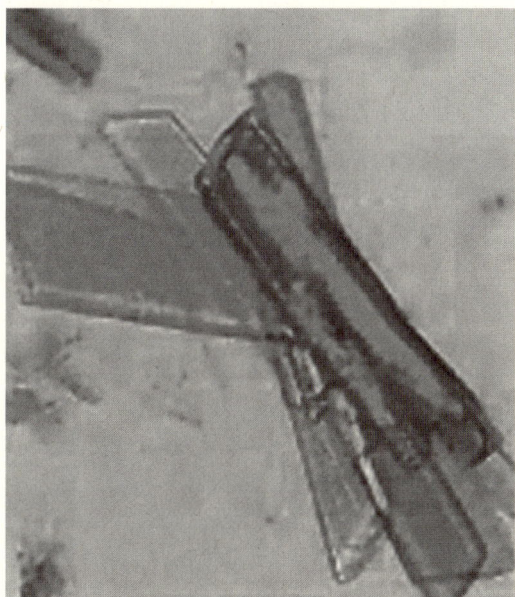

Kreatinkinase-Kristalle unter dem Mikroskop (Kreatinkinase vom Kaninchen)

Kreatinkinase-Normalwerte		
Gesamt-CK	Frauen	≤ 170 U/l
	Männer	≤ 190 U/l
CK-MB	Erwachsene	< 5 U/l (bzw. < 6 % der Gesamt-CK)

⬆ Erhöhte Kreatinkinase-Werte

Bei Patienten mit Verdacht auf akuten Herzinfarkt liegt der Aktivitätsan-
stieg der CK-MB gegenüber der erhöhten Gesamt-CK bei 5 bis 25 Prozent. Herzinfarkte führen meist zu CK-Werten von 100–1250 U/l. Bei
der Hälfte der Patienten sind die CK-MB-Werte bereits vier bis fünf
Stunden nach dem Infarkt krankhaft erhöht. Die CK-Werte steigen in der
Regel entsprechend dem Umfang und der Schwere des Krankheitsverlaufs an.

Diagnosen mit erhöhten Gesamt-CK-Werten

- Alkoholmissbrauch
- Akute und chronische Skelettmuskelschäden (Operation, Verletzung, Spritzen)
- Bösartige Tumoren
- Entbindung
- Epileptischer Anfall
- Hirnschäden (Operationen, Hirnblutung, Schädel-Hirn-Verletzung)
- Leber-, Bauchspeicheldrüsen-, Magen-, Darmerkrankungen
- Reanimation
- Starke körperliche Belastung
- Vergiftungen

Diagnosen mit erhöhten Gesamt-/CK/-MB-Werten

- Herzinfarkt, Herzmuskelentzündung (Myo-, Endo-, Perikarditis)

⬇ Verminderte Kreatinikinase-Werte

Verminderte Werte sind unbedenklich.

Kupfer (Cu)

Das lebenswichtige (essentielle) Spurenelement Kupfer (Cu)
wird aus Nahrungsmitteln im Dünndarm aufgenommen, zur
Leber transportiert und zum Großteil wieder über die Leber
ausgeschieden. Ein kleiner Teil des Kupfers wird in der Leber
gebunden und als Coeruloplasmin in das Blut abgegeben.

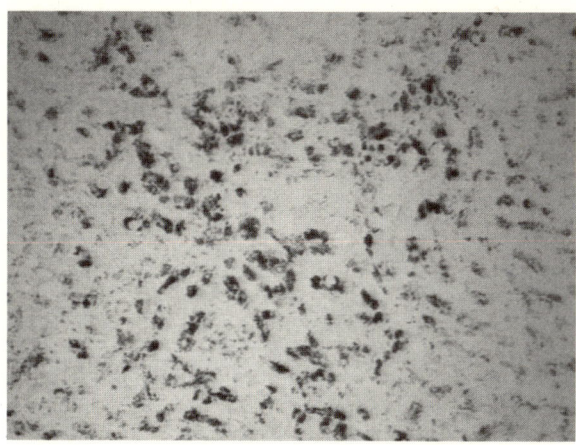

Lebergewebe im Schnittbild: bei Morbus Wilson (Kupferspeicher-krankheit) wird abnorm viel Kupfer in Organen gespeichert.

Kupfer ist Bestandteil von mindestens 16 lebenswichtigen Substanzen (Metalloproteine), die für die Bildung von Bindege-webe, die Funktion des zentralen Nervensystems und die Blutbildung benötigt werden. Der tägliche Bedarf von Erwach-senen wird mit 1 bis 1,5 Milligramm angegeben. Vor allem Schokolade, Leber, Getreide, Gemüse und Nüsse enthalten reichlich Kupfer.

Laborprobe: Blutserum/-plasma, 24h-Sammelurin

Kupfer-Normalwerte		
Kupfer im Blut		
Erwachsene	Frauen	10,7–26,6 µmol/l (68–169 µg/dl)
	Männer	11,0–22,0 µmol/l (56–111 µg/dl)
Kupfer-Ausscheidung im Urin		
Erwachsene		0,16–0,94 µmol/24h (10–60 µg/24h)

⬆ Erhöhte Kupfer-Werte

Erhöhte Werte im Blutserum haben in der Regel keine diagnostische oder therapeutische Bedeutung. Eine akute Vergiftung (etwa durch Kupfersulfat) kann lebensbedrohlich sein. Möglicherweise spielte in früheren Zeiten die nahrungsbedingte Belastung bei Säuglingen eine Rolle für Wachstumsstörungen (wegen kupferhaltiger Trinkwasserleitungen). Bei Frauen, die östrogenhaltige Mittel einnehmen, ist der Wert im Blut erhöht.

Diagnosen mit erhöhten Kupfer-Werten im Blut/Urin

- Bauchspeicheldrüsenerkrankung (Pankreasinsuffizienz)
- Darmerkrankungen (Colitis ulcerosa, Morbus Crohn)
- Infektionen (akut, chronisch)
- Leberkrebs, -schäden
- Östrogene (Antibabypille, Hormonersatz)
- Schwangerschaft (letztes Drittel)
- Tumorerkrankungen (Lungen-, Brust-, Prostatakrebs)

Diagnosen mit erhöhter Kupfer-Ausscheidung im Urin

- Kupferspeicherkrankheit (Morbus Wilson)

⬇ Verminderte Kupfer-Werte

Kupfer-Mangel kommt beim Menschen selten vor. Zu wenig Kupfer im Nahrungsangebot erhöht vor allem bei Säuglingen in den ersten Lebensmonaten das Risiko für einen Mangel, der Wachstumsstörungen, Störungen der Knochenbildung, Blutbildungsstörungen, Skelettveränderungen, Pigmentstörungen an Haut und Haar und Nervenstörungen verursachen kann sowie zu einer erhöhten Anfälligkeit für Infektionen führt. Wenn monatelang mehr als 50 Milligramm Zink pro Tag zugeführt werden, besteht die Gefahr einer Störung der Kupfer-Aufnahme mit den Symptomen des Kupfermangels.

Diagnosen mit verminderten Kupfer-Werten

- Durchfallerkrankungen
- Hypokuprämie (erblich)
- Kupfer-Mangelerkrankung (Früh-, Neugeborene, Säuglinge, künstliche Ernährung, Reduktionsdiät, Menkes-Syndrom)
- Kupferspeicherkrankheit (Morbus Wilson)
- Nierenerkrankungen
- Zink-Selbstmedikation

Laktat

Laktate (Lactate) sind Salze der Milchsäure und Stoffwechselendprodukte, die beim sauerstofffreien (anaeroben) Abbau von Zucker (⇒ Glukose) entstehen. Beim Menschen kommt am häufigsten Natriumlaktat vor, das hauptsächlich in der Skelettmuskulatur gebildet wird. Die Konzentration im Blut kennzeichnet das Verhältnis von Bildung und Verbrauch von Laktat der verschiedenen Organe. Die Muskulatur, das Gehirn, der Darm und die roten Blutkörperchen sind Laktatbildner. Leber, Nieren und Herz können Laktat verstoffwechseln. Wenn es zu einem Ungleichgewicht zwischen Bildung und dem Stoffwechsel von Laktat kommt, kann zu viel Laktat im Blut sein (Hyperlaktatämie). Bei Störung des Laktat-Stoffwechsels tritt eine Übersäuerung auf (Laktatazidose).

Der Laktat-Wert wird zur Beurteilung des Verlaufs und der Prognose bei Kreislaufschock und Vergiftungen, zur Diagnostik von Sauerstoffmangel in Geweben (Ischämie) und zur Klärung von Übersäuerungszuständen benutzt.

Laborprobe: Vollblut (arteriell, venös), Blutplasma, Liquor

Laktat-Normalwerte

Arterielles Vollblut oder Blutplasma	
Erwachsene	< 1,8 mmol/l (16 mg/dl)
Venöses Vollblut oder Blutplasma	
Erwachsene	0,5–2,2 mmol/l (4,5–20 mg/dl)
Liquor	
Erwachsene	1,2–2,1 mmol/l (11–19 mg/dl)

⬆ Erhöhte Laktat-Werte

Ein hoher Spiegel im Blut kann sich zu einer Laktatazidose entwickeln, wenn die Nieren- und Leberfunktion eingeschränkt ist.

Diagnosen mit erhöhten Laktat-Werten im Blut

- Antidiabetika (Biguanide)
- Arzneimittel (Isoniazid, Nikotinsäure, Lactulose)
- Diabetische Ketoazidose
- Glykogenspeicherkrankheiten
- HIV-Infektion
- Leberzirrhose
- Organtransplantation (Herz)
- Schock
- Stoffwechselerkrankungen (erblich)

- Tumorerkrankungen
- Vergiftung (Akohol, Kohlenmonoxid, Methanol, Ethylenglykol, Acetaminophen, Salizylate)
- Vitamin B2-Mangel

Diagnosen mit erhöhten Laktat-Werten im Liquor

- Hirnhautentzündung (Meningitis)
- Hirntumoren
- Krampfanfall (Epilepsie)

⬇ **Verminderte Laktat-Werte**

Verminderte Werte sind unbedenklich.

Laktat – Labortest zu Hause

Die Bestimmung des Laktat-Werts (Milchsäurewert) erlaubt die Beurteilung des Trainingszustands von Athleten. Die Messung erfolgt mit Hilfe eines Messgeräts, das den Gehalt im Blut bestimmt.

In der Sportmedizin werden Laktat-Werte in Blutproben vor und nach spezifischer Belastung gemessen. Je länger und schneller ein Sportler im anaeroben Energiebereich trainiert, desto mehr Laktat entsteht.

Beispiele für Laktatwerte:

- Büroarbeit: 0,1 mmol/l
- Untrainierte Ausdauersportler: größer als 4,0 mmol/l
- Training mit 88 bis 90 Prozent der HFmax (maximale Herzfrequenz): 4,0 mmol/l
- Trainierte Ausdauersportler: kleiner als 4,0 mmol/l
- Sprinter im Ziel: größer als 25 mmol/l

Laborprobe: Kapillarblut

Laborwert: ⇒ Laktat

Anwendung: Die Blutabnahme wird mit einer speziellen Einstechhilfe am Ohr durchgeführt. Die Auswertung erfolgt nach Auftropfen auf den Teststreifen sofort innerhalb von 60 Sekunden automatisch im Gerät. Mit dem Messgerät kann der Trainingsfortschritt eines Sportlers kontrolliert werden.

Kosten: Ein Testset kostet je nach Ausstattung (Messgerät, Teststreifen, Software) etwa 80 bis 150 € (Komplettsysteme ca. 500 €), 25 Teststreifen (25 Stück) etwa 60 €.

Laktat-Dehydrogenase (LDH)

Die Laktat-Dehydrogenase (LDH) ist ein im Zellplasma gelöstes Enzym, das in allen Körpergeweben vorkommt und an Oxidationsvorgängen der Zelle beteiligt ist. Man unterscheidet LDH-Isoenzyme vom Herz- und Muskeltyp. Fünf LDH-Isoenzyme können zur Diagnostik von Organschäden benutzt werden:
• LDH-1 und LDH-2 kommen überwiegend im Herzmuskel und in roten Blutkörperchen vor,
• LDH-3 überwiegend in der Milz, den Lungen, Lymphknoten, Thrombozyten sowie endokrinen Drüsen und
• LDH-4 und LDH-5 überwiegend in der Leber und in Skelettmuskeln.
LDH-Isoenzyme werden laborchemisch durch Elektrophorese unterschieden. Mit Hilfe der Gesamt-LDH werden Gewebeschäden geringeren Ausmaßes untersucht. Künstliche Herzklappen, Hämolyse der Blutprobe und Komplexbildung mit Immunglobulinen können das Messergebnis verfälschen.
Laborprobe: Blutserum/-plasma

LDH-Normalwerte	
Gesamt-LDH (IFCC-Methode bei 37 °C)	
Frauen	< 247 U/l
Männer	< 248 U/l
LDH-Isoenzyme (CAF-Elektrophorese)	
LDH-1	18–33 %
LDH-2	28–40 %
LDH-3	18–30 %
LDH-4	6–16 %
LDH-5	2–13 %

⬆ Erhöhte LDH-Werte

Bei einem akuten Herzinfarkt kommt es bereits nach 6 bis 12 Stunden zu einem deutlichen Anstieg, wobei der LDH-1-Wert dann meist > 45 % der Gesamt-LDH und der Quotient LDH-1/LDH-2 bei 80 Prozent der Betroffenen > 1 ist. Nach Infarkten werden nach 24 bis 60 Stunden Maximalwerte gemessen. Nach 7 bis 15 Tagen normalisieren sich die Werte wieder.

Diagnosen mit erhöhten LDH-Werten

Gesamt-LDH

- Kleinere Gewebeverletzungen
- Körperliche Belastungen
- Leistungssport

LDH-1 und LDH-2

- Blutbildungsstörungen
- Hämolytische Anämie
- Herzinfarkt/-operation
- Keimzellentumor
- Muskelentzündung
- Muskeldystrophien/-atrophien
- Niereninfarkt

LDH-3

- Bösartige Tumoren
- Lungenembolie
- Lymphoretikuläre Erkrankungen
- Milzinfarkt
- Thrombozytenzerfall

LDH-4 und LDH-5

- Bösartige Erkrankungen
- Gallenwegserkrankungen
- Lebererkrankungen (Hepatitis, Abszess, Tumoren)
- Pfeiffersches Drüsenfieber (infektiöse Mononukleose)
- Prostatakrebs
- Rechtsherzinsuffizienz
- Skelettmuskelverletzungen

⬇ Verminderte LDH-Werte

Verminderte Werte sind unbedenklich.

LDL-Cholesterin

LDL *(low density lipoproteins)* ist ein Transporteiweiß niedriger Dichte und ein Cholesterinester. LDL transportiert im Blut bevorzugt Cholesterin zu peripheren Körperzellen. Da LDL-Cholesterin mit Zellen der arteriellen Blutgefäße reagieren kann und Fettablagerung an den Gefäßwänden begünstigt, ist es ein wichtiger Faktor für die Entstehung einer Arteriosklerose. Die Bestimmung des LDL-Werts eignet sich gut zur Früherkennung des Arterioskleroserisikos bzw. des Risikos einer koronaren Herzkrankheit (KHK).

Der LDL-Wert kann bei Diuretika-Therapie, durch die Ernährung (fettarm bzw. fettreich), bei Lipidsenker-Therapie und Rauchen abnorm verändert sein.

Laborprobe: Blutserum

LDL-Cholesterin-Normalwert	
Erwachsene	≤ 115 mg/dl (≤ 3,0 mmol/l)

⬆ Erhöhte LDL-Cholesterin-Werte

Bei andauernder Erhöhung ist meist auch das arterielle Gefäßrisiko sowie die Gefahr für Herzerkrankungen erhöht.

Diagnosen mit erhöhten LDL-Cholesterin-Werten

- Arteriosklerose (Atherosklerose)
- Fettstoffwechselstörung
- Herzinfarkt
- Schilddrüsenunterfunktion (Hypothyreose)
- Koronare Herzkrankheit (KHK)
- Nierenerkrankung (Nephrotisches Syndrom)

⬇ Verminderte LDL-Cholesterin-Werte

Niedrige Werte im Blut kommen seltener vor und treten vor allem ernährungsbedingt sowie bei schweren Organstörungen auf (Leber, Schilddrüse).

Diagnosen mit verminderten LDL-Cholesterin-Werten

- HIV/AIDS
- Hungerzustand

- Krebserkrankungen
- Lebererkrankungen
- Lipoproteinmangel (erblich)
- Magersucht
- Verdauungsstörungen

Zielwerte von LDL-Cholesterin/Triglyzeride

Abhängig davon, ob und wie viele Risikofaktoren (Übergewicht, Rauchen, Diabetes u. a.) vorliegen, werden unterschiedliche LDL-Zielwerte empfohlen. Je mehr Risikofaktoren, desto niedriger sollten die LDL-Werte sein.

Risikoklasse	LDL-Cholesterin	Triglyzeride
0 bis 1 Risikofaktor	< 160 mg/dl (4,14 mmol/l)	150 mg/dl (1,71 mmol/l)
2 und mehr Risikofaktoren, 10-Jahre-Erkrankungsrisiko unter 20 Prozent	< 130 mg/dl (3,36 mmol/l)	150 mg/dl (1,71 mmol/l)
Koronare Herzerkrankung, 10-Jahre-Erkrankungsrisiko über 20 Prozent	< 100 mg/dl (2,59 mmol/l)	150 mg/dl (1,71 mmol/l)

Leucin-Aminopeptidase (LAP)

Das Enzym Leucin-Aminopeptidase spaltet bestimmte Aminosäuren (etwa Leucin) von einem Eiweißstoff (Peptid) ab. In der Dünndarmschleimhaut, der Niere und Leber kommt LAP in hohen Konzentrationen vor. Der LAP-Wert wird zum Nachweis einer Gallenstauung und zur Abgrenzung einer Knochenerkrankung bei erhöhter ⇒ AP benutzt.

Laborprobe: Blutserum

LAP-Normalwerte

Frauen	16–32 U/l
Männer	11–35 U/l

⬆ Erhöhte LAP-Werte

Bei einer Gallenstauung steigt die Konzentration im Blut an

Diagnosen mit erhöhten LAP-Werten

● Stauung von Gallenflüssigkeit (Gallensteine, Tumoren u. a.)
● Schwere Lebererkrankung

⬇ Verminderte LAP-Werte

Verminderte Werte sind unbedenklich.

Leukozyten

Weiße Blutzellen oder Leukozyten (*leukos* = weiß; *kytos* = Zelle) sind größer als rote Blutkörperchen (⇒ Erythrozyten). Sie enthalten keinen Blutfarbstoff und erscheinen deshalb weiß. Im Gegensatz zu Erythrozyten besitzen sie einen Zellkern. Weiße Blutzellen gibt es in drei unterschiedlich geformten Zelltypen. Die Zellkerne der weißen Blutkörperchen können verschieden aussehen und im Labor durch Färbung dargestellt werden. Leukozyten sind vor allem für körpereigene Abwehrfunktionen zuständig. Leukozyten werden im Knochenmark und in den Lymphorganen gebildet. Sie benutzen die Blutbahn als Transportweg.

● ⇒ Lymphozyten und Monozyten (⇒ Differentialblutbild) versuchen, fremde Organismen, Fremdstoffe und Eindringlinge (wie Bakterien oder Pilze) zu identifizieren oder werden durch starke körperliche und psychische Belastungen in Alarmbereitschaft versetzt. Monozyten sind die größten weißen Blutkörperchen und können sich in spezialisierte bewegliche Fresszellen (Makrophagen) oder ortsständige Fresszellen in Geweben (Histiozyten) verwandeln. Diese Leukozytengruppe ist für die Beseitigung von körperfremdem Material zuständig.

● Granulozyten (⇒ Differentialblutbild) und Makrophagen (Phagozyten) versuchen, identifizierte Fremdsubstanzen zu eliminieren, indem sie sie »auffressen«. Man unterscheidet stabkernige neutrophile (unreife) Granulozyten, segmentkernige neutrophile (reife) Granulozyten, eosinophile Granulozyten und basophile Granulozyten.

Leukozyten sind für die Immunfunktion des Körpers und zur Abwehr von Entzündungen von großer Bedeutung. Bei der Leukozytenzählung im Labor werden nur die im Blut zirkulierenden weißen Blutzellen erfasst, nicht die in Ruhestellung an den Gefäßwänden befindlichen Leukozyten. In der Regel ist die ausschließliche Bestimmung der Leukozytenzahl im Blut wenig aussagekräftig, weshalb meist ergänzend ein ⇒ Differentialblutbild erstellt wird.

Die Antibabypille, Arzneimittel (Erythromycin, Kortison, Lithium, Sulfonamide, Antiepileptika, Antirheumatika, Chloramphenicol), Rauchen und Stresszustände können die Messwerte verfälschen.

Laborprobe: Vollblut, Liquor

Leukozyten-Normalwerte		
Leukozyten im Blut		
Vollblut		4000–10 000 Leukozyten/µl
Leukozyten im Liquor		
Liquor	Neugeborene	bis 15 Leukozyten/µl
	Erwachsene	bis 5 Leukozyten/µl

⬆ Erhöhte Leukozyten-Werte

Die Leukozytenzahl im Blut steigt in der Regel bei infektiösen oder entzündlichen Erkrankungen an. Darüber hinaus können auch schwere Schock- oder psychische Stresszustände zum drastischen Anstieg der weißen Blutkörperchen führen. Sehr stark erhöhte Zahlen treten vor allem bei Leukämien auf. Leukämie (Blutkrebs), die beispielsweise durch radioaktive Strahlungsbelastung verursacht wird, führt zur unkontrollierten Produktion von Leukozyten-Vorstufen im Knochenmark. Mit weiteren Analysen kann meist die Art der Leukämie bestimmt werden.

Diagnosen mit erhöhter Leukozytenzahl

• Akuter Blutverlust
• Bakterielle Infektionen

- Bösartige Tumorerkrankungen
- Drüsenerkrankungen
- Entzündungen
- Erregungszustände
- Herzinfarkt
- Hirnerkrankungen
- Hochleistungssport
- Hormonüberdosierung (Kortison, Schilddrüsen-, Nebenschilddrüsen-hormone)
- Impfreaktionen
- Leukämie
- Myelofibrose
- Polycythämia vera
- Schock-Syndrom
- Schwangerschaft
- Vergiftungen

Verminderte Leukozyten-Werte

Bei sehr schweren bakteriellen oder viralen Infektionen sowie vor allem bei Schädigung des Knochenmarks kann die Leukozytenzahl im Blut vermindert sein. Dies gilt als Ausdruck zunehmender Erschöpfung des körpereigenen Abwehrsystems (Immunschwäche).

Diagnosen mit verminderter Leukozytenzahl

- Autoimmunerkrankungen
- Benzolbelastung
- Erschöpfung
- Immunschwäche (HIV/AIDS)
- Knochenmarkschäden (Strahlung, Zell-, Umweltgifte, Schwermetalle)
- Kollagenosen
- Lymphogranulomatose
- Methotrexat-Therapie
- Nährstoffmangel
- Paratyphus
- Radioaktive Strahlung
- Sepsis
- Typhus
- Virusinfektionen

Leukozyten (Urin)

Leukozytenzahlen im Grenzbereich von 10 bis 25 Leukozyten pro Mikroliter Urin lassen sich mit einem Teststreifen nachweisen. Der Teststreifen misst die Esteraseaktivität von neutrophilen weißen Blutzellen.

- < 10 Leukozyten/µl Urin sind unbedenklich.
- 10–20 Leukozyten/µl Urin gelten als verdächtig.
- > 20 Leukozyten/µl Urin werden als Krankheitszeichen gewertet.

Ist das Testergebnis sicher positiv, sollte in jedem Fall eine mikrobiologische Untersuchung des Urins durchgeführt werden (Urinkultur zur Bestimmung des infektiösen Keims).

Laborprobe: ⇒ Urin (Teststreifen)

Leukozyten im Urin Normalwert
Teststreifen: negativ

⬆ Leukozyten im Urin – Teststreifen: positiv

Werden erhöhte Zahlen im Urin nachgewiesen, gilt dies als Hinweis auf infektiöse oder entzündliche Erkrankungen der Nieren und der Harnwege.

Diagnosen mit positivem Leukozyten-Nachweis im Urin

- Entzündliche Erkrankungen der Nieren
- Entzündliche Erkrankungen der ableitenden Harnwege (Harnleiter, Harnröhre)
- Fieberzustände bei Kindern (nicht behandlungsbedürftig)
- Körperliche Belastung (nicht behandlungsbedürftig)

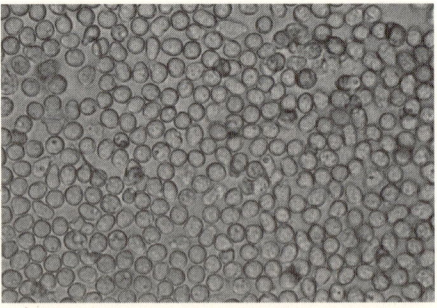

Unter dem Mikroskop zeigen sich massenhaft Leukozyten im Urin, ein Hinweis auf eine schwere eitrige Infektion.

LH (Ovulationstest) – Labortest zu Hause

Ein LH-Test (Ovulationstest) ermöglicht die Bestimmung des Zeitpunkts des Eisprungs (Follikelsprung oder Ovulation): Der Follikel platzt und die Eizelle wird in den Eileiter freigegeben. Dieser Vorgang kennzeichnet die fruchtbaren Tage der Frau. Mit diesem Wissen ist es möglich, den Zeitpunkt des Geschlechtsverkehrs zu planen und somit die Wahrscheinlichkeit für eine Schwangerschaft zu erhöhen. Dieser Test nutzt monoklonale Antikörper gegen LH, um eine erhöhte Konzentration von LH nachzuweisen.

Laborprobe: Urin

Laborwert: Luteinisierendes Hormon (LH), ⇒ FSH/LH

Anwendung: Das Teststäbchen wird mit der saugfähigen Testspitze nach unten genau 3 Sekunden lang in den Urinstrahl oder 15 Sekunden in den aufgefangenen Urin gehalten. Das Ergebnis erscheint nach 5 Minuten auf der Anzeige des Geräts: Ein leerer Kreis steht für eine geringe Fruchtbarkeit; ein blinkendes Smiley zeigt eine hohe Fruchtbarkeit an; Ein durchgehend leuchtendes Smiley zeigt die zwei fruchtbarsten Tage an.

Kosten: Ein Testsystem und automatischer Anzeige kostet etwa 24 €. 20 Urin-Teststreifen gibt es schon ab 7 €.

Lipase

Lipasen sind Enzyme, die ⇒ Triglyzerid-Fettbestandteile in Glycerin und freie Fettstoffe spalten und meist im Pankreas, aber auch im Dünndarm, von Gefäßen sowie Fettgewebezellen gebildet werden. Spezielle Lipasen der Bauchspeicheldrüse spalten etwa Olivenöl auf. Wenn es zu Gewebeschäden im Pankreas kommt, erscheinen Lipasen verstärkt im Blut. Lipasen reizen darüber hinaus die Venen und können deutliche Gefäßreaktionen (Vasodilatation) auslösen. Außer zur Unterscheidung von Bauchspeicheldrüsenerkrankungen eignet sich der Lipase-Wert auch zur Diagnostik unklarer Oberbauchbeschwerden.

Laborprobe: Blutserum/-plasma (heparinisiert)

187

Lipase-Normalwerte	
Erwachsene	≤ 13–60 U/l (DGMRE-Methode)

⬆ Erhöhte Lipase-Werte

Wenn eine Bauchspeicheldrüsenentzündung (Pankreatitis) vorliegt, kommt es bereits fünf bis sechs Stunden nach den ersten Beschwerden (beispielsweise Bauchschmerzen) zu erhöhten Lipasewerten, die etwa fünf bis sechs Tage lang auf diesem erhöhten Niveau bleiben.

Diagnosen mit erhöhten Lipase-Werten

- Akute Bauchspeicheldrüsen-Entzündung (Pankreatitis)
- Akutes Oberbauchsyndrom
- Bauchspeicheldrüsen-, Gallengang-Endoskopien (ERCP)
- Chronisch obstruktive Bauchspeicheldrüsen-Entzündung
- Diabetische Ketoazidose
- Leberentzündung (Virushepatitis)
- Mundspeicheldrüsen-Entzündung (Parotitis epidemica)
- Niereninsuffizienz
- Typhus abdominalis

⬇ Verminderte Lipase-Werte

Niedrige Werte sind unbedenklich.

Lipidprofil

Fettstoffe (Lipide) gehören zu den mit der Nahrung aufgenommenen Energieträgern. Das Nahrungsfett wird im Darmtrakt mit Hilfe von Gallensäuren in einen verwertbaren Zustand umgewandelt. Fett wird im Blutplasma an Eiweißkörper gebunden, wobei sogenannte Lipoproteine entstehen. In Schleimhautzellen des Dünndarms werden dann die wichtigsten Fetteiweißbestandteile (Lipoproteine, Cholesterinester) des Fettstoffwechsels produziert: ⇒ Cholesterin (Gesamtcholesterin), ⇒ HDL-Cholesterin (Lipid hoher Dichte), ⇒ LDL-Cholesterin (Lipid niedriger Dichte), VLDL-Cholesterin (Lipid sehr niedrige Dichte), ⇒ Triglyzeride.
Abnorm veränderte Blutfettwerte und Fettstoffwechselstörungen gelten neben Bluthochdruck und Rauchen als dritter wich-

tiger Risikofaktor für Gefäßerkrankungen, insbesondere für die koronare Herzkrankheit (KHK). Das Risiko für eine Herz-Kreislauf-Erkrankung verändert sich mit der Höhe des Serumcholesterinwertes: Je höher die Cholesterin-Werte, desto größer ist die Gefahr für Arteriosklerose (Atherosklerose) mit den drohenden Folgeerkrankungen KHK, Angina pectoris (Brustenge) und plötzlicher Herztod.

Nicht die absolute Höhe der Blutfettwerte ist für die Abschätzung des Herz-Kreislauf-Risikos ausschlaggebend. Wie hoch die Blutfettwerte bei einem Menschen sein dürfen, damit keine langfristige Gefährdung des Herz-Kreislauf-Systems entsteht, muss unter Berücksichtigung anderer vorliegender Risikofaktoren (Bluthochdruck, Diabetes, Rauchen, Übergewicht) festgelegt werden. Darüber hinaus reicht die Bestimmung der Cholesterinwerte nicht allein aus, sondern es müssen alle Fettwerte (Lipidprofil) berücksichtigt werden:

⇒ Cholesterin   ⇒ HDL-Cholesterin
⇒ LDL-Cholesterin   ⇒ Triglyzeride
⇒ Lipoprotein (a)   ⇒ Homocystein

Individuelles Lipidprofil

Wenn alle wichtigen Blutfettwerte im Labor bestimmt worden sind (Lipidprofil), kann mit Hilfe einer Fettstoffwechsel-Gesamtbewertung die Gefahr für eine Herzkranzgefäßerkrankung (KHK) abgeschätzt werden. Sprechen Sie mit Ihrem Arzt über Ihr individuelles Fettstoffwechselrisiko und eine mögliche Behandlung.

Ungünstiges Lipidprofil

• Erhöhte Cholesterinwerte

• Erhöhte LDL-Cholesterinwerte

• Erhöhte Triglyzeridwerte

- Erhöhte Lipoprotein (a)-Werte
- Verminderte HDL-Cholesterinwerte

Erhöhtes Herz-Kreislauf-Risiko durch zusätzliche Risikofaktoren

- Alkoholmissbrauch
- Bluthochdruck (Hypertonie)
- Diabetes mellitus
- Herzkrankheiten in der Familie
- Magnesiummangel
- Psychischer Stress
- Rauchen
- Übergewicht

Lipoprotein (a)

Erhöhte Werte von Lipoprotein (a) [Lp(a)] gelten als unabhängiger Risikofaktor für den Herzinfarkt und die koronare Herzkrankheit (KHK). Dieser Fetteiweißstoff unterliegt ausschließlich einer genetischen Kontrolle. Die Blutspiegel sind überwiegend erblich festgelegt und somit sehr stabil. Die Bestimmung von Lipoprotein (a) ist vor allem bei Patienten mit möglicherweise erhöhtem Herz-Kreislauf-Risiko sinnvoll. Sind gleichzeitig auch die ⇒ LDL-Cholesterin-Werte erhöht, vervielfacht sich das Risiko (Herzinfarkt, Schlaganfall).
Patienten mit Gefäßerkrankung und normalem LDL-Cholesterin wird die Bestimmung des Laborwerts Lipoprotein (a) dann empfohlen, wenn …

- zwei oder mehr Herz-Kreislauf-Komplikationen in den vergangenen zwei Jahren aufgetreten sind.
- trotz wirksamer Behandlung ein Fortschreiten oder ein Rezidiv der Herz-Kreislauf-Erkrankung nachweisbar ist.
- trotz Behandlung vor dem 50. Lebensjahr Komplikationen auftreten.
- eine familiäre Anfälligkeit für Herz-Kreislauf-Komplikationen vorliegt.

Laborprobe: Blutserum (nüchtern)

Lipoprotein (a)-Grenzwert	
Erwachsene	< 600 mg/l

⬆ Erhöhte Lipoprotein (a)-Werte

Beträgt der Spiegel im Blut > 600 mg/l, steigt die Gefahr für gefährliche Gefäßveränderungen am Herzen stark an.

Diagnosen mit erhöhten Lipoprotein (a)-Werten

- Hämodialyse
- Herzinfarkt (Akutphase)
- Koronare Herzkrankheit (erhöhtes KHK-Risiko)
- Lipoprotein (a)-Konzentrationen im Blut erblich bedingt erhöht
- Nephrotisches Syndrom
- Schilddrüsenunterfunktion (Hypothyreose)

⬇ Verminderte Lipoprotein (a)-Werte

Verminderte Werte sind unbedenklich.

Lymphozyten

Lymphozyten gehören zur Gruppe der weißen Blutzellen (⇒ Leukozyten) und sind spezialisierte Zellen des körpereigenen Abwehrsystems (Immunsystem). Lymphozyten setzen etwa Botenstoffe (Zytokine) frei, die andere Immunzellen und auch normale Zellen dazu veranlassen, Bakterien und Viren zu bekämpfen. Darüber hinaus produzieren sie Antikörper, die »Angreifer« als »fremd« markieren, und zerstören infizierte Zellen. Lymphozyten entstehen als Vorläuferzellen aus Stammzellen im Knochenmark der platten Knochen. Der Anteil von Lymphozyten an den weißen Blutzellen im peripheren Blut beträgt bei Erwachsenen 25 bis 40 Prozent.

Vor allem bei Virusinfektionen, Pfeifferschem Drüsenfieber (infektiöse Mononukleose) und chronisch lymphatischer Leukämie (CLL) kommt es zu Formveränderungen der Lymphozyten (⇒ Differentialblutbild). Abweichungen in der Anzahl der unterschiedlichen Lymphozytentypen können bei zahlreichen Störungen und Erkrankungen nachgewiesen werden. Eine

richtige Deutung der Laborergebnisse ist in der Regel nur durch geschulte Ärzte (Immunologen) und Laborärzte möglich.
Laborprobe: Vollblut

Lymphozyten-Normalwerte		
Lymphozyten		
Erwachsene	1500–3000 Lymphozyten/µl	
Lymphozyten-Typ	**Anteil**	**absolute Zahl**
T-Lymphozyten	60–75%	700–2200 Zellen/µl
B-Lymphozyten	7–15%	80–450 Zellen/µl
Natürliche Killerzellen	9–21%	100–640 Zellen/µl
Aktivierte T-Lymphozyten	5–10%	50–270 Zellen/µl
Zytotoxische T-Lymphozyten	2–8%	20–180 Zellen/µl
T-Helferzellen (CD-4-Zellen)	40–50%	400–1500 Zellen/µl
T-Suppressorzellen (CD-8-Zellen)	27–37%	290–1100 Zellen/µl
T-Helfer/T-Suppressorzellen-Verhältnis	1,1:1,7	

⬆ Erhöhte Lymphozyten-Werte

• Erhöhte T-Lymphozyten-Werte weisen in der Regel auf eine aktuelle oder kurz zurückliegende Abwehraktivierung (Infektionen) hin.
• Erhöhte Werte aktivierter T-Zellen deuten auf eine Überaktivierung des Immunsystems hin.
• Ein Überschuss an T-Helferzellen kennzeichnet die erhöhte Abwehrbereitschaft des Organismus (Allergien, Autoimmunerkrankungen).
• Erhöhte T-Suppressorzellen-Werte und zytotoxische T-Lymphozyten-Werte sind bei vielen Virusinfektionen (HIV, Hepatitis B) nachweisbar.
• Erhöhte B-Lymphozytenwerte kennzeichnen chronische oder tief in Körpergewebe reichende Infektionen (Furunkel).

⬇ Verminderte Lymphozytenwerte

• Verminderte T-Lymphozytenwerte weisen in der Regel auf eine eingeschränkte Abwehrfunktion hin.
• Ein Mangel an T-Helferzellen kennzeichnet die geschwächte Abwehrfunktion. Bei < 400 Zellen/µl nimmt die Infektionsgefahr deutlich zu und bei < 200 Zellen/µl liegt eine Immunschwäche vor.

• Verminderte T-Suppressorzellen und zytotoxische T-Lymphozyten können etwa bei Überempfindlichkeitsreaktionen oder Multipler Sklerose beobachtet werden.

• Verminderte B-Lymphozyten treten häufig bei psychischen Stresszuständen, länger anhaltenden Schmerzzuständen und starker körperlicher Belastung auf.

Diagnosen mit veränderter Anzahl von T-Helfer (CD-4)-Zellen

Akut erhöht	Akut vermindert	Ständig vermindert
• Allergien	• Bösartige Tumoren	• Immunschwäche-Syndrom
• Allergische Hautreaktionen (Atopie)	• HIV/AIDS	
• Autoimmunerkrankungen (Morbus Crohn, Sjögren-Syndrom, Lupus erythematodes)	• Immunsuppression (Bestrahlung, Chemotherapie)	• Immunsuppression (Bestrahlung, Chemotherapie)
• Bakterien- und Pilzinfektionen	• Non-Hodgkin-Lymphome	• Jugendliche rheumatoide Gelenkentzündung
• Chronische Polyarthritis	• Sarkoidose	• T-Helferzellen-Antikörper
• Multiple Sklerose		• Tuberkulose

Diagnosen mit veränderter Zahl von T-Suppressor (CD-8)-Zellen

Akut erhöht	Ständig erhöht	Vermindert
• Virusinfektionen	• Antikörpermangel-Syndrom	• Alopezia areata
	• Hodgkin-, Non-Hodgkin-Lymphome	• Lupus erythematodes (SLE)
	• Transplantat-Abstoßungsreaktionen	• Polymyalgia rheumatica
		• Sklerodermie

Lysozym

Lysozym (Muramidase) ist ein körpereigenes Abwehrenzym, das Bakterien abtöten kann und zellgebunden in Lysosomen von Körperzellen (bevorzugt in Nierengewebe und Granulozyten) sowie im extrazellulären Flüssigkeitsraum vorkommt. Zahlreiche Körperflüssigkeiten enthalten Lysozym (Tränenflüssigkeit, Speichel, Nasenschleim, Schweiß, Muttermilch). Der Laborwert eignet sich dazu, Abstoßungsreaktionen nach Nierentransplantation zu beurteilen, Leukämien diagnostisch zu unterscheiden sowie für die Differentialdiagnose von Nierenschädigungen. Bei Kindern können mit diesem Laborwert der Verlauf und die Therapie von Harnwegsinfekten bewertet werden. Die Präsenz von Lysozym in der Rückenmarksflüssigkeit (Liquor) erlaubt die Unterscheidung der bakteriellen und nicht-bakteriellen (viralen) Hirnhautentzündung.

Laborprobe: Blutserum, Urin, Liquor

Lysozym-Normalwerte	
Blutserum	
Erwachsene (18–40 Jahre)	450–2950 µg/l
Erwachsene (41–70 Jahre)	1100–2900 µg/l
Erwachsene (18–60 Jahre)	950–2450 µg/l
Urin	
Frauen	0,45–20,1 µg/l
Männer	0,33–6,4 µg/l
Liquor	17,6–118 µg/l

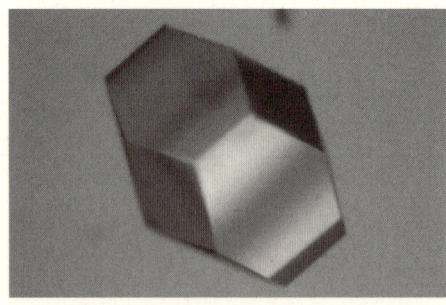

Singulärer Proteinkristall des Abwehrenzyms Lysozym

⬆ Erhöhte Lysozym-Werte

Diagnosen mit erhöhten Lysozym-Werten im Blut
- Myeloische Leukämie (bei Erwachsenen)
- Monozytäre Leukämie (bei Erwachsenen)

Diagnosen mit erhöhten Lysozym-Werten im Urin
- Entzündliche Nierenerkrankung (bei Erwachsenen)
- Harnwegsinfekte (bei Kindern)
- Nierenschäden durch Arzneimittel (bei Erwachsenen)
- Nierentransplantat-Abstoßung (bei Erwachsenen)

Diagnosen mit erhöhten Lysozym-Werten im Liquor
- Hohe Werte: Hirnhautentzündung (bakterielle Meningitis)
- Niedrige Werte: virale oder tuberkulöse Meningitis, Meningoenzephalitis, Guillain-Barré-Syndrom, Tumoren

⬇ Verminderte Lysozym-Werte

Diagnosen mit verminderten Lysozym-Werten
- Blutvergiftung (bei Kindern)
- Panmyelopathie (bei Erwachsenen)

Magnesium (Mg)

Der Mineralstoff Magnesium (Mg) ist für die Aktivierung von mehr als 300 Enzymen im menschlichen Organismus erforderlich und ist ein natürlicher Gegenspieler von ⇒ Kalzium. Nur ein Drittel des mit der Nahrung zugeführten Magnesiums wird im Dünndarm aufgenommen, der Rest wird mit dem Stuhl ausgeschieden. Magnesium ist vor allem in Zellen von Knochen- und Weichteilgewebe gespeichert. Der Magnesium-Stoffwechsel wird größtenteils von den Nieren reguliert. Außer für die Enzymaktivierung ist Magnesium auch für den Energie- und Fettstoffwechsel von Bedeutung. Darüber hinaus wirkt Magnesium dämpfend auf die periphere Nervenimpulsüberleitung an der Muskulatur. Am Herz-Kreislauf-System bewirkt Magnesium eine verbesserte Energie- und Sauerstoffausnutzung.

Laborprobe: Blutserum/-plasma, Vollblut, 24h-Sammelurin

Magnesium-Normalwerte	
Magnesium im Blut	
Blut	1,7–2,6 mg/dl (0,70–1,05 mmol/l)
Magnesium-Ausscheidung im Urin	
24h-Urin	7,3–12,2 mg/24h (3–5 mmol/24h)

⬆ Erhöhte Magnesium-Werte

Wenn die Werte im Blut auf mehr als 6,08 mg/dl (2,5 mmol/l) erhöht sind (Hypermagnesiämie), können Beschwerden auftreten. Bei mehr als 12,2 mg/dl (5 mmol/l) Magnesium im Blut kommt es zur Atemlähmung!

Diagnosen mit erhöhten Magnesium-Werten im Blut

- Abführmittelmissbrauch (Bittersalz)
- Akutes oder chronisches Nierenversagen
- Arzneimittel (magnesiumaltige Antazida und Einläufe)
- Chronische Niereninsuffizienz
- Diabetisches Koma

Diagnosen mit erhöhter Magnesium-Ausscheidung im Urin

- Arzneimittel (Diuretika, Cisplatin)
- Diabetes insipidus
- Nebennierenerkrankung (Hyperaldosteronismus)
- Nebenschilddrüsen-Überfunktion (Hyperparathyroidismus)

⬇ Verminderte Magnesium-Werte

Regelmäßig deutlich verminderte Werte weisen auf einen Mangel hin (Hypomagnesiämie). Welchen Krankheitswert ein Mangel hat, ist unklar. Von besonderer Bedeutung ist offensichtlich ein Zusammenhang von Magnesium-Mangel und Hypertonie. Magnesium ist ein natürlicher Kalzium-Hemmstoff. Magnesium-Mangel soll eine Vielzahl von zentralnervösen (Benommenheit, Zittern, Angst, Depression), gefäßbedingten (Herzdruck, Durchblutungs-, Herzrhythmusstörungen), durch Schließmuskel- (Blasenfunktionsstörungen) oder muskuläre Gliedmaßenkrämpfe (Wadenmuskelkrämpfe) bedingten Beschwerden verursachen.

Diagnosen mit verminderten Magnesium-Werten

- Abführmittelmissbrauch
- Arzneimittel (Aminoglykoside, Ciclosporin A, Cisplatin, Diuretika u. a.)
- Bauchspeicheldrüsenentzündung (Pankreatitis)
- Colitis ulcerosa, Crohn-Erkrankung
- Diabetes mellitus (diabetisches Koma)

- Durchfall (chronisch)
- Magnesium-Verlustsyndrom (erblich)
- Mangelernährung
- Nebennierenerkrankung (Hyperaldosteronismus)
- Nebenschilddrüsen-Überfunktion (Hyperparathyroidismus)
- Niereninsuffizienz
- Schilddrüsenüberfunktion (Hyperthyreose)
- Schwangerschaft
- Stillzeit

Mangan (Mn)

Mangan (Mn) ist ein gleichermaßen lebenswichtiges (essentielles) wie giftiges Spurenelement. Im menschlichen Organismus ist Mangan als Aktivator oder Kofaktor an etwa 60 enzymatischen Prozessen beteiligt. Darüber hinaus ist Mangan für den Energiestoffwechsel und als Hemmstoff schädlicher Sauerstoffradikale von Bedeutung (Antioxidans).

Mangan wird über den Dünndarm aufgenommen und vor allem in Leber, Knochen, Nieren und der Bauchspeicheldrüse gespeichert. Innerhalb von Zellen liegt das Element überwiegend in Mitochondrien, Lysosomen und im Zellkern vor. Im Gehirn ist Mangan an spezielle Proteine gebunden. Die Gesamtmenge im menschlichen Körper beträgt etwa 10 bis 40 Milligramm. Der tägliche Bedarf wird mit etwa 1 Milligramm und

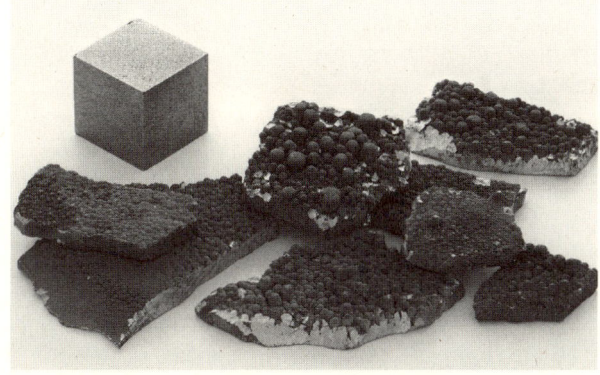

Elektrolytisch aufbereitetes reines Mangan

die durchschnittliche Zufuhr in Deutschland mit etwa 2,5 Milligramm angegeben.

Laborprobe: Blutserum/-plasma, Vollblut, 24h-Sammelurin

Mangan-Normalwerte	
Mangan im Blut	
Blutserum/-plasma	0,3–1,1 µg/l (5–20 nmol/l)
Vollblut	6,0–11,0 µg/l (110–200 nmol/l)
Mangan-Ausscheidung im Urin	
24h-Urin	1,25–2,25 µg/24h (27–40 nmol/24h)

⬆ Erhöhte Mangan-Werte

Der Körper verfügt über wirksame Mechanismen, die vor der Aufnahme von zu viel Mangan schützen. Vergiftungen treten häufiger im Zusammenhang mit dem Abbau und der Verarbeitung manganhaltiger Erze auftreten, wenn manganhaltige Luft eingeatmet wird. Dadurch werden psychische oder neurologische Symptome verursacht (Krämpfe, Zittern).

Diagnosen mit erhöhten Mangan-Werten

- Mangan-Vergiftung, akut oder chronisch (Dämpfe, Stäube)

⬇ Verminderte Mangan-Werte

Mangel ist auf Grund der natürlichen weiten Verbreitung dieses Spurenelements selten. Bei allgemeiner körperlicher Unterversorgung kann Mangel zu Spermienreife- oder Blutgerinnungsstörungen beitragen.

Diagnosen mit verminderten Mangan-Werten

- Nährstoffmangel
- Lang andauernde künstliche Ernährung

Molybdän (Mo)

Molybdän (Mo) ist ein für den menschlichen Organismus lebenswichtiges (essentielles) Spurenelement, das an zahlreichen enzymatischen Prozessen beteiligt ist, unter anderem an der Harnsäurebildung. Molybdän kommt vorwiegend im knöchernen Skelett und in der Leber vor. Molybdänbedingte Enzymdefekte können Stoffwechselerkrankungen (Purin-, Aminosäurenstoffwechsel) verursachen. Symptome, die auf einer Belastung oder einem Mangel von Molybdän beruhen, sind bislang nicht bekannt. Der tägliche Bedarf wird mit 50 bis 100 Mikrogramm Molybdän für Erwachsener angegeben.

Laborprobe: Blutserum/-plasma, Vollblut, 24h-Sammelurin

Molybdän-Normalwerte	
Molybdän im Blut	
Blutserum, -plasma	< 1 µg/l (10 nmol/l)
Vollblut	1–10 µg/l (10–100 nmol/l)
Molybdän-Ausscheidung im Urin	
24h-Urin	15–24 µg/24h (150–240 nmol/24h)

⬆ Erhöhte Molybdän-Werte

Vor allem bei Erkrankungen der Leber und der Gallenwege können erhöhte Werte vorkommen.

Diagnosen mit erhöhten Molybdän-Werten

- Akute Virushepatitis
- Alkoholismus
- Arzneimittel
- Bauchspeicheldrüsenkrebs
- Leberkrebs

⬇ Verminderte Molybdän-Werte

Mangel kommt bei normaler Ernährung nicht vor.

Diagnosen mit verminderten Molybdän-Werten

- Erbliche Stoffwechselstörung (Xanthinurie)
- Nährstoffmangelzustände
- Verdauungsstörung nach Darmoperationen

Myoglobin

Myoglobin ist ein Muskeleiweiß (Muskelprotein). Es übernimmt wahrscheinlich den Sauerstoff-Transport innerhalb der Zelle, von der Zellmembran zu den Mitochondrien. Myoglobin kann im Serum entweder aus der Herz- oder Skelettmuskulatur stammen und wird vor allem nach schweren Muskelverletzungen freigesetzt. Der Laborwert wird bei Verdacht auf Herzinfarkt zur Frühdiagnose oder zum Ausschluss eines Infarktes, insbesondere in Verbindung mit einem Elektrokardiogramm (EKG) sowie zur Erfolgskontrolle einer blutgerinnungshemmenden Therapie (Thrombolyse) benutzt.

Laborprobe: Blutserum/-plasma

Myoglobin-Normalwerte	
Blut	< 70–110 mg/l

⬆ Erhöhte Myoglobin-Werte

Myoglobin ist im Blut bereits innerhallb von zwei bis vier Stunden nach dem Beginn der Schmerzen nach einem Herzinfarkt erhöht.

Diagnosen mit erhöhten Myoglobin-Werten

- Herzinfarkt
- Niereninsuffizienz
- Skelettmuskelschäden

Natrium (Na)

Der Mineralstoff Natrium (Na) ist überwiegend in Kochsalz (Natriumchlorid, NaCl) enthalten. Natrium kommt überall vor,

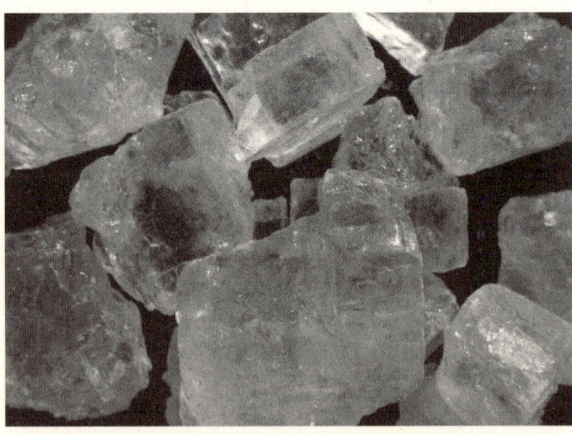

Weißes kristallines Steinsalz enthält die Elektrolyte Natrium und Chlorid (NaCl, Kochsalz).

hauptsächlich in Meerwasser, das 2 bis 3 Prozent Kochsalz enthält. Im Körper befindet sich Natrium zu 98 Prozent außerhalb der Zellen (häufigstes extrazelluläres positives Ion). 40 Prozent Natrium sind im Knochen gespeichert. Natrium ist der Gegenspieler von ⇒ Kalium, das bevorzugt im Zellinneren vorkommt (häufigstes intrazelluläres positives Ion).

Der Natrium-Stoffwechsel ist vor allem für die Regulierung des Wasserhaushaltes und des Säure-Basen-Gleichgewichts im Körper von großer Bedeutung. Darüber hinaus auch für das Durstsystem, verschiedene Hormonsysteme (insbesondere der Nieren), die richtige Flüssigkeitsverteilung im Körper und bioelektrische Funktionen der Nerven und Muskeln.

Natrium wird zum Großteil über den Dünndarm aufgenommen und über die Nieren ausgeschieden. Zu viel Salz in der Nahrung kann bei salzempfindlichen Menschen zur Entwicklung von Bluthochdruck (Hypertonie) beitragen. 5 bis 6 Gramm Kochsalz pro Tag mit der Nahrung aufgenommen sind ausreichend.

Die Bestimmung des Laborwerts eignet sich zur Diagnose und Verlaufskontrolle von Erkrankungen und Zuständen, die mit Störungen des Wasser- und Elektrolytgleichgewichts assoziiert sind.

Laborprobe: Blutserum/-plasma, 24h-Sammelurin

Natrium-Normalwerte	
Blut	135–145 mmol/l
24h-Urin	158 ± 64 mmol

⬆ Erhöhte Natrium-Werte

Erhöhte Werte im Blut (Hypernatriämie) entstehen meist dadurch, dass der Körper Flüssigkeit verliert und die Wasseraufnahme reduziert ist. Bei älteren Menschen und Kindern ist dieser Zustand häufiger anzutreffen. Die Beschwerden umfassen unter anderem Nervosität, Ruhelosigkeit, Erregbarkeit und Muskelzittern.

Diagnosen mit erhöhten Natrium-Werten

- Diabetes insipidus (ADH-Mangel)
- Elektrolytlösungen (Überinfusion)
- Flüssigkeitsverluste über den Darm (Durchfall, Erbrechen) oder die Haut (Fieber, Schwitzen)
- Hämodialyse
- Hyperaldosteronismus (primär)
- Hypernatriämie-Syndrom
- Kochsalzvergiftung (Trinken von Meerwasser)
- Nierenerkrankungen (chronisch)

⬇ Verminderte Natrium-Werte

Wenn die Werte im Blut vermindert sind (Hyponatriämie), ist die Verdünnungsleistung der Nieren reduziert. Dieser Zustand kann durch zahlreiche Störungen oder Erkrankungen verursacht werden. Hyponatriämie kann ohne Beschwerden auftreten. Bei schwerem Mangel kommen Erbrechen, Krämpfe, Apathie und Unterkühlung vor.

Diagnosen mit verminderten Natrium-Werten

- ADH-Überproduktion, SIADH
- Arzneimittel (Diuretika, Antidepressiva)
- Diabetes mellitus (mit Hyperglykämie)
- Hypervolämie-Zustände (Herzinsuffizienz, Leberzirrhose, nephrotisches Syndrom, Niereninsuffizienz)
- Natriumverlustzustände (Erbrechen, Durfall, starke Blutungen, Verbrennnungen, Pleuraerguss, Aszites, Pankreatitis)
- Nebennierenrindeninsuffizienz (Addison-Krankheit)
- Schilddrüsenunterfunktion (Hypothyreose)
- Verdünnungshyponatriämie

Neuronen-spezifische Enolase (NSE)

NSE eignet sich als ⇒ Tumormarker vor allem zur Kontrolle des Verlaufs und der Therapie bei Patienten mit kleinzelligem Lungenkarzinom und bösartigen Nerventumoren (Neuroblastom).

Laborprobe: Blutserum, Liquor, Pleura-, Aszites-Flüssigkeit

NSE-Normalwerte		
Erwachsene	Blutserum	≤ 10 µg/l
Erwachsene	Liquor	0–3,7 µg/l
Kinder (1 Jahr)	Blutserum	≤ 25 µg/l
Kinder (1–8 Jahre)	Blutserum	≤ 20 µg/l
Kinder (1–8 Jahre)	Liquor	≤ 4,8 µg/l

↑ Erhöhte NSE-Werte

Erhöhungen dieses Tumormarkers erlauben eine gute Einschätzung des Krankheitsstadiums und -verlaufs von speziellen Tumoren (Bronchial-, Neuroblastom, Seminom).

Nitrit (Urin)

Urin enthält in der Regel Nitrat. Viele Bakterien, die Harnwegs-infektionen verursachen, verändern Nitrat zu Nitrit. Ein positi-ver Nitritwert am ⇒ Urin-Teststreifen ist deshalb ein wichtiger Hinweis auf eine vorliegende Harnwegsinfektion. Ist das Test-ergebnis sicher positiv, sollte in jedem Fall eine mikrobiologi-sche Untersuchung des Urins durchgeführt werden (Urinkultur zur Bestimmung des infektiösen Keims).

Laborprobe: Morgenurin

Nitrit (Urin) Normalwert
Negativ

Nitrit (Urin) positiv

Ist Nitrit nachweisbar, verändert sich die Farbe des Testfeldes. Man kann dann von einer Keimzahl von etwa 107 Keimen pro Milliliter Urin ausgehen. Wenn darüber hinaus auch die ⇒ Leukozyten- und Bluttester-gebnisse positiv sind, ist eine Harnwegsinfektion sehr wahrscheinlich.

Diagnosen mit Nitrit-Nachweis positiv

• Bakterienausscheidung ohne Beschwerden (nicht behandlungsbedürf-tig)

• Harnwegsinfektion

- Niereninfektion
- Prostataentzündung

Nitrit (Urin) negativ

Ein negativer Test kann nicht als Beweis für eine bakterielle Harnwegsinfektion gelten, da nicht alle verursachenden Keime Nitrit bilden.

Östriol (E3)/Östron (E1)

Das Östrogen Östriol (Estriol) wird insbesondere in der Schwangerschaft aus kindlichen Hormonvorstufen in der Plazenta gebildet. Es ist ein Stoffwechselprodukt von ⇒ Östrogen und wird vor allem in den Nebennieren produziert. Die Messung der Laborwerte eignet sich zur Kontrolle einer Risikoschwangerschaft, zur Beurteilung des Risikos für ein Down-Syndrom des Kindes (Triple-Test) sowie bei Verdacht auf Wachstumsstörungen des ungeborenen Kindes.

Östron (Estron) ist ein natürliches Östrogen. Bei gebärfähigen Frauen stammt das Östron im Blut nur zu 45 Prozent aus dem Eierstock und zu 5 Prozent aus der Nebenniere. 50 Prozent des Östrons kommen aus anderen Quellen (extraglandulär), vor allem aus dem Unterhautfettgewebe. Dort wird es chemisch aus einem männlichen Hormon (dem Androstendion) umgewandelt.

Laborprobe: Blutserum, -plasma

Freies Östriol Normalwerte	
• bis 20. Schwangerschaftswoche	0,60–3,50 ng/ml
• 21.–25. Schwangerschaftswoche	0,83–4,49 ng/ml
• 26.–30. Schwangerschaftswoche	2,20–9,46 ng/ml
• 31.–32. Schwangerschaftswoche	3,80–12,5 ng/ml
• 33.–34. Schwangerschaftswoche	5,00–13,0 ng/ml
• 35.–36. Schwangerschaftswoche	6,15–17,9 ng/ml
• 37.–38. Schwangerschaftswoche	9,00–27,0 ng/ml

• 39.–40. Schwangerschaftswoche	13,8–31,2 ng/ml
• 41.–42. Schwangerschaftswoche	16,0–40,0 ng/ml
Östron-Normalwerte	
• Follikelphase	37–140 ng/l
• Ovulationsphase	60–230 ng/l
• Gelbkörperphase	50–120 ng/l
• Wechseljahre	15–100 ng/l

⬆ Erhöhte Östriol-/Östron-Werte

Diagnosen mit erhöhten Östriol-Werten
• Mehrlingsschwangerschaft

Diagnosen mit erhöhten Östron-Werten
• Polyzystisches Ovarialsyndrom (PCO-Syndrom)
• Fettleibigkeit (verlängerter Menstruationszyklus)

⬇ Verminderte Östriol-Werte

Diagnosen mit verminderten Östriol-Werten
• Wachstumsstörung des Kindes
• Down-Syndrom

Östrogen (17β-Östradiol, E2)

Das wichtigste und wirksamste Eierstockhormon ist 17β-Östradiol (Estradiol). Es wird im reifenden Ei-Follikel unter dem Einfluss von follikelstimulierendem Hormon (⇒ FSH) in speziellen Eierstockzellen (Thekazellen) gebildet. Dieses Hormon beeinflusst vor allem den Aufbau der Gebärmutterschleimhaut (Endometrium), die Funktionen der Scheide (Vagina) und der Brüste sowie die Reaktionen auf Regulationsvorgänge des Zwischenhirns (Hypothalamus) und der Hirnanhangsdrüse (Hypophyse). Östradiol und ⇒ Progesteron sind die zentralen Steuerungshormone des weiblichen Zyklus (Menstruationszyklus).
Die Messung der Östradiol-Laborwerte bei geschlechtsreifen Frauen ist zur Beurteilung der Eierstockfunktion bei weiblicher Sterilität, ausbleibender Monatsblutung (Amenorrhö), in selte-

neren Fällen zur Tumordiagnostik und zur Bestimmung des Zeitpunkts des Eisprungs (Ovulation) sinnvoll.
Laborprobe: Blutserum/-plasma

17β-Östradiol-Normalwerte	
Frauen	
• Follikelphase	184–532 pmol/l
• Ovulationsphase	411–1626 pmol/l
• Gelbkörperphase	184–885 pmol/l
• Wechseljahre	< 217 pmol/l)
Männer	< 184 pmol/l

⬆ Erhöhte 17β-Östradiol-Werte

Erhöhte Werte weisen bei der gesunden Frau auf den Zeitpunkt des Eisprungs hin. Abnorm erhöhte Werte kommen vor allem bei hormonaktiven Tumoren vor.

Diagnosen mit erhöhten 17β-Östradiol-Werten

• Östrogen-produzierende Tumoren

• Gonadotropin-produzierende Tumoren des Hypophysenvorderlappens

⬇ Verminderte 17β-Östradiol-Werte

Abnorm verminderte Werte können auf eine Eierstockschwäche (Ovariainsuffizienz) hinweisen. Wenn die Krankheitsursache in den Eierstöcken liegt (primäre Ovarialinsuffi-zienz), kann die Regelblutung ausbleiben (primäre Amenorrhö) oder Zyklusstörungen treten auf. Die Ovarialinsuffizienz kann aber auch durch Störungen des Hypophysenvorderlappens oder des Zwischenhirns (Hypothalamus) verursacht sein. Ausbleibende Regelblutungen, fehlender Eisprung oder Sterilität werden nicht selten durch psychische oder vegetative Störungen sowie durch Eifollikelreifungs- und Gelbkörperstörungen ausgelöst.

Diagnosen mit verminderten 17β-Östradiol-Werten

• Anovulatorische Zyklen

• Corpus-luteum-Insuffizienz

• Primäre Ovarialinsuffizienz

• Sekundäre Ovarialinsuffizienz

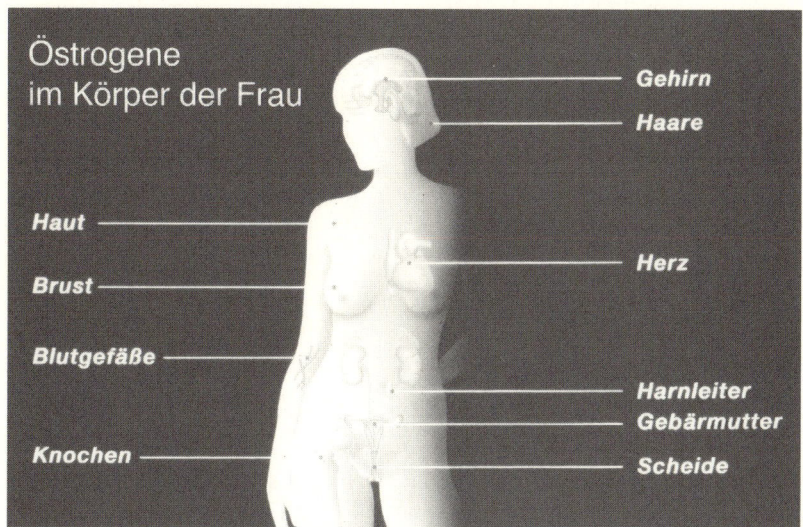

Östrogene
im Körper der Frau

Gehirn

Haare

Haut

Brust

Blutgefäße

Knochen

Herz

Harnleiter

Gebärmutter

Scheide

Östrogene beeinflussen die Funktionen zahlreicher Organe. Störungen des Hormon-Gleichgewichts können unterschiedliche Beschwerden verursachen.

Oraler Glukosetoleranztest (oGTT)

Mit Hilfe des Zuckerbelastungstests soll die Reaktionsfähigkeit der Blutzuckerregulation geprüft werden. Vor der ersten Laborprobenentnahme wird drei Tage lang eine normale kohlenhydratreiche Ernährung durchgeführt. Der Abstand zur letzten Menstruationsblutung sollte drei Tage betragen. Störende Arzneimittel sollten abgesetzt werden. Der Test wird folgendermaßen durchgeführt:

• Die erste Blutentnahme erfolgt im nüchternen Zustand (10 bis 16 Stunden Nahrungs- und Alkoholabstinenz) morgens zwischen 8 und 9 Uhr. Anschließend wird eine Lösung mit 75 Gramm wasserfreier Glukose getrunken. Nach zwei Stunden wird eine weitere Blutprobe entnommen.

• Eine Mitbestimmung der Hormone ⇒ Cortisol und ⇒ Insulin kann sinnvoll sein. Die abschließende Untersuchung des Urins auf ⇒ Glukose ist ebenfalls empfehlenswert. Möglicherweise auftretende Symptome wie Unterzucker (Hypoglykämie) sollten mit Angabe der Uhrzeit notiert werden.

• Während des Zuckerbelastungstests können plötzliche Unterzuckerzustände (Hypoglykämien) auftreten, die Verwirrtheit, Verhaltensstörungen oder sogar Schockzustände verursachen. Die Testpersonen sollten unter medizinischer Beobachtung sein. Eine Zuckerlösung für den Notfall der akuten Hypoglykämie sollte griffbereit zur Verfügung stehen.

• Von einer Zuckerstoffwechselstörung mit zu viel Zucker im Blut (Hyperglykämie) merkt ein Betroffener meist nichts. Die Hyperglykämiephasen werden häufig erst spät oder durch Zufall wahrgenommen.

• Falsch-normale Werte sind mit folgenden Zuständen/Faktoren assoziiert: Arzneimittel (Coffein, Reserpin, Biguanide, MAO-Hemmer, Sulfonamidderivate), Malabsorption (Darmerkrankungen, Tuberkulose, Parasitenbefall u. a.), starke körperliche Belastung, Flüssigkeitsaufnahme.

• Falsch-veränderte Werte sind mit folgenden Zuständen/ Faktoren assoziiert: Antibabypille, Arzneimittel (Diuretika, Abführmittel u. a.), Magenoperation (Billroth-II), Zwölffingerdarmgeschwür (Duodenalulkus), Hungerzustand (zu geringe Kohlenhydratzufuhr), Hypokaliämie/-magnesiämie.

Laborprobe: Kapillarblut, Venenblut

Glukosetoleranztest-Normalwerte	
Nüchternwert	kapillär: < 100 mg/dl (5,6 mmol/l),
	venös: < 100 mg/dl (5,6 mmol/l)
2 h-Wert	kapillär: < 140 mg/dl (7,8 mmol/l),
	venös: < 120 mg/dl (6,7 mmol/l)

⬆ Erhöhte Glukosetoleranztest-Werte

Diabetes mellitus

Nüchternwert   kapillär: ≥ 126 mg/dl (7,0 mmol/l)
2 h-Wert   kapillär: ≥ 200 mg/dl (11,1 mmol/l),
                 venös: ≥ 180 mg/dl (10,0 mmol/l)

Bei erhöhten bzw. abnormen Testergebnissen sollte eine fachärztliche Untersuchung und eine geeignete Behandlung durchgeführt werden.

⬇ Verminderte Glukosetoleranztest-Werte

2 h-Wert   kapillär: ≥ 140 mg/dl (7,8 mmol/l)
                                und < 200 mg/dl (11,1 mmol/l)
                  venös: ≥ 120 mg/dl (6,7 mmol/l)
                                  und < 180 mg/dl (10,0 mmol/l)

• Je länger es dauert, bis eine Hypoglykämie (Unterzucker) durch die hormonelle Gegensteuerung wieder normalisiert wird, desto wahrscheinlicher ist eine Störung des Zuckerstoffwechsels.

• Möglicherweise liegt eine abnorm erhöhte Insulinproduktion vor, z. B. durch einen Inselzelltumor (Insulinom).

Glukosetoleranztest-Empfehlung

Bei Vorliegen folgender Risikofaktoren wird ein oGTT empfohlen:
• Diabetes mellitus Typ 2 bei erstgradig Verwandten
• Übergewicht und Bewegungsmangel
• Bluthochdruck
• HDL-Cholesterin ≤ 35 mg/dl und Triglyzeride ≥ 250 mg/dl
• Schwangerschaftsdiabetes
• Geburtsgewicht des Kindes > 4000 Gramm
• Gefäßerkrankung
• Albuminurie

Pankreas-Elastase

Pankreas-Elastase (Elastase-1) ist wie ⇒ Chymotrypsin ein eiweißspaltendes Verdauungsenzym, das in der Bauchspeicheldrüse (Pankreas) gebildet und in den Darm (Duodenum) abgegeben wird.

Da das Enzym während der Darmpassage stabil bleibt und sich im Stuhl anreichert, kann der Elastase-1-Wert im Stuhl zur Beurteilung der exokrinen Pankreasfunktion genutzt werden, das heißt die Sekretion von Verdauungssäften in den Darm. Liegt eine akute Bauchspeicheldrüsenentzündung vor, findet sich Elastase-1 auch im Blut.

Laborprobe: Blutserum, Stuhl

Elastase-1-Normalwerte	
Blutserum	< 3,5 ng/ml
Stuhl	175–2500 µg Elastase-1/g Stuhl

⬆ Erhöhte Elastase-1-Werte

Diagnosen mit erhöhten Elastase-1-Werten im Blut
- Akute Bauchspeicheldrüsenentzündung
- Akuter Schub einer chronischen Bauchspeicheldrüsenentzündung

Diagnosen mit erhöhten Elastase-1-Werten im Stuhl
Erhöhte Werte sind unbedenklich.

⬇ Verminderte Elastase-1-Werte

Ist die Pankreasfunktion vermindert, gelangt weniger Elastase-1 mit dem Verdauungssaft in den Darm.

Diagnosen mit verminderten Elastase-1-Werten im Blut
Verminderte Werte Werte sind unbedenklich.

Diagnosen mit verminderten Elastase-1-Werten im Stuhl
- Alkoholmissbrauch
- Bauchspeicheldrüsenkrebs (Pankreaskarzinom)
- Chronische Bauchspeicheldrüsenentzündung
- Mukoviszidose
- Verminderte Verdauungsenzymproduktion (chronische Pankreasinsuffizienz)

Parathormon (PTH)

Parathormon besteht aus 84 Aminosäuren, wird in den Nebenschilddrüsen (Epithelkörperchen) gebildet, reguliert die Konzentrationen von ⇒ Kalzium und ⇒ Phosphat im Blut und beeinflusst den Stoffwechsel von Kalzium am knöchernen Skelett und in der Niere. PTH erhöht die Kalzium- und Phosphataufnahme aus den Knochen und aus dem Darm (mit Hilfe von ⇒ Vitamin D) sowie die Kalzium-Wiederverwertung in den Nieren durch Stimulation vermehrter Vitamin D-Produktion.
Gegenspieler von PTH ist ⇒ Calcitonin, das den Einbau von Kalzium in die Knochen fördert. Die wichtigsten Störungen,

die zu abnorm veränderten PTH-Werten führen, sind die Über- und Unterfunktion der Nebenschilddrüse.

Die Bestimmung des PTH-Wertes erlaubt die diagnostische Unterscheidung von Knochenerkrankungen, kann zur Abklärung veränderter Kalzium-Spiegel im Blut sowie von Steinerkrankungen der Nieren und als Kontrolluntersuchung bei Niereninsuffizienz und Verdauungsstörungen benutzt werden.

Laborprobe: Blutplasma, Blutentnahme morgens nüchtern (PTH-Sekretion steigt im Laufe des Tages an)

Parathormon-Normalwerte	
Intaktes PTH (iPTH)	15–65 ng/l (1,5–6,5 pmol/l)

⬆ Erhöhte Parathormon-Werte

Erhöhte Werte beruhen meist auf einer Überfunktion der Nebenschilddrüse (Hyperparathyreoidismus). Die Störung kann auf durch vermehrte Wachstum von Nebenschilddrüsengewebe verursacht werden oder Folge einer verminderten Kalziumzufuhr durch den Darm, etwa bei Vitamin D-Mangel oder Nahrungsverwertungsstörungen im Darm (Malabsorption), sowie eine PTH-Unempfindlichkeit der Knochen und Nieren sein. Nierensteine und Magengeschwüre können auf die Erkrankung hinweisen.

Diagnosen mit erhöhten Parathormon-Werten

- Magen- und Zwölffingerdarmgeschwüre
- Nebenschilddrüsenerkrankung (Hyperparathyreoidismus)
- Niereninsuffizienz
- Nierensteine
- Pseudohyperparathyreoidismus
- Verdauungsstörung (Malabsorption)
- Vitamin D-Mangel

⬇ Verminderte Parathormon-Werte

Verminderte Werte treten am häufigsten nach einer Schädigung der Nebenschilddrüse im Verlauf einer Schilddrüsenoperation auf. Auf Grund erblicher Veranlagung kann Nebenschilddrüsengewebe verkümmern oder durch Autoimmunreaktionen geschädigt werden. Bei einer Nebenschilddrüsen-Unterfunktion (Hypoparathyreoidismus) befinden sich zu wenig Kalzium und zu viel Phosphat im Blut, was zur erhöhten Krampf-neigung (Tetanie) führt (Hand-, Fuß-, Stimmritzen-, Darm-, Blasenkrämp-fe). Die Haut wird spröde, die Nägel splittern leicht und es kann zu Haarausfall, Psychosymptomen, Zahnbildungs- und allgemeinen Entwick-lungsstörungen sowie Starerkrankungen (Katarakt) am Auge kommen.

Diagnosen mit verminderten Parathormon-Werten

- Arzneimittel (Thiazide)
- Boeck-Krankheit
- Hypoparathyreoidismus
- Kalziummangel-Syndrom
- Schilddrüsenüberfunktion (Hyperthyreose, Thyreotoxikose)
- Tumorerkrankungen (Tumorhyperkalzämie)
- Vitamin D-Überdosierung

Phosphat (P)

Phosphor (P) wird als Phosphat im Serum gemessen. Das (ionisierte) Phosphat ist im Inneren der Zellen (intrazellulär) vor allem am Glukose- und Fettstoffwechsel beteiligt und der Phosphor-Stoffwechsel selbst ist eng mit dem Stoffwechsel von ⇒ Kalzium verknüpft. Milch, Milchprodukte und Fleisch sind die wichtigsten Phosphatquellen aus der Nahrung. Eine zu hohe Aufnahme mit der Nahrung kann zur Unterversorgung mit Kalzium beitragen. Phosphat reguliert das Säure-Basen-Verhältnis im Blut und im Urin und ist ein grundlegender Mineralstoff für den Energiestoffwechsel der Zellen, den Aufbau von Zellmembranen und den Knochenstoffwechsel.

Laborprobe: Blutserum, -plasma, 24h-Sammelurin

Phosphat-Normalwerte	
Phosphat im Blut	
Erwachsene	2,6–4,5 mg/dl (0,84–1,45 mmol/l)
Phosphatausscheidung im Urin	
Erwachsene	0,7–1,2 g/24h (23–40 mmol/24h)

⬆ Erhöhte Phosphat-Werte

Zu hohe Werte im Blut (Hyperphosphatämie) können auf eine gestörte Nierenfunktion, eine Freisetzung von Phosphat aus den Zellen oder eine Überdosierung bzw. zu hohe Aufnahme mit der Nahrung zurückgehen. Wenn mehr als 6 Gramm Phosphat pro Tag aufgenommen werden, kann es zu schweren Gesundheitsschäden kommen.

Diagnosen mit erhöhten Phosphat-Werten

- Diabetes mellitus
- Nebenschilddrüsenerkrankung (Hypoparathyreoidismus)
- Niereninsuffizienz
- Phosphat-Überdosierung (Phosphattabletten, -infusion)
- Pseudohypoparathyreoidismus

⬇ Verminderte Phosphat-Werte

Bei verminderten Werten im Blut (Hypophosphatämie) und Mangelzuständen kann es zu Muskelschwäche, -schmerz, Krampfneigung, Verwirrtheit, Atembeschwerden und komatösen Zuständen kommen. Bei chirurgischen und stationären Patienten in Kliniken kommt Phosphat-Mangel häufiger vor.

Diagnosen mit verminderten Phosphat-Werten

- Alkoholismus
- Diabetes mellitus
- Hypophosphatämie (erblich)
- Mangelernährung (Hungerzustände, Malabsorption)
- Onkogene Osteomalazie
- Operationen
- Nebenschilddrüsenerkrankung (Primärer Hyperparathyreoidismus)
- Schwere Verbrennungen
- Vitamin D-Mangel-Rachitis

pH-Wert (Urin)

Der pH-Wert des Urins bei Verwendung von Teststreifen gibt an, ob der Urin sauer (niedrige Werte) oder basisch (alkalisch, hohe Werte) ist, und zwar in Abhängigkeit von der Beschaffenheit der aufgenommenen Nahrung. Fleischliche Kost macht den Urin eher sauer und pflanzliche Kost eher alkalisch. Morgens ist der Urin meist sauer und mit den Mahlzeiten verschiebt sich der pH-Wert regelmäßig in den alkalischen Bereich.

Die Abschwächung oder Aufhebung der normalen tageszeitlichen Schwankungen des pH-Werts kann auf zahlreiche Gesundheitsstörungen oder Erkrankungen hindeuten.

Die regelmäßige Messung des Urin-pH-Werts kann vor allem bei bestimmten Behandlungen sinnvoll sein, etwa wenn der pH-Wert zur Vorbeugung gegen Nierensteine in einen gegen Steinbildung vorbeugend wirksamen Bereich verschoben werden soll.

- pH-Wert = 7 = neutral
- pH-Wert < 7 = sauer
- pH-Wert > 7 = alkalisch (basisch)]

Laborprobe: Urin (Teststreifen)

pH-Wert im Urin Normalwerte
pH-Wert 5–9

⬆ Erhöhte pH-Werte im Urin

Bei vorwiegend vegetarischer Ernährung verschiebt sich der Wert in den alkalischen Bereich. Auch Arzneimittel wie Carboanhydrase-Hemmer sowie manche Stoffwechselerkrankungen können den Urin alkalisieren.

- Ständig erhöhte pH-Werte in frischem Urin deuten auf einen Harnwegsinfekt hin.
- Nahrungsmittel, die den Urin alkalisieren (hohe pH-Werte) sind Blattsalate, Gemüse, Kartoffeln, Milch, Obst, Pilze, Stilles Mineralwasser.

⬇ Verminderte pH-Werte im Urin

Bei vorwiegend fleischlicher (eiweißreicher) Kost verschiebt sich der pH-Wert in den sauren Bereich. Das Arzneimittel Methionin kann den Harn ebenfalls ansäuern.

- Bösartige Tumorerkrankungen mit Eiweißzerfall, Diabetes mellitus sowie Enzymmangelerkrankungen der Nieren können den pH-Wert vermindern.
- Ein niedriger pH-Wert fördert die Bildung von Harnsäuresteinen.
- Nahrungsmittel, die den Urin ansäuern (niedrige pH-Werte) sind Alkohol, Eier, Fisch, Fleisch, Geflügel, Kaffee, Käse, Weißmehlprodukte, Wurst, Zucker.

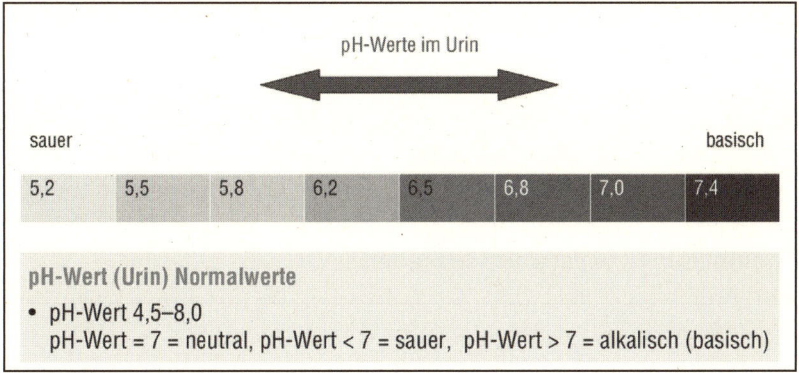

pH-Werte im Urin

sauer   basisch

| 5,2 | 5,5 | 5,8 | 6,2 | 6,5 | 6,8 | 7,0 | 7,4 |

pH-Wert (Urin) Normalwerte
- pH-Wert 4,5–8,0
  pH-Wert = 7 = neutral, pH-Wert < 7 = sauer, pH-Wert > 7 = alkalisch (basisch)

Progesteron

Das Hormon Progesteron bereitet die weiblichen Genitalorgane auf die Aufnahme und Reifung eines befruchteten Eis vor, dient dem Schutz und der Erhaltung einer Schwangerschaft. Progesteron wird vorwiegend im Gelbkörper (Corpus luteum), aber auch in der Plazenta und der Nebennierenrinde produziert. Unter dem Einfluss von Progesteron kommt es zur Umwandlung der Gebärmutterschleimhaut, die notwendige Voraussetzung einer erfolgreichen Schwangerschaft. Progesteron ist an der Steuerung der gesamten weiblichen Sexualfunktion beteiligt. Das Hormon wird in der Leber inaktiviert und über die Nieren mit dem Harn ausgeschieden.

Die Bestimmung der Laborwerte ist vor allem zur Beurteilung und Prüfung des Menstruationszyklus (Ovulationszyklus) sowie zum Nachweis einer Gelbkörperschwäche (Corpus-luteum-Insuffizienz) sinnvoll.

Laborprobe: Blutserum/-plasma

Progesteron-Normalwerte	
Follikelphase	< 0,6 nmol/l
Gelbkörperphase	9,5–63,6 nmol/l
Wechseljahre	≤3,0 nmol/l

⬆ Erhöhte Progesteron-Werte

Während der Schwangerschaft steigt der Progesteron-Spiegel im Blut deutlich an, wobei eine Beurteilung nur mit Hilfe der Kenntnis des Menstruationszyklus möglich ist. Die Ausschüttung von Progesteron führt zum leichten Anstieg der Körpertemperatur (Basaltemperatur), der zur Bestimmung der fruchtbaren Tage genutzt werden kann.

Diagnosen mit erhöhten Progesteron-Werten

- Angeborenes adrenogenitales Syndrom (AGS)
- Fruchtbare Tage
- Schwangerschaft

⬇ Verminderte Progesteron-Werte

Pathologisch verminderte Werte können auf eine Gelbkörper- bzw. Eierstockschwäche hin-weisen. Zur Überprüfung der Gelbkörperfunktion werden in der Regel die Werte 5, 7 und 10 Tage nach dem Eisprung (Ovulation) bestimmt.

Diagnosen mit verminderten Progesteron-Werten

- Eierstockschwäche
- Gelbkörperschwäche
- Primärer oder sekundärer Hypogonadismus

Prolaktin (PRL)

Prolaktin (PRL) wird im Vorderlappen der Hypophyse gebildet und aktiviert die Produktion von Muttermilch. Es sorgt für die Aufrechterhaltung der Milchsekretion aus den weiblichen Brustdrüsen während der Stillzeit. Darüber hinaus sind Prolaktin und andere weibliche Sexualhormone für die Entwicklung der weiblichen Brüste erforderlich. Frauen haben geringfügig höhere Konzentrationen im Blut als Männer. Die Bestimmung der Prolaktin-Werte ist vor allem bei Verdacht auf Erkrankungen der Hirnanhangsdrüse (Hypophyse) und des Zwischenhirns (Hypothalamus) sinnvoll.

Laborprobe: Blutserum

Prolaktin-Normalwerte	
Erwachsene	2–25 ng/ml
Grenzwertbereich	25–200 ng/ml

⬆ Erhöhte Prolaktin-Werte

Erhöhte Werte (> 200 ng/ml) im Blut (Hyperprolaktinämie) führen bei der Frau außerhalb der Schwangerschaft zu Zyklusstörungen und einer Hemmung der Eierstockfunktion (Anovulation), beim Mann zu Libidoverlust und Potenzstörungen. Krankhaft erhöhte Konzentrationen werden vor allem durch Hypophysentumoren hervorgerufen (Prolaktinom). Da Prolaktin die Empfängnisbereitschaft der Frau durch Hemmung des Zyklus und des Eisprungs vermindert, ist während der Stillzeit eine Schwangerschaft sehr unwahrscheinlich. Der Saugreiz an der Brustwarze erhöht die Konzentration.

Diagnosen mit erhöhten Prolaktinwerten

• Arzneimittel (Dopamin-Antagonisten, Psychopharmaka, Antihypertensiva)
• Hodgkin-Lymphom
• Hypophysentumor (Prolaktinom)
• Lymphoproliferative Erkrankungen
• Niereninsuffizienz
• Sarkoidose
• Schwangerschaft
• Stillzeit

⬇ Verminderte Prolaktinwerte

Verminderte Werte sind unbedenklich.

PSA (Prostata-spezifisches Antigen)

PSA ist als ⇒ Tumormarker für die Beurteilung der Entwicklung einer Prostatakrebserkrankung (Prognose) und des Krankheitsverlaufs von großer Bedeutung. Es ist unbestritten, dass die PSA-Bestimmung ein sinnvoller Beitrag zur Prostatakrebsdiagnose ist. Die Medizin schreckt bislang jedoch davor zurück, PSA-Tests als Vorsorgemaßnahme für alle Männer zu empfehlen: Da sich Prostatakrebs sehr langsam entwickelt, könnten durch regelmäßige Tests viele Prostatakarzinome entdeckt werden, die überhaupt keine Beschwerden verursachen, wobei die Gefahr bestünde, dass sehr viele Operationen durchgeführt würden, die ohne PSA-Test nicht stattgefunden hätten.

Bei gesunden Männern in Deutschland ist der PSA-Test eine individuelle Gesundheitsleistung, die man selbst bezahlen muss: inklusive Beratung 25 bis 35 €. In Österreich übernehmen die Krankenkassen die Kosten ab dem 50. Lebensjahr, und die Untersuchung ist obligater Bestandteil der urologischen Vorsorgeuntersuchung. Bei Männern mit erhöhtem Krebs- bzw. beschleunigtem Krebswachstums-Risiko, z. B. bei Prostatakrebs oder Testosteron-Gabe, wird die regelmäßige Kontrolle des PSA-Werts als notwendig angesehen und von der Krankenkasse bezahlt.

Laborprobe: Blutserum/-plasma

PSA-Normalwerte	
Gesamt-PSA (T-PSA)	≤ 3–4 µg/l (abhängig vom Testverfahren)

↑ Erhöhte PSA-Werte

• Normalerweise sind im Blut nur niedrige Konzentrationen nachweisbar, sie können jedoch bei vorliegendem Prostatakrebs stark ansteigen.

• Nicht jeder erhöhte Wert bedeutet, dass man an Prostatakrebs erkrankt ist: PSA kann auch bei einer Vorsteherdrüsenentzündung (Prostatitis) oder bei einer gutartigen Prostatavergrößerung (BPH) erhöht sein.

• Nach rektaler Tastuntersuchung oder nach Gewebeentnehme (Prostata-Biopsie) kann der Wert ansteigen.

↓ Verminderte PSA-Werte

Verminderte Werte sind unbedenklich.

PSA – Labortest zu Hause

Prostataspezifisches Antigen (PSA) ist ein ⇒ Tumormarker für Prostatakrebs. Das Testsystem erfasst PSA im Blut, das bei bösartigen Prostatatumoren verstärkt gebildet wird. Der Test wird bei Prostatabeschwerden sowie Männern ab dem 45. Lebensjahr empfohlen.

Laborprobe: Kapillarblut
Laborwert: ⇒ PSA

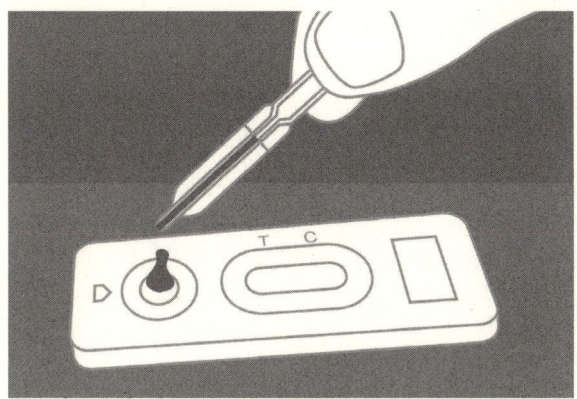

Einen Labortest für Prostata-spezifisches Antigen (PSA) kann man auch zu Hause durchführen.

Anwendung: Mit der beigelegten Lanzette wird die Fingerkuppe angestochen, um zwei Blutstropfen zu gewinnen, die auf eine Testkarte aufgebracht werden. Dann wird eine spezielle Verdünnungsflüssigkeit auf das Probenfeld geträufelt. Nach 15 Minuten kann das Ergebnis abgelesen werden: Der PSA-Wert wird durch Farbvergleich abgelesen. Erhöhte Werte sind kein sicheres Zeichen für Prostatakrebs, sollten aber in jedem Fall mit einem Arzt besprochen werden. Der Test ist zu einem beliebigen Zeitpunkt anwendbar.
Kosten: Ein PSA-Test kostet 10 bis 25 €.

PTT (Partielle Thromboplastinzeit)
Die Bestimmung der partiellen Thromboplastinzeit (auch aPTT: aktivierte partielle Thromboplastinzeit) ist vor allem vor operativen Eingriffen und bei Verdacht auf eine Bluterkrankheit sinnvoll (Hämophilie). Die Analyse erfasst hauptsächlich die in der Leber produzierten Gerinnungsfaktoren.
Laborprobe: Blutplasma

PTT-Normalwerte
• 26–36 Sekunden

⬆ Erhöhte PTT-Werte

Verlängerte PTT kann auf Störungen der Blutstillung (Hämostase) sowie auf eine Bluterkrankheit (Hämophilie) hinweisen. Darüber hinaus ist die PTT auch bei einer gerinnungshemmenden Therapie mit Heparin verlängert.

Diagnosen mit verlängerter PTT

- Angeborener Gerinnungsfaktorenmangel (Faktor II, X, XI, XII)
- Hämophilie A, B
- Neugeborene
- Therapie mit Heparin
- von-Willebrand-Syndrom
- Vitamin K-Mangel

⬇ Verminderte PTT-Werte

Verminderte Werte sind unbedenklich.

Quick (Thromboplastinzeit, TPZ)

Mit dem Quick-Wert (Prothrombinzeit, Thromboplastinzeit, TPZ) können die ⇒ Blutgerinnung, insbesondere die Gerinnungsfaktoren II, V, VII und X sowie ⇒ Fibrinogen, beurteilt werden. Die obligatorische Messung des Werts wird vor Operationen empfohlen, um drohende Blutungskomplikationen durch Gerinnungsstörungen frühzeitig zu erfassen. Mit der INR (International Normalized Ratio) sind Quick-Werte laborübergreifend vergleichbar.

Laborprobe: Blutplasma, Kapillarblut

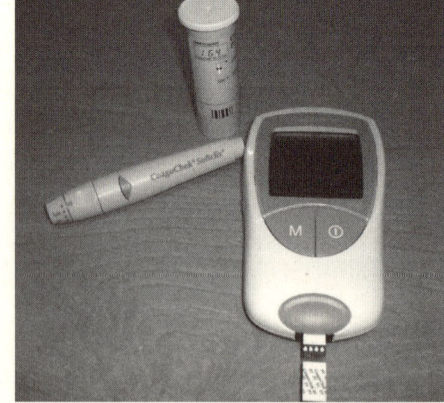

Mobiles Gerät zur Prüfung des Quick-Werts mit Teststreifen und Stechhilfe

Quick-Normalwerte	
Prozent der Norm	70–130 %
INR	0,85–1,15
Venöse Thromboseprophylaxe (Cumarin, Heparin)	2,5 INR

⬆ Erhöhte Quick-Werte
Erhöhte Werte sind unbedenklich.

⬇ Verminderte Quick-Werte
Die TPZ ist bei Störungen der Blutstillung (Hämostase), etwa bei Lebererkrankungen, und bei einer Therapie mit gerinnungshemmenden Mitteln verlängert.

Diagnosen mit vermindertem Quick-Wert
- Angeborener oder erworbener Gerinnungsfaktorenmangel
- Behandlung mit Adrenalin
- Hämolytische Anämie
- Lebererkrankungen
- Vitamin K-Mangel

Quick – Labortest zu Hause
Patienten, die langfristig mit blutgerinnungshemmenden Arzneimitteln behandelt werden, müssen regelmäßig die Blutgerinnung kontrollieren. Um die Belastung durch häufige Arztbesuche zu verringern, können betroffene Patienten den Quick-Wert mit kleinen Messgeräten auch zu Hause oder auf Reisen selbst bestimmen.

Laborprobe: Kapillarblut

Laborwert ⇒ Quick (Thromboplastinzeit)

Anwendung: Zur Prüfung des Quick-Wertes wird etwas Blut aus der Fingerbeere entnommen und auf einen Testträger aufgebracht. Die Auswertung erfolgt mit Hilfe eines automatisierten Messgerätes innerhalb einer Minute. Der Test arbeitet sehr genau und kann zur zuverlässigen Kontrolle der Blutgerinnung benutzt werden. Betroffene sollten sich jedoch mit einer Schulung über die richtige Anwendung des Systems informieren lassen.

Kosten: Die Testset-Erstausstattung (Messgerät, 6 Teststreifen, 1 Stechhilfe, 20 Lanzetten) kostet etwa 750–920 €.

Rhesusfaktor (Rh-Faktor)

Außer der Blutgruppenzugehörigkeit gibt es ein weiteres auf der Oberfläche von roten Blutkörperchen unterscheidbares Merkmal, der so genannte Rhesusfaktor. Man unterscheidet die Rhesusblutgruppen-Antigene D, C, c, E, e und weak D. Rhesusantigen D ist am stärksten immunogen wirksam.

• Bei 85 Prozent aller Europäer ist das Rhesusantigen D nachweisbar (Rh-positiv).

• Bei 15 Prozent aller Europäer ist ein Rhesusantigen D nicht nachweisbar (Rh-negativ).

Ob ein solcher Rhesusfaktor vorhanden ist, wird bei der Bestimmung der ⇒ Blutgruppe obligatorisch ermittelt. Darüber hinaus gibt es eine große Zahl agglutinogener Faktoren, die schwach ausgeprägt sind und deshalb kaum in Erscheinung treten. Die Kombination aller beschriebenen Gruppierungssysteme ergibt mehr als 120 000 verschiedene Blutgruppen. Jedes Individuum hat demnach seine eigene unverwechselbare Kombination von Agglutinogenen.

Nach Kontakt mit Rh-positivem Blut, etwa bei einer Bluttransfusion oder während der Entbindung eines Rh-positiven Kin-

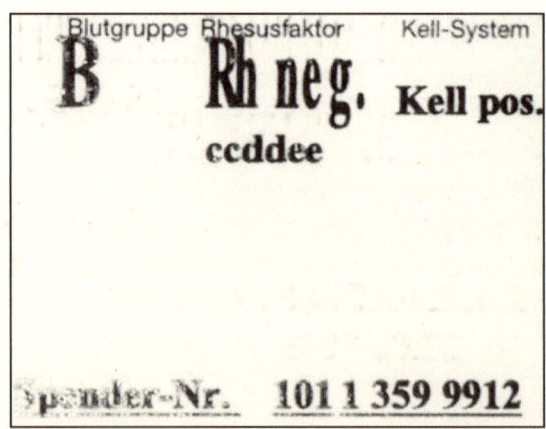

Eintrag der Blutgruppe und des Rhesusfaktors im Blutspendeausweis

des, bilden Rh-negative Menschen Rhesusantikörper. Kommt es später zum erneuten Kontakt mit Rh-positivem Blut kann es zu lebensbedrohlichen Komplikationen bei der Bluttransfusion bzw. zur tödlichen Gefahr für ein Kind im Mutterleib kommen, da ein Zerfallsprozess des Blutes aktiviert wird (Hämolyse, Rhesus-Erythroblastose).

Durch Bestimmung der Rhesusantikörper bei Rh-negativen Menschen können Transfusionskomplikationen vermieden werden. Bei Schwangeren (Zweit-, Drittgeburt) kann man eine drohende Rhesus-Erythroblastose mit Rhesusantikörpern der Rh-negativen Mutter behandeln.

Laborprobe: Vollblut

Rhesusfaktor-Normalwerte

Die Referenzwerte für Antikörper gegen Rhesusantigene sind je nach Labormethode unterschiedlich.

Rhesusfaktor positiv

Bei einem Nachweis von Antikörpern gegen Rhesusantigene kann die Höhe des Antikörpertiters für die Einschätzung des Risikos für Komplikationen von Bedeutung sein.
- Risiko für einen Transfusionszwischenfall
- Risiko für ein ungeborenes Kind

Rhesusfaktor negativ

Rhesusantikörper sind zwar nicht vorhanden, können sich aber nach Transfusion von Rh-Antigen-haltigem Blut oder nach der Geburt eines Rh-positiven Kindes bilden (Sensibilisierung).

Rheumafaktoren (RF)

Gegen körpereigenes ⇒ Immunglobulin G (IgG) gerichtete Antikörper (Autoantikörper) werden als Rheumafaktoren bezeichnet, da sie bei entzündlich-rheumatischen Erkrankungen wie der rheumatoiden Arthritis vermehrt im Blut nachgewiesen werden können. Allerdings ist dieser Nachweis für die Rheumadiagnose nicht sehr zuverlässig:

• Mit zunehmendem Lebensalter steigt die Wahrscheinlichkeit eines positiven RF-Nachweises an, ohne dass ein Erkrankung bemerkbar ist.

• RF finden sich bei 70 bis 90 Prozent der Patienten mit rheumatoider Arthritis.

• RF sind bei weniger als 5 Prozent der der gesunden unter 50-jährigen und bei 10 bis 25 Prozent der über 70-jährigen nachweisbar.

• Ein Negativbefund schließt eine Krankheitsdiagnose nicht aus.

Die Bestimmung von RF ist bei Verdacht auf rheumatoide Arthritis oder andere systemisch entzündliche Erkrankungen sinnvoll.

Laborprobe: Blutserum/-plasma, Gelenkflüssigkeit

Rheumafaktoren-Normalwerte

oberer Grenzwert 10–20 kU/l

⬆ Rheumafaktoren erhöht

Diagnosen mit erhöhten RF-Werten
• Chronische Lebererkrankung
• Chronisch-entzündliche Lungenerkrankungen
• Essenzielle gemischte Kryoglobulinämie Typ II
• Infektionen (Parasiten, Viren)
• Lupus erythematodes
• Rheumatoide Arthritis
• Sjögren-Syndrom

⬇ Rheumafaktoren vermindert

Verminderte Werte sind unbedenklich.

Saure Phosphatase (SP)

Der Begriff Saure Phosphatase (SP) kennzeichnet eine Gruppe ähnlicher Enzyme (Isoenzyme), deren maximale Aktivität sich bei einem ph-Wert von < 7,0 entfaltet. Die im Serum messbare SP ist ein Gemisch zahlreicher Enzyme (Gesamt-SP), die aus Blutplättchen (⟹ Thrombozyten), roten Blutkörperchen (⟹ Erythrozyten), Knochen und der Prostata sowie Leber- und Milzgewebe stammen. SP-Werte helfen bei der Diagnose bestimmter Knochenerkrankungen und bei Verdacht auf Prostatakrebs.

Laborprobe: Blutserum, -plasma

SP-Normalwerte	
Erwachsene	4,8–13,5 U/l

⬆ Erhöhte SP-Werte

Für die Diagnostik von Prostatakrebs ist neben dem SP-Wert auch die Bestimmung von ⟹ PSA empfehlenswert.

Diagnosen mit erhöhten SP-Werten

- Gaucher-Krankheit (Lipidspeicherkrankheit)
- Knochenerkrankungen (Knochenkrebs/-metastasen, Morbus Paget)
- Leukämie
- Megaloblastäre Anämie
- Polycythämia vera
- Prostatadiagnostik (invasiv)
- Prostataerkrankungen (Prostatakrebs, Prostatitis, gutartige Prostatavergrößerung)

⬇ Verminderte SP-Werte

Verminderte Werte kommen extrem selten vor.

SCCA (Squamous cell carcinoma antigen)

SCCA kann als ⟹ Tumormarker zur Kontrolle der Therapie und des Verlaufs von Plattenepithelkarzinomen bestimmter Organe gemessen werden. Plattenepithelkarzinome treten vorzugsweise am Gebärmutterhals (Zervix), den Lungen, der Speiseröhre, am Analkanal und im Kopf-Nacken-Bereich auf.

Laborprobe: Blutserum/-plasma, Liquor, Pleura-/Aszitesflüssigkeit

SCCA-Normalwerte	
Normalpersonen	≤ 3 µg/l

⬆ Erhöhte SCCA-Werte

Erhöhte Werte sind bei zahlreichen Krebserkrankungen nachweisbar. Bei Plattenepithel-Tumoraktivität steigen die Werte in der Regel deutlich an. Beschwerden sind von der Hormonaktivität der Tumoren abhängig.

Schwangerschaft

Schwangerschaftstests beruhen auf dem Nachweis des Hormons ⇒ hCG (Humanes Choriongonadotropin), das die Produktion von Gelbkörperhormon in den Eierstöcken stimuliert. hCG wird in der Schwangerschaft von der Plazenta produziert und steigt insbesondere in der 8. bis 19. Schwangerschaftswoche an und fällt dann wieder allmählich ab. Mit dem Schwangerschaftstest kann eine Schwangerschaft bestätigt und kontrolliert werden.

Laborprobe: Blutserum, Urin

Schwangerschaftstest-Normalwerte		
Urin	positiv	ab 50 U/l hCG
	Schwangerschaft (8.–12. Woche)	10 000–230 000 U/l hCG
Blut		positiv ab 10 U/l hCG

Erhöhte Testwerte

Diagnosen mit erhöhten Testwerten
- Schwangerschaft
- Tumorverdacht (keine Schwangerschaft)

Verminderte Testwerte

- Fehlgeburtrisiko bei Schwangerschaft
- Extrauterinschwangerschaft

Schwangerschaft – Labortest zu Hause

Dieser Urin-Teststreifen-/Glasträgertest eignet sich gut dazu, möglichst frühzeitig zu klären, ob eine Schwangerschaft vorliegt. Einige Testsysteme zeigen bereits 8 bis 10 Tage nach dem Eisprung eine mögliche Schwangerschaft an (falsch-positive Ergebnisse kommen vor). Messparameter ist hCG, das zu Beginn der Schwangerschaft von der Plazenta produziert wird. In den ersten fünf Wochen der Schwangerschaft kann die Hormonkonzentration im Urin unter der Nachweisgrenze des Urintests sein, so dass ein falsch-negatives Testergebnis vorliegt.

Laborprobe: Urin

Laborwert: ⇒ hCG (humanes Choriongonadotropin)

Anwendung: Der Teststreifen wird in den Harnstrahl gehalten oder in eine Urinprobe getaucht bzw. werden Urintropfen auf einen Glasträger aufgebracht. Verfärbung im Testfeld zeigt eine Schwangerschaft an. Am besten wird der Test bei ausbleibender Menstruation mit Morgenurin durchgeführt.

Kosten: Ein Testset kostet etwa 2,50–20 €.

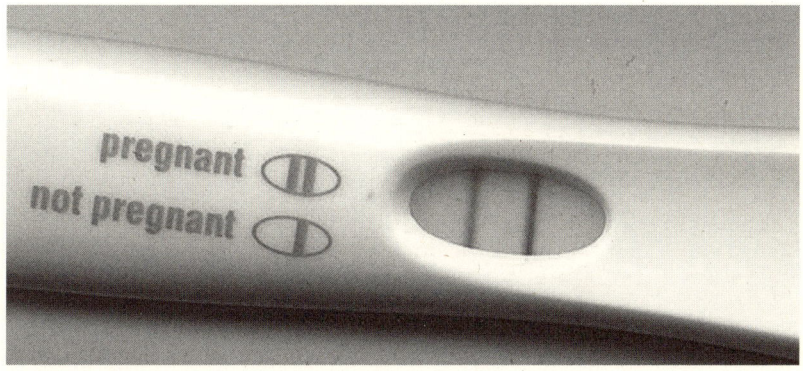

Positives Ergebnis des Schwangerschaftstests

Selen (Se)

In Nahrungsmitteln ist das lebenswichtige (essentielle) Spurenelement Selen (Se) an Aminosäuren gebunden. Anorganische Selenverbindungen werden für therapeutische Zwecke benutzt. Selen wird über den Dünndarm aufgenommen und über Stuhl, Urin und die Atemluft ausgeschieden. Es befindet sich im menschlichen Körper bevorzugt in den Nieren, aber auch in der Leber, den Hoden und der Milz.

Selen ist Bestandteil wichtiger Enzyme, vor allem für das Metalloenzym Glutathionperoxidase, das als antioxidativer Schutzfaktor gegen schädliche Sauerstoffradikale wirksam ist. Selen spielt eine wichtige Rolle für die Produktion von Schilddrüsenhormonen (Aktivierung von ⇒ Thyroxin/T4 zu ⇒ Trijodthyronin/T3). Es vermindert offensichtlich auch die erhöhte Neigung zur ⇒ Blutgerinnung (Thrombozytenaggregation). Darüber hinaus sind selenhaltige Enzyme für den Stoffwechsel der Schilddrüse und das Immunsystem von Bedeutung.

Laborprobe: Blutserum/-plasma, Vollblut, 24h-Sammelurin

Selen-Normalwerte	
Selen im Blut	
Blutserum/-plasma	50–120 µg/l (0,64–1,52 µmol/l)
Vollblut	60–130 µg/l (0,76–1,65 µmol/l)
Selen-Ausscheidung im Urin	
Erwachsene	15–75 µg/24h (0,18–0,95 µmol/24h)

⬆ Erhöhte Selen-Werte

Selen wirkt in höheren Konzentrationen stark toxisch, wobei die Spanne zwischen zu geringen und toxischen Konzentrationen sehr gering ist. Bei einer Vergiftung (> 3000 Mikrogramm pro Tag) können als Akutzeichen eine Reizung der Augen und entzündliche Hautveränderungen auftreten (Dermatitis). Die chronische Vergiftung macht sich durch anhaltenden Knoblauchgeruch der Atemluft und des Schweißes, Kopfschmerzen, eine Reizung der oberen Atemwege, Magen-Darm-Beschwerden und Nervosität bemerkbar.

Diagnosen mit erhöhten Selen-Werten

- Selen-Selbstmedikation
- Selen-Überversorgung mit der Nahrung (insbesondere in Asien)
- Selen-Vergiftung (Glas-, Porzellan-, Elektroindustrie)

⬇ Verminderte Selen-Werte

Anzeichen eines Mangels sind Muskelschwäche und Herzmuskelschäden (Kardiomyopathie) sowie Störungen der Abwehrfunktion.

Diagnosen mit verminderten Selen-Werten

- Arthritis (rheumatoid)
- Gelenkknorpeldegeneration (Kashin-Beck-Krankheit)
- Hämodialyse
- Hauterkrankungen
- Kardiomyopathie (Keshan-Krankheit)
- Muskeldystrophie (erblich)
- Niereninsuffizienz (chronisch)
- Selenmangel (Reduktionsdiät, künstliche Ernährung)
- Schilddrüsenerkrankungen (Hashimoto-Thyreoiditis, Myxödem)
- Sichelzellen-Anämie
- Tumorerkrankungen
- Weißmuskelkrankheit

Selen in Nahrungsmitteln

Nahrungsmittel	Selen pro 100 Gramm
Hummer	130 µg
Sonnenblumenkerne	70 µg
Scholle	65 µg
Miesmuscheln	48 µg
Rotbarsch	45 µg
Garnelen, Reis (unpoliert)	40 µg
Schweinefleisch	30 µg
Kabeljau	27 µg
Rindfleisch	25 µg

Serumeiweiß-Elektrophorese

Als Serumeiweiß-Elektrophorese wird ein Verfahren bezeichnet, mit dessen Hilfe die Anteile bestimmter Bestandteile des Eiweißstoffes ⇒ Albumin sichtbar gemacht werden. Die wichtigsten Bestandteilgruppen umfassen Albumin selbst sowie α1-, α2-, β- und γ-Globuline. Mit Hilfe von Elektrizität spalten sich Serumeiweißstoffe auf einer Trägerfolie in einzelne Eiweißbausteine auf. Entsprechend den unterschiedlichen Mengen der Eiweißbausteine entsteht eine charakteristische Wellenform mit einer sehr hohen ersten Welle (Albumin) und vier kleineren Wellen. Veränderungen dieser Wellenform können bestimmten Eiweißstörungen (Dysproteinämie) bzw. bestimmten Erkrankungen zugeordnet werden.

Diese Laboruntersuchung wird zur Diagnose und Verlaufsbeurteilung bei folgenden Störungen benutzt: Akute und chronische Entzündungsreaktionen, Eiweißverlustzustände (Niere, Magen, Darm, Haut), Lebererkrankungen, erhöhte ⇒ Blutkörperchensenkungsgeschwindigkeit (BSG), Eiweißausscheidung im Urin sowie erhöhte oder verminderte ⇒ Gesamteiweißwerte.

Laborprobe: Blutserum

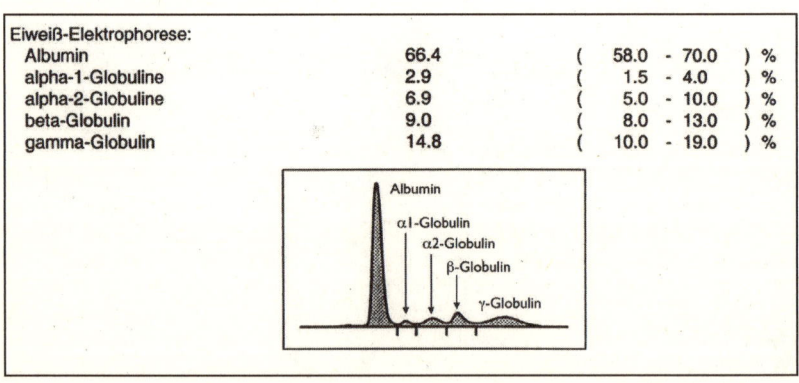

Im Labor werden werden die Anteile der Eiweißkörper (Globuline) im Blutserum mit Hilfe der Elektrophorese bestimmt (hier ein Normalbefund).

Serumeiweiß-Elektrophorese-Normalwerte	
Albumin	58,0–70,0 %
α1-Globulin	1,5–4,0 %
α2-Globulin	5,0–10,0 %
β-Globulin	8,0–13,0 %
γ-Globulin	10,0–19,0 %

⬆ Erhöhte Serumeiweiß-Elektrophorese-Werte

Bei zahlreichen, insbesondere entzündlichen Erkrankungen sind bestimmte Eiweißkörper in der Elektrophorese vermehrt nachweisbar.

Diagnosen mit erhöhten Serumeiweiß-Elektrophorese-Werten

α-1- und α-2-Globuline

• Frühphase akuter Entzündungen (Infektionen, Gewebeuntergang, Verbrennungen, nephrotisches Syndrom)

α-2- und γ-Globuline

• Spätphase akuter Entzündungen (Lungen-, Hirnhautentzündung, Blutvergiftung)

α-1-, α-2- und γ-Globuline

• Chronisch aktive Entzündungen (Leber-, rheumatische Gelenk-, Herzinnenhautentzündung)

β-Globuline

• Nephrotisches Syndrom, Paraproteinämie

γ-Globuline

• Chronische Entzündungen (Infektionen, rheumatische Erkrankungen)

⬇ Verminderte Serumeiweiß-Elektrophorese-Werte

Diagnosen mit veränderten Serumeiweiß-Elektrophorese-Werten

α-1-, α-2- und β-Globuline

• Leberzirrhose

γ-Globuline

• Antikörpermangel-Syndrom, Nephrotisches Syndrom

Spermiogramm

Bleibt der Kinderwunsch länger unerfüllt, sollte bei beiden Partnern nach möglichen Ursachen der Unfruchtbarkeit gesucht werden. Eine sinnvolle Maßnahme ist die Analyse der Samenflüssigkeit im Labor (Farbe, Geruch, Volumen, pH-Wert,

Anzahl, Beweglichkeit und Form der Spermien). Funktionsstörungen der Spermien können aber in der Regel erst nach mehrfacher Ejakulatuntersuchung (zwei bis drei Analysen innerhalb von drei Monaten) sicher beurteilt werden. Das Spermiogramm hilft dabei, die Ursachen ungewollter Kinderlosigkeit zu klären.

Laborprobe: Ejakulat, Gewinnung durch Masturbation nach zwei- bis siebentägiger sexueller Karenz

Ejakulat-Normalwerte	
Ejakulatvolumen	≥ 1,5 ml
pH-Wert	≥ 7,2
Spermienkonzentration	≥ 15 Millionen Spermatozoen/ml
Spermien-Gesamtzahl	≥ 39 Millionen Spermatozoen/Ejakulat
Beweglichkeit	≥ 32 % Spermatozoen mit Vorwärtsbeweglichkeit
Morphologie	4 %
Vitalität (Eosin-Test)	≥ 50 % lebende Spermien
Antikörper (MAR)	< 50 % Spermien mit anhaftenden Partikeln
Antikörper (IBT)	< 50 % Spermien mit anhaftenden Partikeln
Leukozyten	< 1 Million/ml
α-Glucosidase (neutral)	≥ 11 mU/Ejakulat
Fructose	≥ 13 µmol/Ejakulat
Citrat	≥ 52 µmol/Ejakulat
Saure Phosphatase (SP)	≥ 200 µmol/Ejakulat
Zink	≥ 2,4 µmol/Ejakulat

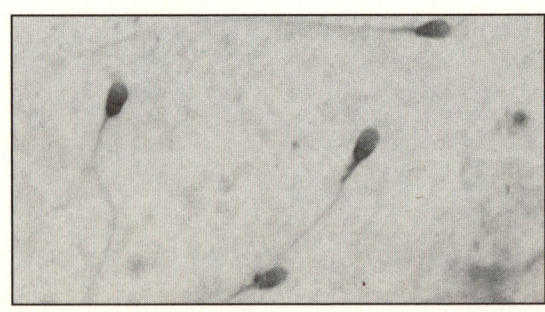

Spermien-Laborprobe
unter dem Mikroskop

Veränderte Ejakulatwerte

Zur genauen Klärung der Ursachen von Unfruchtbarkeit sind bei abweichenden Befunden weitere Untersuchungen nötig.

Spezifisches Gewicht (Urin)

Das spezifische Gewicht des Urins gilt als Anhaltspunkt für die Menge der im Harn gelösten Substanzen und gibt Hinweise auf die Fähigkeit der Nieren, den Harn zu konzentrieren. Das spezifische Gewicht wird mit Hilfe des Urometers gemessen, das in einen skalierten Messzylinder freischwimmend eingetaucht wird. Der Skalenwert wird am unteren Meniskusrand abgelesen, wobei dieses Messgerät bei einer Temperatur von 15 °C korrekte Ergebnisse liefert. Ein Testfeld des ⇒ Urin-Teststreifens zeigt auch das aktuelle spezifische Gewicht des Urins an.

Laborprobe: Normalurin, 24h-Sammelurin

Spezifisches Gewicht Normalwerte
1001–1040

⬆ Spezifisches Gewicht: erhöhte Werte

Das spezifische Gewicht des Harns kann etwa bei Erbrechen oder Durchfallerkrankungen erhöht sein.

⬇ Spezifisches Gewicht: verminderte Werte

Wenn das Konzentrierungsvermögen der Nieren bzw. die Nierenfunktion verringert ist, etwa bei Nierenerkrankungen, erreicht das spezifische Gewicht des Harns nicht mehr die normalen Maximalwerte.

• Hyposthenurie: Bis maximal 1001–1025, z. B. bei chronischer Nierenentzündung

• Isosthenurie: Bis maximal 1010–1012, z. B. bei Niereninsuffizienz

• Asthenurie: Bis maximal 1001, z. B. bei Diabetes insipidus

Testosteron

Das männliche (androgene) Sexualhormon Testosteron wirkt bereits in der Gebärmutter auf die Entwicklung der primären und sekundären Geschlechtsmerkmale und der Körpergröße ein. Es aktiviert die Eiweißproduktion (anabole Wirkung) und stimuliert die Knochenbildung sowie die Zunahme der Muskelmasse. Testosteron sorgt auch für männliche Behaarung (Bartwuchs). Im Blut wird Testosteron an Sexualhormon-bindendes Globulin (SHBG) und an ⇒ Albumin gebunden transportiert.

Der Testosteronwert eignet sich zur Beurteilung von sexuellen Funktionsstörungen bei Männern und Frauen.

Regelkreis für das männliche Geschlechtshormon Testosteron mit Feedback-Mechanismen: Gonadotropin Releasing-Hormon (GnRH), ⇒ FSH (Follikel-stimulierendes Hormon) und LH (Luteinisierendes Hormon)

Laborprobe: Blutserum, Messung immer morgens 7–9 Uhr (möglichst auch SHBG-Bestimmung)

Testosteron-Normalwerte

Total-Testosteron	
Männer	9,4–37,1 nmol/l
Frauen	0,54–2,72 nmol/l

⬆ Erhöhte Testosteron-Werte

Erhöhte Werte bei der Frau führen zur Vermännlichung (Virilisierung).

Diagnosen mit erhöhten Testosteron-Werten

Männer und Frauen

- Androgen-Doping
- Angeborene Enzymdefekterkrankungen
- Arzneimittel (Clomiphen, Antibabypille, Anabolika, Gestagene, Antibiotika, Diuretika, Antirheumatika)
- Bösartige und gutartige Nebennierenrindentumoren
- Gutartige Hypophysentumoren
- Vorzeitige Pubertät (Pubertas praecox)

Männer

- Hodentumoren

Frauen

- Eierstocktumoren
- Eierstockzysten
- Fehlende Testosteronempfindlichkeit
- Vermännlichung

⬇ Verminderte Testosteron-Werte

Wenn chronischer Testosteron-Mangel beim Mann vorliegt, kann es zur Zeugungsunfähigkeit kommen.

Diagnosen mit verminderten Testosteron-Werten

Männer und Frauen

- Arzneimittel (Cyproteron, Dexamethason, Digoxin, Spironolacton)
- Drogenmissbrauch
- Störungen oder Erkrankungen der Hirnanhangsdrüse
- Störungen oder Erkrankungen des Zwischenhirns

Männer

- Angeborene Enzymdefekterkrankungen
- Hodenfunktionsstörungen
- Hodenveränderungen (Missbildung, Tumor, Verletzung)

Frauen

- Antibabypille
- Wechseljahre

Thrombinzeit (TZ)

Die Thrombinzeit (TZ) oder Plasmathrombinzeit (PTZ) erfasst den letzten Schritt der $\Rightarrow$ Blutgerinnung, die durch Thrombin vermittelte Bildung von Fibrin aus $\Rightarrow$ Fibrinogen sowie die Verklumpung von fädigem Fibrin zu einem Blutgerinnsel (Thrombus). Der TZ-Wert wird zur Diagnose von Fibrinbildungs-störungen, zur Differentialdiagnose von Blutgerinnungsstörungen sowie zur Kontrolle einer Fibrinolyse-/Heparin-Therapie benutzt.

Laborprobe: Blutplasma

TZ-Normalwerte
16–24 Sekunden

⬆ Erhöhte TZ-Werte

Diagnosen mit erhöhter TZ

- Fibrin-Mangel (erblich, Antikörper)
- Fibrinolyse
- Heparin-Therapie
- Hyperfibrinolyse
- Verbrauchskoagulopathie

⬇ Verminderte TZ-Werte

Verminderte Werte sind unbedenklich.

Thrombozytenzahl

Blutplättchen bzw. Thrombozyten (thrombos = geronnene Masse; kytos = Zelle) werden im Knochenmark gebildet und sind sehr kleine (2 bis 4 Mikrometer), scheibchenförmige, kernlose Körperchen mit unregelmäßig geformten Zellrändern. Die Lebensdauer von Thrombozyten beträgt 8 bis 12 Tage. Der Abbau verbrauchter Blutplättchen erfolgt hauptsächlich in der Milz. Mit Hilfe der Blutplättchen können kleinere Gefäßverletzungen innerhalb weniger Minuten abgedichtet werden,

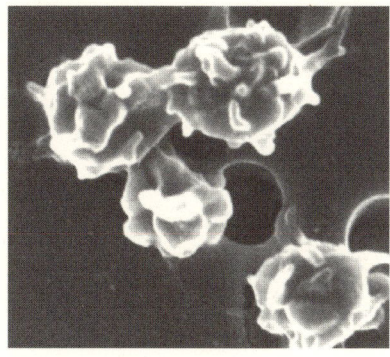 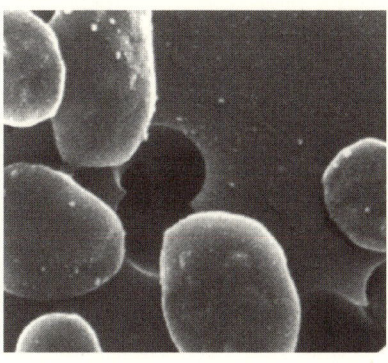

Elektronenmikroskopische Darstellung von Blutplättchen (Thrombozyten): aktiviert (links) und im Ruhezustand

wobei sich die Thrombozyten an die Wundränder anlagern (Thrombozytenaggregation) und einen Blutpfropf (Thrombus) bilden.

Die Gerinnungsfaktoren der Thrombozyten werden dabei in das Blut freigesetzt und aktivieren das gesamte System der ⇒ Blutgerinnung zur Abdichtung des Gefäßdefektes.

Die Bestimmung der Thrombozytenzahl dient in erster Linie der Abklärung unklarer Blutungen oder dem Ausschluss einer krankhaften Blutungsneigung.

Laborprobe: EDTA-Blut

Thrombozytenzahl-Normalwerte	
Erwachsene	150–400 × 109/l

⬆ Erhöhte Thrombozyten-Werte

Nach schweren Infektionskrankheiten kann die Thrombozytenzahl vorübergehend erhöht sein. Auch nach Verletzungen oder Entfernung der Milz sind erhöhte Thrombozytenzahlen zu beobachten. Bei sehr stark erhöhten Thrombozyten-Werten besteht ein erhöhtes Risiko für Thrombosen. Eine unerwünschte Verklumpung des Blutes in den Blutgefäßen, die lebensbedrohlich sein kann.

Diagnosen mit erhöhter Thrombozytenzahl

• Chronisch myeloische Leukämie (CML)

- Eisenmangel-Erkrankung
- Hämolytische Anämie
- Hodgkin-Lymphom
- Hormon-Behandlung (Adrenalin, Kortison)
- Infektionskrankheiten (Tuberkulose)
- Milzentfernung (Splenektomie)
- Myelofibrose
- Operationen (nach etwa zwei Wochen)
- Pleuramesotheliom
- Primäre und sekundäre Thrombozythämie

⬇ Verminderte Thrombozyten-Werte

Am häufigsten werden verminderte Thrombozytenzahlen bei Schädigung des Knochenmarks beobachtet. In der Regel ist die Behandlung erst bei sehr niedrigen Werten sinnvoll (20 000–30 000 Thrombozyten/µl).

Diagnosen mit verminderter Thrombozytenzahl

- Arzneimittel (Antibiotika, Zytostatika, Heparin, Aminophenazon, Carbamazepin, Chinin, Phenylbutazon, Valproinsäure)
- Bösartige Knochenmarkerkrankungen
- Immunstörungen
- Strahlentherapie
- Thrombozytogenesestörung
- Vergiftung (Arsen, Benzol, Gold)
- Vitamin B12-, Folsäuremangel

Thyreotropin (TSH)

Thyreoidea-stimulierendes Hormon (TSH) wird durch Aktivierung des Zwischenhirn-Thyreotropin-Releasing-Hormons (TRH) im Vorderlappen der Hypophyse gebildet. Das Releasing-Hormon TRH gelangt über ein spezielles Gefäßsystem in hoher Konzentration in den Hypophysenvorderlappen und stimuliert dort die Produktion und Ausschüttung von TSH, das dann auf dem Blutweg zur Schilddrüse gelangt. Dies veranlasst die erhöhte Produktion und Ausschüttung von Schilddrüsenhormon. Umgekehrt hemmt Schilddrüsenhormon im Blut den TRH-TSH-Regelkreis und drosselt die Hormonproduktion der Schilddrüse.

Das Hormon fördert die Aufnahme von ⇒ Jod in Schilddrüsenzellen und ist am Stoffwechsel der Schilddrüsenhormone (⇒ Trijodthyronin/T3 und ⇒ Thyroxin/T4) beteiligt. Die TSH-Laborwerte sind nur in Verbindung mit den T3/T4-Schilddrüsenhormonwerten vernünftig interpretierbar.

Der TSH-Wert ist am besten und zuverlässigsten dazu geeignet, um Über- und Unterfunktionen der Schilddrüse zu erkennen oder auszuschließen. Bei Schilddrüsenunterfunktion ist er erhöht, bei Schilddrüsenüberfunktion erniedrigt. Zudem wird der TSH-Wert als Suchtest bei Neugeborenen (angeborene Schilddrüsenunterfunktion) und zur Therapiekontrolle bei Anwendung von Schilddrüsenhormonen benutzt.

Zahlreiche Medikamente können den TSH-Wert beeinflussen: Dopamin, Dopaminagonisten/-antagonisten, Morphine, Somatostatin, Kortisone, Heparin, L-Thyroxin, Clomifen, Lithium, Carbamazepin, Theophyllin.

Laborprobe: Blutserum, Kapillarblut (Neugeborene)

TSH-Normalwerte	
Neugeborene	< 20 mU/l
Kinder und Erwachsene	0,3–2,5 mU/l

⬆ Erhöhte TSH-Werte

Bei primärer Schilddrüsenunterfunktion können die Schilddrüsenzellen trotz erhöhter TSH-Aktivität nicht ausreichend Hormone bilden.

Diagnosen mit erhöhten TSH-Werten

- Hashimoto-Thyreoiditis (Autoimmunthyreoiditis)
- Kropf (Struma) durch Jodmangel
- Schilddrüsenunterfunktion (Hypothyreose)
- TSH-produzierende Tumoren

⬇ Verminderte TSH-Werte

Bei sekundärer Schilddrüsenunterfunktion können die Schilddrüsenzellen auf Grund eines TSH-Mangels nicht ausreichend Hormone bilden.

Diagnosen mit verminderten TSH-Werten
- Hashimoto-Thyreoiditis (Autoimmunthyreoiditis)
- Basedow-Krankheit (Autoimmunthyreoiditis)
- Schilddrüsenautonomie
- Schilddrüsenhormon-Therapie
- Schilddrüsenüberfunktion (Hyperthyreose)

Thyroxin (T4)

Thyroxin (T4) und ⇒ Trijodthyronin (T3) sind jodhaltige Hormone, die in der Schilddrüse gebildet, dort in ⇒ Thyroxin-bindendem Globulin (TBG) gespeichert und nach TSH-Stimulation in die Blutbahn abgegeben werden. T4 ist die Speicher- und Reservevariante des Hormons. Zum Großteil liegt T4 im Blut an bestimmte Eiweiße gebunden vor, nur der geringe Anteil an freiem T4 (fT4) ist biologisch aktiv. Aus Thyroxin kann bedarfsorientiert das stärker wirksame Trijodthyronin hergestellt werden.

T4 und T3 steigern die Verbrennung von Nährstoffen (Eiweiß, Glukose, Lipide) und erhöhen den Grundumsatz sowie die Körperkerntemperatur. Thyroxin

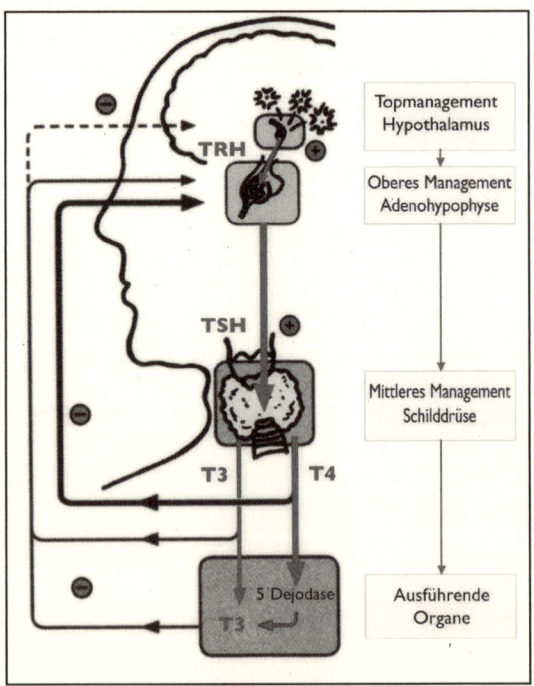

Regelkreis der Schilddrüsenhormone mit Feedback-Mechanismen: ⇒ Thyreotropin (TSH), ⇒ Trijodthyronin (T3) und ⇒ Thyroxin (T4). Thyreotropin Releasing Hormon (TRH) wird vom übergeordneten Hypothalamus produziert und zur Hypophyse geschickt.

begünstigt die Ausscheidung von Wasser aus dem Gewebe und steuert das Größenwachstum von Kindern, weshalb Jodmangel zu Wachstumsstörungen führt. ⇒ Jod wird für die T4-Hormonproduktion benötigt. Die T4-Laborwerte dienen der Beurteilung der Funktion der Schilddrüse und zur Kontrolle einer Therapie mit Schilddrüsenhormonen.

Laborprobe: Blutserum

T4-Normalwerte	
Erwachsene Gesamt-T4 (T4)	56–123 µg/l (72–158 nmol/l)
Erwachsene freies T4 (fT4)	9,9–16,2 ng/l (12,7–20,8 pmol/l)

⬆ Erhöhte T4-Werte

Bei Einnahme von Schilddrüsenhormonen und Jodpräparaten oder nach Anendung jodhaltiger Kontrastmittel werden erhöhte T4-Werte gemessen.

Diagnosen mit erhöhten T4-Werten

• Schilddrüsenüberfunktion (Hyperthyreose): Schilddrüsenautonomie, Basedow-Krankheit (Autoimmunthyreoiditis), Schilddrüsenentzündung (subakut, chronisch), Schilddrüsenhormon-Überdosierung

⬇ Verminderte T4-Werte

Diagnosen mit verminderten T4-Werten

• Schilddrüsenunterfunktion (Hypothyreose): Hashimoto-Thyreoiditis (Autoimmunthyreoiditis), Schilddrüsenoperation, Radiojodtherapie, Thyreostatika-Überdosierung, extremer Jodmangel, erbliche Hypothyreose, Hypophyseninsuffizienz

• Verminderte Stoffwechselleistung des Körpers

Thyroxin-bindendes Globulin (TBG)

Thyreoglobulin ist an der Produktion und Speicherung der Schilddrüsenhormone ⇒ Thyroxin (T4/fT4) und ⇒ Trijodthyronin (T3/fT3) beteiligt. Bei Gesunden ist TBG im Blut nur in geringer Menge nachweisbar. Thyroxin-bindendes Globulin wird dann bestimmt, wenn ein fT4-Test nicht verfügbar ist. Der

TBG-Wert dient der Abschätzung der Eiweißbindung der Schilddrüsenhormne. Der Quotient T4/TBG eignet sich zur Abschätzung der Stoffwechsellage. TBG ist auch ein ⇒ Tumormarker für Schilddrüsenkrebs nach operativer Entfernung der Schilddrüse und Radiotherapie.

Laborprobe: Blutserum

TBG-Normalwerte

13–30 mg/l (220–510 nmol/l)

⬆ Erhöhte TBG-Werte

Diagnosen mit erhöhten TBG-Werten

- Basedow-Krankheit
- Schilddrüsenadenom (autonom)
- Schilddrüsenentzündung (subakut)
- Schilddrüsenvergrößerung (Knotenstruma)
- Tumormetastasen (Schilddrüse entfernt)

⬇ Verminderte TBG-Werte

Diagnosen mit verminderten TBG-Werten

- Schilddrüsenunterfunktion (Hypothyreose)
- Schilddrüsenhormon-Überdosierung

TPA

Das Gewebe-Polypeptid-Antigen TPA (*tissue polypeptide antigen*) kann als ⇒ Tumormarker zur Diagnose vieler bösartiger Tumorerkrankungen (besonders der Harnblase) sowie zur Langzeitüberwachung von Tumorerkrankungen eingesetzt werden.

Laborprobe: Blutserum/-plasma, Aszites-/Pleuraflüssigkeit

TPA-Normalwerte

Normalpersonen	≤ 60 U/l
Tumorpatienten ohne Tumoraktivität	≤ 95 U/l
Grenzwert	≤ 120 U/l

⬆ Erhöhte TPA-Werte

Bei zahlreichen gutartigen Erkrankungen der Nieren, Leber und Lungen sowie bei bösartigen Tumorerkrankungen des Dickdarms, der Bauchspeicheldrüse, der weiblichen Brust, des Magens, der Harnblase, Eierstöcke, Schilddrüse, Lungen und der Prostata werden häufiger erhöhte Werte nachgewiesen.

Transferrin

Eisen gelangt im Blut an das Transporteiweiß Transferrin (Transporteisen) gebunden zu den Zielzellen und Organen. Der Begriff Transferrin-Sättigung kennzeichnet die Beladung des Transferrin-Transportproteins mit Eisen. Man berechnet die Transferrin-Sättigung aus der Eisenkonzentration im Serum geteilt durch die Transferrin-Konzentration. Bei Gesunden ist Transferrin nur zu einem Drittel mit ⇒ Eisen gesättigt. Die Bestimmung der Transferrin-Werte und der Transferrin-Sättigung ist bei Verdacht auf Eisenmangel oder Eisenüberladung empfehlenswert. Schwangerschaft und akute Entzündungen tragen zu abnorm veränderten Transferrin-Werten bei. Transferrin ist normalerweise zu 30 Prozent mit Eisen besetzt. Bei Eisenvergiftung kann dieser Anteil auf 45 Prozent ansteigen. Die Bindungskapazität von Transferrin ist dann schnell erschöpft, so dass freies Eisen im Plasma vorliegt, was toxisch wirkt.

Laborprobe: Blutserum/-plasma

Transferrin-Normalwerte	
Transferrin	200–400 mg/dl
Transferrin-Sättigung	16–45 %

⬆ Erhöhte Transferrinwerte

Diagnosen mit erhöhten Transferrin-Werten

- Eisenmangel
- Leberschädigung

Diagnosen mit erhöhter Transferrin-Sättigung
- Anämie (sideroblastisch)
- Beta-Thalassämie
- Bluttransfusionen
- Eisenüberladung
- Eisenspeicherkrankheit (erbliche Hämochromatose)
- Lebererkrankungen
- Pyruvatkinasemangel

⬇ Verminderte Transferrin-Werte

Diagnosen mit verminderten Transferrin-Werten
- Eisenüberladung
- Anämie (bei chronischen Entzündungen und bösartigen Tumoren)

Diagnosen mit verminderter Transferrin-Sättigung
- Eisenmangel

Triglyzeride

Triglyzeride (Neutralfette) sind Gemische von Fettstoffbausteinen (Lipide), entsprechen einem mit drei Fettsäuren veresterten Glycerol. Durch Bestimmung der Triglyzeridwerte im Blut können das Arterioskleroserisiko abgeschätzt, Fettstoffwechselstörungen diagnostiziert/klassifiziert und der Erfolg blutfettsenkender Maßnahmen (Diät, Lipidsenker) kontrolliert werden. Wenn zu viele Fetteiweißstoffe im Blut sind (Hyperlipoproteinämie), steigt das Risiko für gefäßbedingte Erkrankungen von Herz und Kreislauf an. Gefahr droht vor allem dann, wenn das Verhältnis von ⇒ LDL-Cholesterin und ⇒ HDL-Cholesterin > 5 ist und gleichzeitig die Triglyzerid-Werte im Blut > 200 mg/dl erhöht sind.

• Die Ernährungsbedingungen einige Tage vor Entnahme der Laborprobe sollten ausgewogen sein. 12-stündige Nüchternheit ist empfehlenswert.

• Die Antibabypille, Arzneimittel (Kortison, Diuretika, Betablocker), Blutentnahme im Stehen, fettreiche Ernährung, erhöhte Hämoglobinwerte und Schwangerschaft können zur abnormen Erhöhung der Triglyzerid-Werte beitragen.

• Erhöhte Bilirubin-Werte, fettarme Ernährung und die hochdosierte Zufuhr von Vitamin C können die Triglyzerid-Werte abnorm senken.

Laborprobe: Blutserum/-plasma

Triglyzerid-Normalwerte	
Erwachsene	≤ 150 mg/dl (1,7 mmol/l)

⬆ Erhöhte Triglyzerid-Werte

Erhöhte Werte beeinflussen vor allem das Risiko für Gefäßerkrankungen (Arteriosklerose) ungünstig, gelten als eigenständiger Risikofaktor – vor allem dann, wenn die Werte von ⇒ LDL-Cholesterin erhöht und/oder ⇒ HDL-Cholesterin vemindert sind.

Diagnosen mit erhöhten Triglyzerid-Werten
• Adipositas (Fettsucht, Übergewicht)
• Alkoholmissbrauch
• Arteriosklerose
• Bauchspeicheldrüsenentzündung (Pankreatitis)
• Diabetes mellitus
• Fettstoffwechselstörungen (Hypertriglyzeridämie)
• Hämodialyse
• Lebererkrankungen
• Nierenerkrankungen
• Schilddrüsenunterfunktion (Hypothyreose)

⬇ Verminderte Triglyzerid-Werte

Diagnosen mit verminderten Triglyzerid-Werten
• Erblicher Lipoproteinmangel (Lipoproteinämie)
• Hungerzustand
• Lebererkrankungen
• Schilddrüsenüberfunktion (Hyperthyreose)
• Verdauungsstörungen

Trijodthyronin (T3)

Trijodthyronin (T3) und ⇒ Thyroxin (T4) sind jodhaltige Hormone, die in der Schilddrüse gebildet, dort als ⇒ Thyroxin-bindendes Globulin (TBG) gespeichert und nach ⇒ TSH-Stimulation in die Blutbahn abgegeben werden. Zum Großteil liegt T3 im Blut an bestimmte Eiweiße gebunden vor, nur der geringe Anteil an freiem T3 (fT3) ist biologisch aktiv. T3 ist das an Zellrezeptoren wirksame Hormon.

Die T3-Laborwerte dienen der Beurteilung der Schilddrüsenfunktion und zur Kontrolle einer Therapie mit Schilddrüsenhormonen.

Laborprobe: Blutserum/-plasma

T3-Normalwerte	
Erwachsene: Gesamt T3 (T3)	0,78–1,82 µg/l (1,2–2,8 nmol/l)
Erwachsene: freies T3 (fT3)	2,5–4,4 ng/l (3,9–6,7 pmol/l)

⬆ Erhöhte T3-Werte

Kinder haben meist höhere Werte als Erwachsene.

Diagnosen mit erhöhten T3-Werten

- Isolierte T3-Hyperthyreose
- Schilddrüsenhormon-Überdosierung
- Schilddrüsenüberfunktion (Hyperthyreose)
- T3-Überschuss

⬇ Verminderte T3-Werte

Etwa ab dem 65. Lebensjahr vermindern sich die Werte im Blut deutlich.

Diagnosen mit verminderten T3-Werten

- Schwere chronische Erkrankungen (Niereninsuffizienz, Leberzirrhose, Tumorerkrankungen, Herzinsuffizienz, Lungenfunktionsstörung, Blutvergiftung, Magersucht)
- Schilddrüsenunterfunktion (Hypothyreose)
- Thyreostatika-Therapie
- Verminderte Stoffwechselleistung des Körpers

Tumormarker

Als Tumormarker werden von Tumoren produzierte Antigene, Hormone oder Enzyme bezeichnet, deren meist im Blut nachweisbare Konzentrationsänderungen die Beurteilung einer möglichen bösartigen Tumorerkrankung zulassen. Tumormarker-Bestimmungen sind vor allem bei bereits bekannter Tumorerkrankung, zur Therapiekontrolle, Tumornachsorge und Verlaufsbeurteilung bei Krebspatienten sinnvoll. Die gefundenen Konzentrationen sind deshalb schwierig zu interpretieren, da auch bei Menschen ohne Krebserkrankung erhöhte Werte gefunden werden und andererseits bei normalen Tumormarker-Werten eine Krebserkrankung nicht sicher ausgeschlossen werden kann.

Die Bestimmung von Tumormarkern im Labor ist keine Routineuntersuchung, sondern wird in der Regel bei Krankheitsverdacht oder bei Risikopersonen vom behandelnden Arzt veranlasst. Häufig werden bestimmte Kombinationen von Tumormarkern untersucht. Bei Krebspatienten, die ärztlich behandelt werden, misst man Tumormarker zur Kontrolle des Krankheitsverlaufs in der Regel mehrfach in zeitlichen Abständen (monatlich/viertel-/halbjährlich).

Tumormarker bei bestimmten Krebserkrankungen

Krebserkrankung	Tumormarker
• Bauchspeicheldrüsenkrebs	CA 19-9, CEA, TPA
• Brustkrebs	CA 15-3, CEA, MCA, TPA
• Dickdarm-Enddarmkrebs	CEA, TPA
• Eierstockkrebs	CA 19-9, CA 72-4, CA 125
• Gebärmutterkrebs/Chorionkarzinom	CEA, hCG, SCC, TPA
• Hals-Nasen-Ohren-Krebs	CEA, TPA
• Harnblasenkrebs	CYFRA 21-1, TPA
• Hodenkrebs	AFP, CEA, hCG, SCC, TPA
• Leberkrebs	AFP, CEA, TPA
• Lungenkrebs	CEA, CYFRA 21-1, NSE, SCC, TPA
• Magenkrebs	CA 19-9, CA 72-4, CEA
• Prostatakrebs	PSA, TPA
• Schilddrüsenkrebs	CEA, hCT, NSE, TBG, TPA
• Speiseröhrenkrebs	CEA, SCCA, TPA

Obere Grenzwerte von Tumormarkern	
Marker	**Grenzwert**
AFP	9 IU/ml
CA 15-3	25 U/ml
CA 19-9	37 U/ml
CA 72-4	4 U/ml
CA 125	35 U/ml
CEA	3 µg/ml
CYFRA 21-1	2 µg/ml
hCG	2 IU/ml
hCT	10/48 pg/ml
NSE	10 IU/ml
PSA	4 µg/ml
SCCA	5 µg/ml
TBG	1 ng/l

Urin-Teststreifen

Urin kann heute schnell und einfach mit Hilfe eines Teststreifens, der in den Urin getaucht wird, untersucht werden. Chemische Reaktionen (Farbveränderungen), die auf bestimmten Testfeldern des Teststreifens ablaufen, zeigen an, ob bestimmte Stoffe vorhanden sind oder nicht bzw. ob bestimmte Stoffe im Urin in abnorm veränderter Menge vorkommen.
Solche Teststreifen liefern Ergebnisse mit mäßiger bis guter Genauigkeit (71–92 Prozent richtige Ergebnisse). Ein erfahrener Arzt wird die Teststreifen fast mit gleicher Präzision ablesen können wie ein modernes Farbmessgerät (Spektrophotometer).
Die Nachweisgrenzen von Urin-Teststreifen sind so ausgelegt, dass möglichst viele gesunde Personen ausgeschlossen werden, wobei dann bei einem positiven Testergebnis berechtigter Verdacht auf eine Gesundheitsstörung oder Erkrankungen besteht. Dies gilt insbesondere für die pH-Wert-Teststreifenfelder sowie weiße und rote Blutkörperchen.
Laborprobe: Urin

- Der Teststreifen wird maximal eine Sekunde lang in den Urin eingetaucht und dann am Rand des Gefäßes abgestreift.
- Die Farbveränderungen auf den Testfeldern werden nach einer vorgeschriebenen Wartezeit (in der Regel 60 Sekunden) mit den Farbskalen auf der Packung verglichen.

Urin-Teststreifen negativ

- Negativ: das Testergebnis liegt für den jeweiligen Laborwert im Normbereich

Ein normales (negatives) Ergebnis der Teststreifen-Untersuchung des Urins bedeutet, dass die entsprechende Substanz nicht oder in einer Menge vorkommt, die die Nachweisgrenze des Teststreifens nicht überschreitet.

Urin-Teststreifen positiv

- Positiv: das Ergebnis des jeweiligen Laborwertes ist verändert (erhöht oder vermindert)

Urin-Teststreifen Laborwerte

Testfelder für folgende Laborwerte können auf einem Urin-Teststreifen vorhanden sein.

pH-Wert

Erythrozyten

Leukozyten

Albumin (Eiweiß)

Nitrit

Glukose

Ketonkörper

Bilirubin

Spezifisches Gewicht

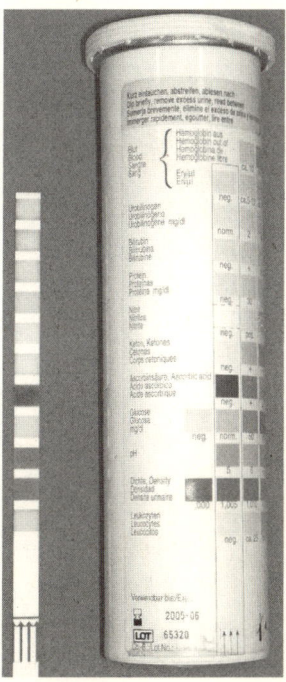

Urin-Test: Auf dem Teststreifen befinden sich Testfelder für verschiedene Laborwerte.

Vitamin A

Fettlösliches Vitamin A kommt in mehreren natürlichen Formen vor: als Retinol (Retinylester) in tierischen Nahrungsmitteln und als Provitamin A in pflanzlichen Nahrungsmitteln
(Carotine wie ⇒ Betacarotin), das im Körper in verwertbares
Vitamin A umgewandelt werden kann. Vitamin A ist für eine
ungestörte Funktion des Sehvorgangs (Lichtwahrnehmung),
für die Bildung neuer Erythrozyten, für den Eiweiß- und Knochenstoffwechsel, für Wachstum und den Aufbau der Haut
und der Schleimhäute sowie für Teilbereiche der Sexual- und
Immunfunktionen von großer Bedeutung.
Vitamin A kommt nur in tierischen Nahrungsmitteln vor (Leber,
Lachs, Eier, Milch), als Provitamin A in gelb-orangefarbenem
Gemüse und Obst. Kochen, Sauerstoff und Licht vermindern
den Vitamin A-Gehalt. Deshalb sollten Lebensmittel, die Vitamin A enthalten, immer ungeschält/verpackt, kühl und dunkel
aufbewahrt werden. Beim Kochen gehen 10 bis 30 Prozent
Vitamin A verloren. Tagesbedarf: 0,8 bis 1 Milligramm.
Laborprobe: Blutserum

Vitamin A-Normalwerte
Erwachsene < 100 µg/dl

⬆ Erhöhte Vitamin A-Werte

Vitamin A kann in größerer Menge gespeichert werden, weshalb es bei
übermäßiger Zufuhr zur Hypervitaminose kommt. Vergiftungen sind als
Folge einer übermäßigen nahrungsergänzenden Zufuhr möglich.
• Vor allem bei Kindern sollte eine Überdosierung vermieden werden, da
Schälreaktionen der Haut, Appetitlosigkeit, Gewichtsverlust, Blutungs-
neigung und Leberfunktionsstörungen auftreten können!
• Schwangere Frauen sollten auf eine zusätzliche Zufuhr und übermäßi-
gen Genuss Vitamin A-reicher Nahrungsmittel verzichten, um Risiken für
das ungeborene Kind (Fehlgeburt, Missbildungen) zu vermeiden.
Diagnosen mit erhöhten Vitamin A-Werten
• Übermäßiger Verzehr von tierischer Leber
• Hochdosierte Vitamin A-Einnahme

⬇ Verminderte Vitamin A-Werte

Ein Mangel kann sich durch Sehstörungen (Nachtblindheit), Hornhautdegeneration am Auge, Zahnwachstumsstörungen, Eintrocknung oder Verhornung der Schleimhäute und der Haut, Geschmacks- und Geruchsstörungen sowie Samenzellenreifestörungen äußern. Möglicherweise ist chronischer Vitamin A-Mangel ein Krebsrisikofaktor.

Diagnosen mit verminderten Vitamin A-Werten

- Alkoholismus
- Chronisch entzündliche Erkrankungen (Morbus Crohn, Colitis ulcerosa)
- Chronischer Durchfall
- Infektionskrankheiten
- Lebererkrankungen
- Mangelernährung und Fehlernährung
- Psychischer Stress
- Schwangerschaft
- Verdauungsstörung (Malabsorption)

Vitamin A in Nahrungsmitteln

Nahrungsmittel	Retinoläquivalent pro 100 Gramm
Rindsleber	7744 µg
Leberwurst	4220 µg
Hühnerleber	3980 µg
Süßkartoffel	0–1000 µg
Karottensaft	950 µg
Karotten (roh)	800–850 µg
Karotten (gekocht)	500–800 µg
Kürbis in Dosen	780 µg
Grünkohl (gekocht/gefroren)	730 µg
Butter	680 µg
Frühstücksflocken	300–500 µg
Spinat (roh)	470 µg
Markstammkohlblätter (gekocht)	400 µg
Eigelb	380 µg
Löwenzahnblätter (gekocht)	300 µg
Kürbis (gekocht)	250 µg

Vitamin B1 (Thiamin)

Wasserlösliches Vitamin B1 (Thiamin) kommt im menschlichen Körper in vier verschiedenen Formen vor, als freies Thiamin sowie in Form von drei Thiaminphosphatestern. Thiamin ist eines der wichtigsten Coenzyme. Da Vitamin B1 nur in geringem Umfang gespeichert wird, muss es mit der Nahrung zugeführt werden. Getreide und Getreideprodukte decken fast die Hälfte des täglichen Bedarfs ab. Das Vitamin reguliert vor allem den Glukosestoffwechsel. Je mehr Kohlenhydrate konsumiert werden, desto größer ist der Bedarf. Thiamin ist Funktionsbestandteil von etwa 24 Enzymen sowie für die gesunde Nervenfunktion von Bedeutung.

Vitamin B1 kommt fast allen tierischen (Schweinefleisch, Innereien, Fisch) und pflanzlichen Nahrungsmitteln vor (Vollkornprodukte, Hefe, Hülsenfrüchte, Kartoffeln). Thiamin ist hitzeempfindlich und wird durch Kochen zerstört. Der Tagesbedarf wird mit 1 Milligramm für Frauen und 1,2 Milligramm für Männer angegeben.

Laborprobe: Vollblut

Vitamin B1-Normalwerte

Erwachsene 2,5–7,5 µg/dl (74–222 nmol/l)

⬆ Erhöhte Vitamin B1-Werte

Überdosierungen, meist durch Vitamin B1-Nahrungsergänzung (z. B. Multivitaminpräparate), können zu erhöhten Blutwerten führen.

Diagnosen mit erhöhten Vitamin B1-Werten

- Allergische Hautreaktionen
- Herzrasen
- Kopfschmerzen
- Magenbeschwerden

⬇ Verminderte Vitamin B1-Werte

Bei länger bestehenden leichten (subklinischen) Mangelzuständen können folgende Beschwerden auftreten: Appetitmangel, Reizbarkeit,

Müdigkeit, Schlaf- und Verdauungsstörungen. Liegt ein schwerer Mangel vor, können Herz-Kreislauf-Störungen, Nervenentzündung, Muskelschwäche, -schmerzen, Krämpfe und zentralnervöse Störungen (Wernicke-Enzephalopathie, Korsakow-Syndrom) auftreten. Schwere Alkoholiker sind die Hauptrisikogruppe für Hirnleistungsstörungen auf Grund eines Vitamin B1-Mangels.

Diagnosen mit verminderten Vitamin B1-Werten

- Alkoholismus
- Arzneimittel (Antazida, Neuroleptika, Antiepileptika, Antibabypille)
- Beriberi-Krankheit
- Mangelernährung und Fehlernährung
- Schwangerschaft
- Stillzeit
- Verdauungsstörungen (Malabsorption)

Thiamin in Nahrungsmitteln

Nahrungsmittel	Thiamin pro 100 Gramm
Weizenkeimen	2,01 mg
Sonnenblumenkerne (frisch)	1,9 mg
Backhefe (gepresst)	1,0 mg
Sojabohnen (frisch), Sesam (geröstet), Kamut	0,4 mg
Vollkorngetreide (Weizen, Gerste, Mais, Reis; nicht erhitzt)	0,35–0,46 mg
Erbsen (grün, frisch), Teff, Macadamianüsse (frisch)	0,3 mg
Löwenzahn (frisch)	0,19 mg
Geflügel (gegart)	0,11 mg

Vitamin B2 (Riboflavin)

Wasserlösliches Vitamin B2 besteht aus freiem Riboflavin und zwei weiteren Riboflavin-Verbindungen. Riboflavin ist in allen pflanzlichen und tierischen Organismen enthalten. Vitamin B2 ist als Coenzym an vielen wichtigen biologischen Prozessen beteiligt, vor allem am Glukose-, Aminosäure-, Fettsäure- und Purinstoffwechsel, am Energie- und Hormonstoffwechsel.

Vitamin B2 kommt insbesondere in Milch, Milchprodukten, Hefe, Fleisch, Fisch, Eiern, Gemüse und Vollkornprodukten vor. Riboflavin wird als gelber Lebensmittelfarbstoff benutzt (E101). Der Tagesbedarf wird mit 1,5 bis 1,7 Milligramm angegeben. Neurologen empfehlen 100 Milligramm Riboflavin pro Tag zur Vorbeugung gegen Migräne.

Laborprobe: Blutserum

Vitamin B2-Normalwerte
Erwachsene 1–19 µg/l

⬆ Erhöhte Vitamin B2-Werte

Erhöhte Blutwerte sind unbedenklich.

⬇ Verminderte Vitamin B2-Werte

Bei leichtem Mangel kommt es zu Müdigkeit und Antriebsschwäche. Längerer Vitamin B2-Entzug verursacht Entzündungen der Mund- und Nasenschleimhäute, Veränderungen im Verdauungstrakt, Hautbeschwerden (Mundwinkeleinrisse, Entzündungen, Juckreiz) und Veränderungen am Auge (Linsentrübung, Keratitis, Starerkrankungen).
Bei älteren Menschen und jungen Frauen besteht häufiger ein erhöhter Bedarf.

Diagnosen mit verminderten Vitamin B2-Werten

- Alkoholismus
- Arzneimittel (Antibabypille, Borsäure, Chlorpromazin)
- Diabetes mellitus
- Mangelernährung und Fehlernährung
- Schilddrüsenerkrankungen
- Schwangerschaft
- Stillzeit
- Verdauungsstörung (Malabsorption)

Vitamin B2 in Nahrungsmitteln

Rinderleber, Hefe, Sardine, Parmesankäse, Mandeln, Weiße Schokolade, Champignons (frisch), Camembert

Vitamin B6 (Pyridoxin)

Wasserlösliche B6-Vitamine (Pyridoxin) umfassen sechs verschiedene Verbindungen und kommen in fast allen tierischen und pflanzlichen Nahrungsmitteln vor. Die aktive Form der B6-Vitamine ist Pyridoxalphosphat. Vitamin B6 ist als Coenzym an zahlreichen Stoffwechselprozessen beteiligt, vor allem am Aminosäurestoffwechsel. Darüber hinaus spielt dieses Vitamin auch für die biologische Produktion natürlicher Farbstoffe (Porphyrine, Chlorophyll) und ⇒ Vitamin B12 (Cobalamin) sowie von Neurotransmittern eine wichtige Rolle. Vitamin B6 kommt insbesondere in Leber, Hefe, Fleisch, Gemüse, Vollkornprodukten und Hülsenfrüchten vor. Der Tagesbedarf wird mit 1,6 bis 1,8 Milligramm angegeben.
Laborprobe: Blutplasma

Vitamin B6-Normalwert	
Gesamt-Vitamin B6	> 40 nmol/l

⬆ Erhöhte Vitamin B6-Werte

Überdosierungen durch Nahrungsergänzung (z. B. Multivitaminpräparate) können zu erhöhten Blutwerten führen.

Diagnosen mit erhöhten Vitamin B6-Werten

• Neurologische Symptome (Missempfindungen, Gangstörungen u. a.)

⬇ Verminderte Vitamin B6-Werte

Bei Mangelzuständen kann es zu entzündlichen Hauterkrankungen (seborrhoische Dermatitis) im Nasen-Augen-Mundbereich, zu Hauterosionen der Mundschleimhaut, nervösen Störungen (Empfindungsstörungen), zu Säuglingskrämpfen und gelegentlich zu einer erhöhten Anfälligkeit für Nierensteine kommen.

Diagnosen mit verminderten Vitamin B6-Werten

• Abführmittelmissbrauch
• Alkoholismus
• Arzneimittel (Antibabypille, Isoniacid, D-Penicillamin)
• Cystathionurie
• Homocystinurie

- Hyperoxalurie Typ 1
- Mangelernährung und Fehlernährung
- Morbus Crohn
- Schwangerschaft

Vitamin B6 in Nahrungsmitteln

Nahrungsmittel	Vitamin B6 pro 100 Gramm
Lachs	1,0 mg
Sardinen	0,96 mg
Walnüsse	0,87 mg
Linsen	0,58 mg
Avocado	0,53 mg
Huhn	0,5 mg
Thunfisch	0,46 mg
Hering	0,45 mg
Weiße Bohnen	0,41 mg
Rosenkohl	0,34 mg

Vitamin B12 (Cobalamin)

Wasserlösliches Vitamin B12 (Cobalamin) kann im Körper in der Leber gespeichert werden. 1 bis 3 Milligramm gespeichertes Vitamin B12 können die Vitamin B12-Versorgung eines Erwachsenen mehrere Jahre lang sicher stellen und gelegentliche Mangelzustände ausgleichen: Gesunde Erwachsene speichern in der Leber 2000–5000 Mikrogramm Vitamin B12. Bei Kindern und Säuglingen kann es leichter zum Vitamin B12-Defizit kommen. Verschiedene natürliche und synthetische Cobalamine werden vom menschlichen Organismus problemlos verwertet. Vitamin B12 ist am Aufbau der ⇒ Erythrozyten beteiligt und beeinflusst den Eiweißstoffwechsel. Vitamin B12 ist auch am ⇒ Homocystein-Stoffwechsel beteiligt.
Vitamin B12 kommt fast nur in tierischen Nahrungsmitteln (Fleisch, Leber, Fisch, Milch, Milchprodukte) vor. Der Tagesbedarf wird mit 3 Mikrogramm angegeben, in der Schwangerschaft 3,5 bis 4 Mikrogramm.

Laborprobe: Blutserum/-plasma

Vitamin B12-Normalwerte

Erwachsene	211–911 ng/l (156–672 pmol/l)

⬆ Erhöhte Vitamin B12-Werte

Erhöhte Blutwerte sind unbedenklich.

⬇ Verminderte Vitamin B12-Werte

Ein Mangel kommt bei Erwachsenen, die sich mit vollwertiger gemischter Kost ernähren, nur selten vor.

● Da bei rein vegetarischer Ernährung kein Vitamin B12 zugeführt wird, müssen Vegetarier mit einem Mangelrisiko rechnen.

● Durch B12-Mangel kommt es vor allem zu Störungen der Blutbildung und des Nervensystems: perniziöse Anämie sowie Missempfindungen (Sensibilitätsstörungen) und periphere Lähmungserscheinungen. Darüber hinaus treten allgemeine Beschwerden wie Schwächegefühl, Müdigkeit, Gewichtsverlust, Zittern, Geschmacks-, Geruchs- und Gedächtnisstörungen auf.

Diagnosen mit verminderten Vitamin B12-Werten

● Colitis ulcerosa, Morbus Crohn

● Empfindungsstörungen (sensorische Neuropathie)

● Erbliche Stoffwechselerkrankungen

● Magenkrebs

● Mangelernährung und Fehlernährung

● Perniziöse Anämie

Labor-Biomarker für Vitamin B12-Mangel

● Holotranscobalamin (Holo-TC; Normalwert: 35–171 pmol/l)

● ⇒ Homocystein

● Methylmalonsäure (MMA; Normalwert: 73–271 pmol/l)

● Vitamin B12-Blutspiegel

Vitamin B12 in Nahrungsmitteln

Rinderleber, Makrele, Hering, Miesmuscheln, Forelle, Rotbarsch, Rindfleisch, Putenkeule, Camembert

Vitamin C (Ascorbinsäure)

Der menschliche Organismus kann wasserlösliches Vitamin C (Ascorbinsäure) im Gegensatz zu den meisten Tierarten nicht selbst herstellen. Vitamin C wird vom Körper für die störungsfreie Funktion zahlreicher lebenswichtiger, biochemischer und physiologischer Vorgänge benötigt. Unter anderem fördert Vitamin C die Aufnahme von ⇒ Eisen aus der Nahrung, es stabilisiert das Bindegewebe (Biosynthese von Kollagen), stärkt das Immunsystem, beeinflusst die Produktion von Hormonen und Signalstoffen des Nervensystems günstig und wirkt entgiftend. Darüber hinaus ist Vitamin C auch gegen schädliche Sauerstoffradikale (antioxidativ) wirksam. Als Radikalenfänger kann Vitamin C gefährliche Nitrosamine, die sich im Magensaft bilden, sowie Schwermetalle, lebertoxische Stoffe und Bakteriengifte unschädlich machen. Es wirkt auch krebsschützend.

Vitamin C schützt vor Eiweißverzuckerung in den Blutgefäßen (Glykierung bei Diabetes mellitus), übermäßiger Blutfettbildung und neutralisiert Umweltgifte und Schadstoffe in Lebensmitteln. Es findet sich überwiegend in frischem Obst und Gemüse in größerer Menge. Da es durch Hitze zerstört wird, ist bei Lebensmitteln, die durch Wärmeanwendung haltbar gemacht oder ungekühlt gelagert wurden, mit Vitaminverlust zu rechnen. Der Tagesbedarf von gesunden Erwachsenen wird mit 100 mg angegeben. Wer täglich ausreichend Vitamin C zuführt, schützt sich wirksam vor Gesundheitsrisiken.

Laborprobe: Blutserum (EDTA)

Vitamin C-Normalwerte
Erwachsene ≥ 0,9 mg/dl (≥ 50 µmol/l)

↑ Erhöhte Vitamin C-Werte

Bei anhaltend hochdosierter Zufuhr kann das Risiko für die Bildung von Oxalatsteinen in den ableitenden Harnwegen erhöht sein.

⬇ Verminderte Vitamin C-Werte

Die Frühbeschwerden von Vitamin C-Mangel umfassen Müdigkeit, Leistungsschwäche, Appetitlosigkeit, Wundheilungsstörungen, Neigung zu Infektionen, Abwehrschwäche und eine Eisenaufnahmestörung. Ein länger bestehender Mangel führte bei Seefahrern früherer Jahrhunderte auf Grund von fehlendem frischem Obst und Gemüse häufig zur gefürchteten Skorbut-Erkrankung mit Zahnfleischschwund, Zahnausfall und schweren Blutungen im ganzen Körper.

Diagnosen mit verminderten Vitamin C-Werten

- Alkoholismus
- Arzneimittel (Acetylsalicylsäure, Diuretika, Antibiotika, Kortison, Östrogene)
- Hämodialyse
- Lebererkrankungen
- Mangelernährung
- Nikotinmissbrauch
- Rheumatische Erkrankungen
- Schwangerschaft
- Stillzeit
- Tumorerkrankungen
- Verdauungsstörungen (Malabsorption)

Vitamin C in Nahrungsmitteln

Acerolakirsche, Ananas, Apfel, Avocado, Banane, Blumenkohl, Brokkoli, Brombeere, Camu-Camu, Clementine, Cranberry, Erdbeere, Fenchel, Grapefruit, Grünkohl, Guave, Hagebutte, Heidelbeere, Himbeere, Kartoffel, Kirsche, Kiwi, Kohlrabi, Kresse, Lauch, Mandarine, Mango, Mangold, Meerrettich, Orange, Papaya, Paprika, Passionsfrucht, Petersilie, Pfirsich, Radieschen, Rettich, Rosenkohl, rote Johannisbeere, Sanddornbeere, schwarze Johannisbeere, Spinat, Stachelbeere, Tomate, Weisskohl, Wirsing, Zitrone, Zuckermelone

Vitamin D

Vitamin D gehört zu den fettlöslichen Vitaminen. Tatsächlich kennzeichnet der Begriff »Vitamin D« eine Gruppe verwandter Verbindungen. Sie haben verschiedenen Ursprung und sind im eigentlichen Sinn keine Vitamine, da die Haut bei ultravioletter

Bestrahlung Vitamin D3 aus einem Steroid (7-Dehydrocholes-
terin, Provitamin D) herstellen kann, das im Körper aus dem
Fettstoff Cholesterin erzeugt wird. 95 Prozent des Bedarfs
werden durch die Vitamin D-Produktion in der Haut unter dem
Einfluss von UV-B-Licht der Sonne gedeckt, der Rest kommt
von wenigen Nahrungsmitteln.

Die D-Vitamine unterscheiden sich nur aufgrund der Seitenket-
ten. Den verschiedenen D- Formen gemeinsam ist das vom
Cholesterin abgeleitete Secosteroidgerüst:

• Vitamin D2 (Ergocalciferol) entsteht aus Ergosterin in Pflanzen und Pilzen.

• Vitamin D3 (Cholecalciferol) entsteht aus 7-Dehydrocholes-
terol in höheren Tieren.

Vitamin D erfüllt die Bedingungen, die für ein Hormon gelten:
Es wird im Körper gebildet und wirkt als Botenstoff, der in
vielen Körpergeweben und Organen Funktionen steuert. Um
gesund zu bleiben, muss sich ausreichend Vitamin D im Blut
befinden. In Deutschland und weltweit herrscht Unterversorgung mit Vitamin D. Als Tagesbedarf werden mindestens 800
IE (Internationale Einheiten) Vitamin D3 pro Tag angegeben.

Unter Sonnlichteinfluss entsteht aus der Vitaminvorstufe
Dehydrocholesterol (7-DHC) Prävitamin D3, das zeit- und tem-
peraturabhängig in Vitamin D3 (Cholecalciferol) umgewandelt
wird. Das ist die »Speicherform« von Vitamin D. Aus Cholecalciferol wird die Hormonvorstufe (Prähormon) Calcidiol (25(OH)
D) in der Leber gebildet. Im Blut zirkulierendes Calcidiol wird
anschließend nach Bedarf in den Nieren und zahlreichen
Organen/Körpergeweben in das aktive D-Hormon Calcitriol
(1,25(OH)D) umgewandelt.

Ein ausreichend hoher Vitamin D-Spiegel im Blut ist sehr wichtig für die Gesundheit und das Wohlbefinden: Vitamin D ist am
Knochenstoffwechsel beteiligt, wirkt gen- und immunaktivie-
rend.

Vitamin D3 (Cholecalciferol) benutzt man zur Supplementierung (Tropfen/Tabletten) oder zur Anreicherung von Nahrungs-

mitteln, um Mangel vorzubeugen oder zu behandeln. Calcidiol (25(OH)D) eignet sich als Medikament zur Behandlung von Knochenerkrankungen (Osteopathie, Osteomalazie). In seltenen Fällen wird auch Calcitriol (1,25(OH)D) als Medikament verordnet. Jeder Mensch sollte wenigstens einmal im Leben seinen Vitamin D-Status bestimmen lassen. Im Labor wird dazu der Wert von 25(OH)D im Blutserum gemessen.

Da der Vitamin D-Status eine individuelle Gesundheitsleistung ist, müssen Sie die Kosten selbst tragen. Die Laborwertanalyse kostet um die € 30. Mit Blutabnahme und Beratung summiert sich das Ganze auf ca. € 50. Achten Sie darauf, dass Sie nur den 25(OH)D-Wert (Calcidiol) und nicht den 1,25(OH)D-Wert (Calcitriol) bestimmen lassen. Der Calcitriol-Wert ist für die Beurteilung des Vitamin D-Status unnötig und teuer (> 50 €).

Gesundheitsvorteile durch Vitamin D

Knochengesundheit	• Vorbeugung von Osteopenie, Osteoporose, Osteomalazie, Rachitis und Knochenbrüchen
Zellschutz	• Vorbeugung gegen bestimmte Krebsarten wie Prostata-, Brust-, Darm-, Eierstock-, Bauchspeicheldrüsenkrebs u. a.
	• Vorbeugung von Infektionen, Erkältung, Asthma und Heuschnupfen
Organgesundheit	• Vorbeugung von Herzerkrankungen und Schlaganfall
	• Vorbeugung von Typ-2-Diabetes und entzündlichen Erkrankunungen
Muskelfitness	• Verbesserung der Muskelkraft
Immunstärke	• Vorbeugung von Autoimmunerkrankungen wie Multiple Sklerose, Typ-1-Diabetes, Morbus Crohn, rheumatoide Arthritis u. a.
Nervenschutz	• Vorbeugung von Depression, Schizophrenie, Autismus, Alzheimer u. a.

Wohlbefinden	• Vorbeugung von Winterdepression, Beschwerden bei prämenstruellem Syndrom, Schlafstörungen
	• Verbesserung des Wohlbefindens und der Lebensqualität

Laborprobe: Blutserum

Vitamin D-Status

25(OH)D (Calcidiol)	
regelrechte Versorgung	30–100 ng/ml (80–250 nmol/l)
optimale Versorgung	40–60 ng/ml (100–150 nmol/l)
relativer Mangel	21–29 ng/ml (52–72 nmol/l)
absoluter Mangel	< 20 ng/ml (< 50 nmol/l)
übermäßige Versorgung	100–150 ng/ml (250–325 nmol/l)
Überdosis	> 150 ng/ml (> 325 nmol/l)

⬆ Erhöhte 25(OH)D-Werte

Erhöhte Werte sind eine Seltenheit. In der Regel liegt Vitamin D-Mangel vor. Vitamin D3-Überdosierung kommt extrem selten vor, meist auf Grund von Missverständnissen seitens des Anwenders oder durch falsch etikettierte Produkte. Vitamin D3 (Cholecalciferol) ist eine äußerst gut verträgliche Substanz, die sich sogar bei extremer Überdosierung kaum nachteilig bemerkbar macht.

⬇ Verminderte 25(OH)D-Werte

Ein deutlicher Mangel führt vor allem am Knochenskelett und am Nervensystem zu Beschwerden: Bei Säuglingen und Kindern kommt es zu Rachitis mit Skelettverformung und bei Erwachsenen ebenfalls zu Skelettverformungen (Osteomalazie) sowie zu einer Neigung zu Knochenbrüchen. Kalziummangel-Symptome sind Verkrampfungsneigung und Herzrhyth-musstörungen.

Bei schlechtem Vitamin D-Status sowie zur Vorbeugung eines Mangels, der Osteoporose begünstigt, zur Immunstärkung und Krebsprävention ist die Supplementierung (Tabletten/Tropfen) mit Vitamin D3 empfehlenswert: je nach Bedarf 800 bis 3000 IE (Internationale Einheiten) pro Tag.

Diagnosen mit verminderten 25(OH)D-Werten

- Abgeschlagenheit, Energielosigkeit, Erschöpfung, chronische Müdigkeit, Burnout
- Allergien, Sonnenallergie
- Appetitlosigkeit
- Asthma, Infektanfälligkeit
- Aufmerksamkeitsdefizit/Hyperaktivität (ADHD)
- Depression
- Durchblutungsstörungen (Raynaud-Syndrom)
- Herzmuskelschwäche
- Konzentrationsstörungen
- Mattigkeit, Kraftlosigkeit, Schwäche
- Migräne
- Morbus Crohn, Colitis ulcerosa
- Multiple Sklerose, Nervenschmerzen
- Osteoporose, Osteomalazie, Rachitis
- Schlafstörungen
- Schmerzsyndrome (Fibromyalgie), Rücken-, Nacken- und Beinschmerzen
- Schwindel, Drehschwindel (Morbius Menière), Tinnitus
- Wadenkrämpfe und Muskelzuckungen

Vitamin D in Nahrungsmitteln

Nahrungsmittel	Vitamin D-Gehalt (IE = Internationale Einheit)
Lachs – Wildlachs frisch gefangen	600–1000 IE Vitamin D3 pro 100 g
Lachs – Zuchtlachs, frisch	100–250 IE Vitamin D3 pro 100 g
Lachs – konserviert	300–600 IE Vitamin D3 pro 100 g
Sardinen – konserviert	300 IE Vitamin D3 pro 100 g
Makrele – konserviert	250 IE Vitamin D3 pro 100 g
Thunfisch – konserviert	236 IE Vitamin D3 pro 100 g
Lebertran	400–1000 IE Vitamin D3 pro 100 g
Shiitake-Pilze, sonnengetrocknet	1.600 IE Vitamin D2 pro 100 g
Avocado	140–200 IE Vitamin D2 pro 100 g
Shiitake-Pilze, frisch	100 IE Vitamin D2 pro 100 g
Hühnerei (Eigelb)	116 IE Vitamin D3 oder D2 pro 100 g

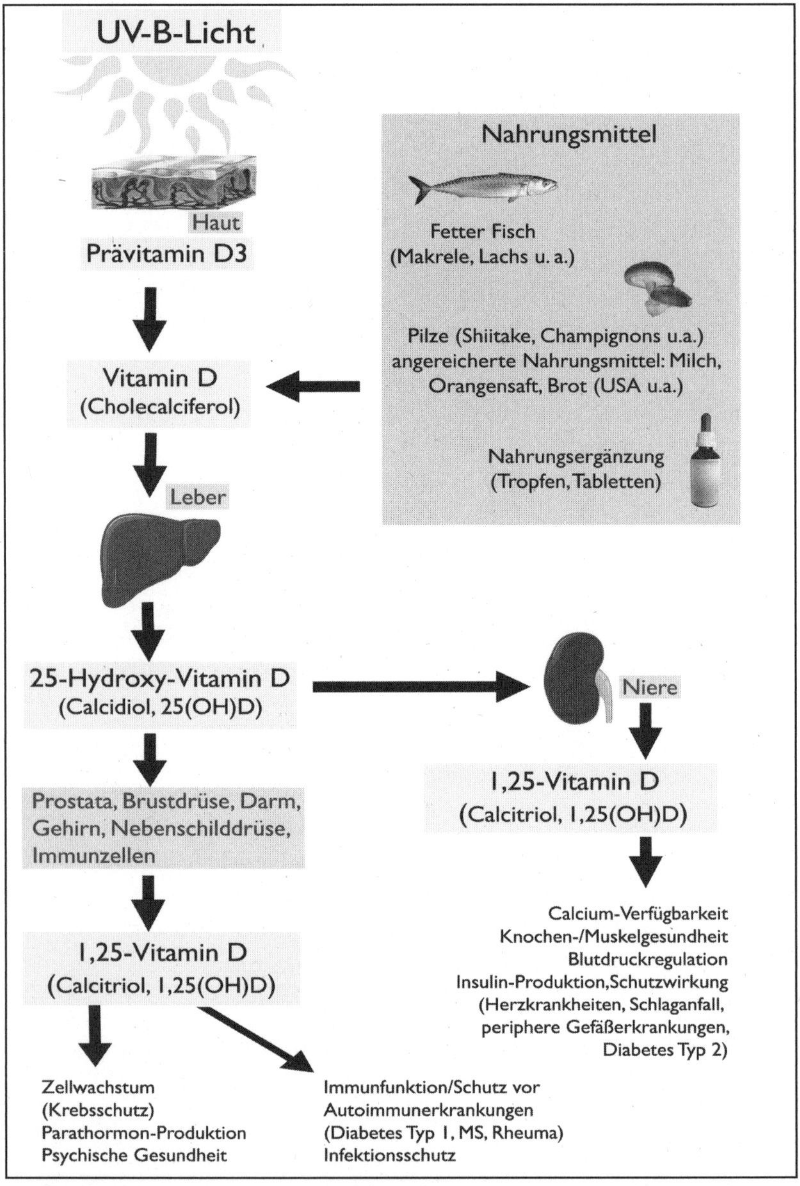

UV-B-Licht

Haut
Prävitamin D3

Nahrungsmittel

Fetter Fisch
(Makrele, Lachs u. a.)

Pilze (Shiitake, Champignons u.a.)
angereicherte Nahrungsmittel: Milch,
Orangensaft, Brot (USA u.a.)

Vitamin D
(Cholecalciferol)

Nahrungsergänzung
(Tropfen, Tabletten)

Leber

25-Hydroxy-Vitamin D
(Calcidiol, 25(OH)D)

Niere

Prostata, Brustdrüse, Darm,
Gehirn, Nebenschilddrüse,
Immunzellen

1,25-Vitamin D
(Calcitriol, 1,25(OH)D)

Calcium-Verfügbarkeit
Knochen-/Muskelgesundheit
Blutdruckregulation
Insulin-Produktion, Schutzwirkung
(Herzkrankheiten, Schlaganfall,
periphere Gefäßerkrankungen,
Diabetes Typ 2)

1,25-Vitamin D
(Calcitriol, 1,25(OH)D)

Zellwachstum
(Krebsschutz)
Parathormon-Produktion
Psychische Gesundheit

Immunfunktion/Schutz vor
Autoimmunerkrankungen
(Diabetes Typ 1, MS, Rheuma)
Infektionsschutz

*Das durch UV-B-Licht in Haut produzierte oder von Nahrungsmitteln kommende
Vitamin D wird in der Leber zu 25-Hydroxy-Vitamin D (25(OH)D) verstoffwechselt, das
dann im Blut zu den Nieren transportiert und dort in hormonaktives 1,25-Hydroxy-Vi-
tamin D (1,25(OH)D) umgewandelt wird. Verschiedene Organgewebe besitzen Zellen
mit Vitamin D-Rezeptoren und können selbst aktives Vitamin D (1,25(OH)D) bilden.*

Vitamin D – Labortest zu Hause

Vitamin D-Mangel ist weit verbreitet. Wenn Sie an unklaren Befindlichkeitsstörungen leiden, aber ansonsten gesund sind, ist der 25(OH)D-Test empfehlenswert. Sie wissen dann, wie gut Ihre Versorgung ist. Sollte sich eine Unterversorgung ergeben, können Sie durch D3-Supplementierung (Tabletten/Tropfen) Ihr Wohlbefinden verbessern.

Laborprobe: Kapillarblut, Venenblut

Laborwert: 25(OH)D (Calcidiol)

Anwendung: Da der medizinische Laie in der Regel kein Blut aus der Vene abnehmen kann, wird die Fingerbeere (wie bei Diabetikern) zur Gewinnung einer Blutprobe benutzt. Man sticht dort mit einer Schnapplanzette ein. Im Testset finden Sie eine Anleitung, zwei Lanzetten zur Blutabnahme am Finger mit Trocken-/Alkoholtupfer, ein Probenröhrchen, einen Probenbegleitschein mit Barcodeaufklebern und eine Versandtasche (Porto bezahlt). Wenn Sie wissen, wann Sie Ihren Test machen wollen, nehmen Sie sich als erstes den Begleitschein vor, wo Sie Ihre persönlichen Daten eintragen. Wenn Sie erfolgreich Ihr Blut abgenommen haben, lösen Sie einen Barcodeaufkleber vom Probenbegleitschein und kleben Sie diesen auf das Probenröhrchen mit Ihrer Blutprobe. Die Blutprobe wird in das Plastikröhrchen geschoben. Dann geben Sie das Versandröhrchen mit der Blutprobe und den Probenbegleitschein in die Versandtasche. Sie bekommen Ihren 25(OH)D-Wert umgehend per Post zugeschickt. Via Internet können Sie Ihren Befund abfragen und downloaden.

Kosten: Vitamin D-Bluttests für zu Hause kosten etwa 30 € (bei www.medivere.de, www.cerascreen.de).

Vitamin E (Tocopherol)

Fettlösliches Vitamin E, das natürlich vorkommende D-Tocopherol, neutralisiert ähnlich wie Vitamin C als starkes Antioxidans die Wirkung von Sauerstoffradikalen. Darüber hinaus beeinflusst Vitamin E auch den Fettstoffwechsel günstig. Es kann Arteriosklerose, Herz-Kreislauf- und Krebserkrankungen vorbeugen und vor degenerativen Prozessen im Alter schützen. Viele Frauen setzen bei prämenstruellen Beschwerden sowie bei den gefürchteten Hitzewallungen während der Wechseljahre erfolgreich Vitamin E ein. Auch Patienten mit Neurodermitis können von einer Supplementierung profitieren.

Vitamin E ist in allen naturbelassenen Pflanzenölen wie Maiskeim-, Distel-, Oliven-, Weizenkeim-, Soja-, Leinsamen-, Erdnuss- und Sonnenblumenöl enthalten, auch in Pflanzenmargarine, Mandeln, Haselnüssen und Oliven. Vitamin E ist relativ stabil gegen Hitze. Je niedriger die Temperatur und je kürzer die Erhitzung, desto mehr Vitamin E bleibt erhalten. Der Tagesbedarf wird mit 20 bis 35 Milligramm pro Tag angegeben (Minimum: 4 Milligramm pro Tag).

Laborprobe: Blutplasma

Vitamin E-Normalwerte

Erwachsene 5,1–17,8 mg/l (12,0–42,0 µmol/l; Empfehlung: > 30 µmol/l)

⬆ Erhöhte Vitamin E-Werte

Erhöhte Blutwerte sind unbedenklich.

⬇ Verminderte Vitamin E-Werte

Ein länger bestehender Mangel kann zu nervös bedingten Muskelfunktions- (Muskelschwäche), Blutbildungsstörungen führen. Mangelsymptome sind trockene, faltige Haut, Konzentrationsstörungen, Leistungsschwäche, Müdigkeit, und Reizbarkeit, schlecht heilende Wunden. Vitamin E-Mangel begünstigt Arteriosklerose

Diagnosen mit verminderten Vitamin-E-Werten

- Fettverdauungsstörung
- Lebererkrankungen
- Mangelernährung und Fehlernährung
- Mukoviszidose
- Verdauungsstörungen (Malabsorption)

Vitamin E in Nahrungsmitteln	
Nahrungsmittel	**Vitamin E pro 100 Gramm**
Weizenkeimöl	175 mg
Sonnenblumenöl	62 mg
Maiskeimöl	34 mg
Haselnuss	26 mg
Mandeln	26 mg
Weizenkeime	25 mg
Pflanzenmargarine	16 mg
Olivenöl	12 mg

Vitamin K

Vitamin K ist die Gruppenbezeichnung für drei fettlösliche
Substanzen: Vitamin K1 (Phyllochinon), Vitamin K2 (Me-
nachinon) und Vitamin K3 (Menadion). Fettlösliches Vitamin K
gilt nicht als echtes Vitamin, da es im Körper auch von Darm-
bakterien produziert wird.

Vitamin K wird für zahlreiche lebenswichtige Vorgänge ge-
braucht. Damit blutende Wunden nach kurzer Zeit durch die
Blutgerinnung gestoppt werden können, benötigen wir Vitamin
K. Auch für die Knochenbildung und die »Reparatur« von Kno-
chenschäden ist Vitamin K von großer Bedeutung. Darüber
hinaus ist Vitamin K am Zuckerstoffwechsel vor allem in der
Leber beteiligt, verbessert die Abwehrfunktionen und hilft
Krebserkrankungen vorzubeugen.

Vitamin K kommt überwiegend in pflanzlichen Nahrungsmitteln
(grünes Gemüse, Kohl, Sauerkraut, auch in Obst, Gemüse,
Milch und Fleisch) vor. Der Tagesbedarf für Erwachsene wird
mit 60 bis 80 Mikrogramm angegeben.

Laborprobe: Blutplasma

Vitamin K-Normalwerte
Erwachsene 0,3–1 ng/ml

⬆ Erhöhte Vitamin K-Werte

Vitamin K ist auch in hoher Dosierung ungiftig. Erhöhte Werte kommen nicht vor (Ausnahme: Supplementierung bei Neugeborenen).

⬇ Verminderte Vitamin K-Werte

Mangelerscheinungen sind unter normalen Ernährungsbedingungen bei Erwachsenen selten.

- Bei Neugeborenen und Säuglingen kann ein Mangel häufiger vorkommen, vor allem bei ausschließlicher Ernährung mit Muttermilch.
- Ein schweres Versorgungsdefizit kann zu Blutgerinnungsstörungen und einer erhöhten Blutungsneigung (Nasenbluten, Regelblutung, Blutergüsse) führen.

Diagnosen mit verminderten Vitamin K-Werten

- Arzneimittel (Antibiotika, Antikonvulsiva)
- Ausschließliche Ernährung von Säuglingen mit Muttermilch
- Bauchspeicheldrüsenerkrankung (Fettverdauungsstörung)
- Leber-Galle-Erkrankungen
- Mangelernährung und Fehlernährung
- Therapie mit »Blutverdünnern« (Cumarine)
- Verdauungsstörung (Malabsorption)

Vitamin K in Nahrungsmitteln

Nahrungsmittel	Vitamin K pro 100 Gramm
Sauerkraut	1,4 mg
Rosenkohl	0,5 mg
Blumenkohl, Grünkohl	0,3 mg
Geflügel	0,3 mg
Rotkohl, Chikoree	0,2 mg
Brokkoli	0,12 mg
Spargel	0,045 mg

Wachstumshormon (Somatropin, hGH)

Humanes Wachstumshormon (hGH = engl. *growth hormone,* Somatropin) kontrolliert die Entwicklung der Knochen und die Produktion von Eiweiß, einem Grundbaustoff des menschlichen Organismus, und wird im Hypophysenvorderlappen gebil-

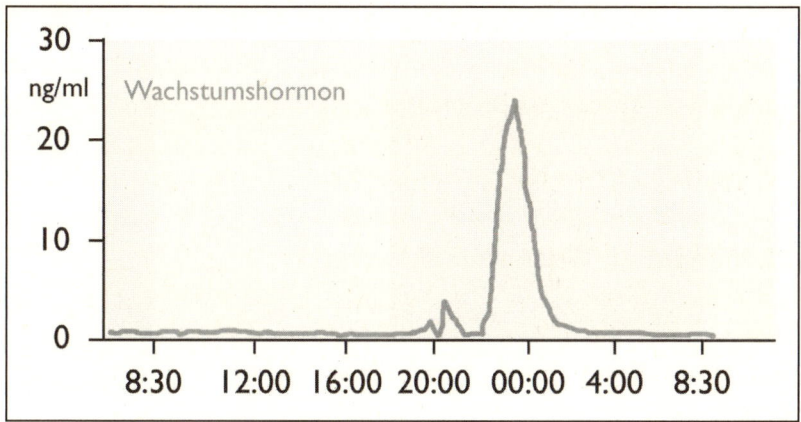

Die Ausschüttung von Wachstumshormon steigt nachts, insbesondere während der Tiefschlafphase, stark an und wirkt regenerierend.

det. Es wird in der Kindheit und Jugend zusammen mit den Sexualhormonen verstärkt freigesetzt.

Wird ein Mangel nicht behandelt, führt dies zu Wachstumsstörungen und Minder- bzw. Zwergwuchs. Somatropin steuert den Lipid- und Glukosestoffwechsel und ist ein Gegenspieler von ⇒ Insulin.

Somatropin wirkt auch auf die Nieren, indem es Verluste von ⇒ Kalzium mit der Urinausscheidung verhindert und ⇒ Phosphat im Körper zurückhält.

Rekombinant produziertes Somatropin (rhGH) wird als Medikament zu Behandlung von Hormonmangel eingesetzt.

Somatropin-Normalwerte ...

... im Blutserum/-plasma werden nicht angegeben, da es einen Tagesrhythmus und einen Lebensrhythmus für die Ausschüttung von Wachstumshormon gibt. Meist werden mehrere Blutwerte in einem Tagesprofil zusammengefasst. Zur Diagnostik benutzt man den Somatropin-Suppressionstest.

⬆ Überproduktion von Wachstumshormon

Überproduktion ist ein Kennzeichen von hormonaktiven Hypophysentumoren. Wenn Hände, Füße und Unterkiefer übermäßig zu wachsen beginnen und weitere Begleitsymptome wie Akne oder verstärkter Haarwuchs hinzukommen, kann Riesenwuchs (Akromegalie) vorliegen.

⬇ Mangel an Wachstumshormon

Bei einem Mangel kann es zu Wachstumsstörungen, Minderwuchs bzw. Zwergwuchs kommen. Typische Symptome sind die Zunahme der Bauchfettmasse, Rückgang der Muskelmasse, abnehmende Knochendichte. Zudem erhöht sich das Risiko für Herz-Kreislauf-Erkrankungen. Die Lebensqualität und Lebenserwartung verringern sich.

Zink (Zn)

Zink (Zn) ist ein bläulich-weißes, sprödes Metall und als lebenswichtiges (essentielles) Spurenelement an vielen enzymatischen Reaktionen beteiligt. Es spielt vor allem für die Steuerung der Eiweißproduktion eine wichtige Rolle und stabilisiert oder hemmt zahlreiche biochemische Funktionen, die für die Erhaltung von Biomembranen von Bedeutung sind. Zinkhaltige Metalloenzyme beeinflussen den Glukose-, Fett- und Eiweißstoffwechsel. Darüber hinaus fördert Zink die Immunfunktionen und schützt den Körper vor schädlichen Sauerstoffradikalen. Zink wird über den Dünndarm aufgenommen und über Verdauungssäfte wieder ausgeschieden. Größere Zinkmengen finden sich bevorzugt in Knochen- und Muskelgewebe sowie in Blutbestandteilen.

Laut WHO wird die Aufnahme von täglich 15 Milligramm Zink bei Männern, 12 Milligramm bei Frauen sowie 10 Milligramm bei Kindern und 5 Milligramm bei Säuglingen empfohlen. Über Nahrungsergänzungsmittel sollten nicht mehr als 100 Milligramm Zink pro Tag zugeführt werden.

Laborprobe: Blutserum/-plasma, Vollblut, 24h-Sammelurin

Zink-Normalwerte	
Zink im Blut	
Blutserum	0,6–1,2 mg/l (9–18 µmol/l)
Vollblut	4,0–7,5 mg/l (61–115 µmol/l)
Zink-Ausscheidung im Urin	
24h-Urin	0,15–0,80 mg/24h (2,3–12 µmol/24h)

⬆ Erhöhte Zink-Werte

Akute Vergiftungen (ab 2000 Milligramm Zink pro Tag) treten durch Übelkeit, Erbrechen, entzündliche Magen-Darm-Störungen (Gastroenteritis), Schwindel, Antriebsschwäche und muskuläre Koordinationsstörungen in Erscheinung.

Diagnosen mit erhöhten Zink-Werten

• Zinkvergiftung

⬇ Verminderte Zink-Werte

Ein Mangel kann zu entzündlichen Hautveränderungen, Haarausfall, Appetitverlust, Durchfall, verringertem Geschmacks- und Geruchsempfinden, verzögerter Wundheilung, Unfruchtbarkeit, Infektanfälligkeit und Wachstums- bzw. sexuellen Reifungsstörungen bei Heranwachsenden führen. Störungen der Zinkaufnahme treten vor allem bei Kleinkindern nach der Stillphase auf, wobei es zu schweren Hautveränderungen und einer erhöhten Infektionsanfälligkeit kommen kann. Pathologischer Zinkmangel kann durch die ergänzende Einnahme von Zink behandelt werden (etwa bei Leberzirrhose).

Diagnosen mit verminderten Zink-Werten

• Akute und chronische Infektionen
• Anämie
• Alkoholismus
• Chronische Leberererkrankungen
• Diabetes mellitus
• Dünndarmerkrankungen
• Größere Gewebeverletzungen
• Rheumatische Erkrankungen
• Unterernährung

Bildnachweis

Franz Pflügl/Fotolia (S. 56); Atoss/Fotolia (S. 69); jeehyun/ Fotolia (S. 73); HLPhoto/Fotolia (S. 163); medivere (S. 37); wikimedia.org: public domain/U.S. Navy photo by Photographer's Mate 1st Class Robert O'Dell (S. 18); CCA 1.0 G/Magnus Manske (S. 30); public domain/Mikael Häggström, Uwe Gille (S. 64); CC-BY-SA-3.0/Animagus (S. 88); GNU FdL/Alchemist-hp, www.pse-mendelejew.de (S. 100); for any purpose/User Skolstoe (S. 106); CC-BY-SA-3.0/ Department of Histology, Jagiellonian University Medical College (S. 114); public domain/LadyofHats, translation Muffco (S. 117); GPL/ Granier, T. et al. (2003) Structural description of the active sites of mouse L-chain ferritin at 1.2 A resolution J. Biol. Inorg. Chem. v8 pp.105–111 (S. 121); public domain/ Original uploader Brazucs (S. 131); for any purpose/Yutaka Tsutsumi, M.D. (S. 149); public domain/Colin (S. 169); public domain/NASA (S. 173); CC BY-SA 3.0/Photographed by Mathias Klode (S. 194); FAL/Alchemist-hp, www.pse-mendelejew.de (S. 197); CC BY-SA 3.0/ Guidod (S. 222); public domain/Klaus Hoffmeier (S. 227); GNU-FDL/Uwe Gille (S. 249)